Vitamin D

Das Sonnenhormon
für unsere Gesundheit
und der Schlüssel zur
Prävention

Prof. Dr. Jörg Spitz

Meiner Mutter in dankbarer Liebe.

Es ist nicht genug, zu wissen,
man muss auch anwenden;
es ist nicht genug, zu wollen,
man muss es auch tun!

J. W. von Goethe

Vitamin D

Das Sonnenhormon
für unsere Gesundheit
und der Schlüssel zur
Prävention

Prof. Dr. Jörg Spitz

Hinweis

Die in diesem Buch wiedergegebenen Informationen sind nach bestem Wissen und Gewissen dargestellt und wurden mit größtmöglicher Sorgfalt geprüft. Da sie den Rat einer kompetenten Fachperson nicht ersetzen, sondern lediglich ergänzen können, ist es in jedem Fall empfehlenswert, sich an den Arzt seines Vertrauens zu wenden. Autor und Herausgeber übernehmen keinerlei Haftung für Schäden oder Folgen, die sich aus dem Gebrauch oder Missbrauch der hier vorgestellten Informationen ergeben.

Impressum

1. Auflage 2008
Verlag und Vertrieb: Gesellschaft für Medizinische Information und Prävention (mip-spitz-gbr), Krauskopfallee 27, 65388 Schlangenbad
Kontakt: info@mip-spitz.de

Gestaltung von Inhalt und Umschlag: Peter Link
Druck: Parzeller Druck- und Mediendienstleistungen, Fulda
Printed in Germany
ISBN: 978-3-00-026656-0

Bezug und Preisgestaltung: siehe Seiten 239/240.

Der Reinerlös aus dem Verkauf der Bücher wird der gemeinnützigen „Deutschen Stiftung für gesundheitliche Information und Prävention“ zur Verfügung gestellt.

Vorwort

Üblicherweise pflegt an dieser Stelle in einem Buch ein wohlmeinender oder kritischer Zeitgeist seinen Kommentar in der Form eines Vorwortes abzugeben. Dieser gute Brauch wird hier nicht gepflegt, da es den beruflich engagierten, fachkundigen Kollegen nicht zuzumuten war, innerhalb kürzester Zeit (drei Wochen von der Fertigstellung des Manuskriptes bis zum Druck!) dieses doch recht umfangreiche Buch „nebenbei" zu lesen und dann noch qualifiziert zu kommentieren.

Dieser Umstand gibt mir den Raum und die Möglichkeit, einige Anmerkungen zur Entstehung und Benutzung dieses Buches zu machen.

Als mir die Tragweite der neuen Forschungsergebnisse zu Vitamin D klar wurde, habe ich mich entschlossen, die Fakten übersichtlich zusammenzustellen und möglichst rasch zu veröffentlichen, um dieses Wissen allgemein verfügbar zu machen. Das Buch wurde entsprechend mit „heißer Nadel gestrickt", so dass nicht Aufmachung und Leineneinband im Vordergrund stehen, sondern die Aktualität, Übersichtlichkeit und Verständlichkeit des Themas.

Rechtschreibfehler, die trotz intensiven Korrekturlesens noch verblieben sein sollten, bitte ich daher ebenso zu entschuldigen wie die nicht immer optimale Qualität einzelner Abbildungen. Auch erhebt das Buch keinen Anspruch auf Vollständigkeit wie eine wissenschaftliche Meta-Analyse.

Dennoch habe ich das Buch auf drei Teile „aufgebohrt", da die Informationen über Vitamin D nicht isoliert gesehen werden dürfen, so eindrucksvoll sie auch sein mögen! Daher erläutere ich im zweiten Teil des Buches das Phänomen des Defizitsyndroms.

Der dritte Teil ist die logische Konsequenz aus den Informationen der beiden ersten Teile. Mit den Ausführungen zur Prävention in der Praxis versuche ich – als engagierter Therapeut – nach der Diagnose des Problems auch Mittel und Wege zu seiner Beseitigung im Rahmen einer ganzheitlichen Gesundheitsvorsorge aufzuzeigen.

Die Mehrzahl der Leser wird das Buch wahrscheinlich - wie jedes andere auch - einfach von vorne bis hinten durchlesen. Und so ist es eigentlich auch angelegt. Wer jedoch neugierig ist, kann vorab schon einmal das Kapitel „Zusammenfassung“ lesen, um sich einen Überblick zu verschaffen, bevor er sich die Details anschaut.

Wer es eilig hat und dennoch Details wissen möchte, der kann dazu den Absatz „Fakten“ am Anfang eines jeden Kapitels nutzen. Dort wird der Inhalt des Kapitels in wenigen Sätzen zusammengefasst und mit den wichtigsten Literaturstellen belegt.

Für diejenigen, denen der lockere Erzählstil in den ersten Teilen des Buches vielleicht etwas oberflächlich erscheint, halte ich im letzten Teil über 330 Originalquellen bereit, in denen die Einzelheiten nachzulesen sind.

Weitere Informationen bietet die Seite mit den Internetadressen und Kontaktdaten. Solche Internetseiten haben den Vorteil gegenüber gedruckten Informationen jeglicher Art, dass sie in der Regel ständig aktualisiert werden und damit den neuesten Stand der Entwicklung dokumentieren.

Für Leser, die weniger mit der medizinischen Materie vertraut sind, habe ich ein Glossar zur Erläuterung der Fachbegriffe am Ende des Buches eingefügt.

Auf diese Weise hoffentlich bestens für alle Geschmäcker gerüstet, lässt sich das Buch so nutzen, wie es gedacht ist: als aktuelle, authentische Quelle für das „heißeste“ Medizinthema des Jahres 2008:

Vitamin D
Das Sonnenhormon für unsere Gesundheit
und der Schlüssel zur Prävention

Schlangenbad, im Dezember 2008

Inhaltsverzeichnis

Teil 3: Umsetzung der Prävention in der Praxis

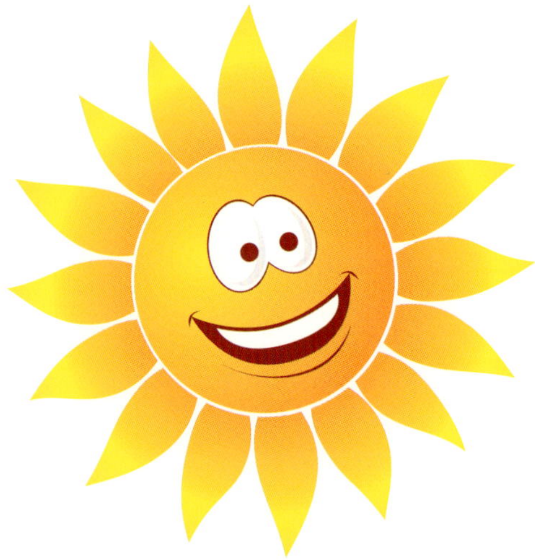

Einleitung

1

Die Zeitungen sind voll mit Berichten über die bevorstehende Klimakatastrophe. Als Grund für die befürchteten Änderungen des Klimas wird unser moderner Lebensstil angegeben, der u. a. durch hohen Energieverbrauch zu viel CO_2 verursacht. Ich möchte dieses Szenario nicht infrage stellen, auch wenn zahlreiche Details noch Annahmen und Vermutungen sind.

Die nachstehenden Ausführungen wollen jedoch das Bewusstsein der Menschen dafür wecken, dass wir mit unserem modernen Lebensstil noch ganz andere Probleme und Veränderungen verursacht haben und ständig verursachen. Probleme, deren Auswirkungen nicht erst in 20 oder 30 Jahren zu erwarten sind, sondern Probleme, die uns hier und heute bereits ganz erheblich zu schaffen machen.

Und wir müssen uns auch nicht mehr mit Vermutungen beschäftigen! Weltweit haben retrospektive und prospektive Studien gezeigt, dass wir, bedingt durch unseren Lebensstil, seit Jahren u. a. einen zunehmenden Vitamin D-Mangel entwickeln.

Dabei geht es längst nicht mehr nur um einige morsche Knochen von alten Menschen! Seitdem bekannt wurde, dass Vitamin D gar kein Vitamin, sondern ein Hormon ist, das in allen Körperzellen benötigt wird, kam es zu einer Flut von wissenschaftlichen Berichten über die Auswirkungen auf das Immunsystem, den Herzmuskel, das Nervengewebe, den Blutdruck sowie die Zuckerkrankheit. Ferner werden offensichtlich zahlreiche bösartige Tumore durch einen Vitamin D-Mangel gefördert, allen voran die Darmtumore, die Brusttumore der Frau und das Prostatakarzinom des Mannes.

Vitamin D entsteht eigentlich von ganz alleine in unserer Haut, wenn wir uns draußen im Freien dem Sonnenlicht aussetzen. Das hat Millionen Jahre lang bestens funktioniert. Doch nun finden Beruf und Freizeit bei immer weniger Menschen im Freien statt. Und selbst wenn wir dort sind, ist meist der größte Teil unseres Körpers mit Kleidung bedeckt. Der Rest wird sorgfältig „eingeölt“, das heißt mit Sonnenschutzmitteln abgedeckt.

So hat unsere Haut jedoch keine Chance mehr, mithilfe des Sonnenlichts das vom Körper dringend benötigte Vitamin D zu bilden. 14 Tage Urlaub am Strand unter der Äquatorsonne reichen meist nur für einen Sonnenbrand, aber nicht, um den Körper für die restlichen 351 Tagen mit dem „Sonnenhormon" zu versorgen. Und in unserer Nahrung finden wir leider auch kaum etwas davon.

Betroffenen von diesem Vitamin D-Mangel sind nicht nur einige alte Menschen, die in Heimen in dunklen Zimmern sitzen, sondern nahezu die ganze Bevölkerung, einschließlich unserer Kinder! Wir sprechen somit nicht von einer fiktiven, zukünftigen Katastrophe, sondern von einer aktuellen Bedrohung unserer Gesundheit durch unseren veränderten Lebensstil.

Ich möchte betonen, dass diese Erkenntnisse nicht meine „Verdienste" sind, sondern von Wissenschaftlern in aller Welt erarbeitet wurden. Der bekannte Physiker Isaak Newton hat dies in seiner Bescheidenheit einmal so formuliert: „Wenn ich weiter schauen konnte (als andere), dann deswegen, weil ich auf den Schultern von Giganten stand."

„Giganten" in der Geschichte des Vitamin D sind die Brüder C. F. und F. C. Garland, R. P. Heaney, B. W. Holis, W. B. Grant, R. Vieth und M. F. Holick. Bis auf R. Vieth (Kanada) arbeiten alle in den USA. Ihre Forschungsergebnisse bilden, gemeinsam mit einer Vielzahl von Publikationen anderer Wissenschaftler, die Basis für dieses Buch.

Hervorzuheben ist die Pioniertätigkeit von Professor Holick, der bereits 2005 mit der Übersetzung seines Buches „Schützendes Sonnenlicht – Die heilsamen Kräfte der Natur" auch hier in Deutschland konkret auf die Probleme des Vitamin D-Mangels hingewiesen hat.

Warum dann drei Jahre später nochmals ein Buch zu diesem Thema? Dafür gibt es gleich mehrere gute Gründe:

Zum Einen besteht die von Prof. Holick beklagte Sonnenphobie in der Öffentlichkeit unverändert oder sogar verstärkt fort. Zum Anderen haben inzwischen zahlreiche weitere wissenschaftliche Berichte die Bedeutung von Vitamin D für die Gesunderhaltung des Körpers erheblich vergrößert und gezeigt, dass auch in Deutschland die große Mehrheit der Bevölkerung vom Vitamin D-Mangels betroffen ist.

Ferner belegen die Studien, dass die gezielte Gabe von künstlich hergestelltem Vitamin D diesen Mangel effektiv beseitigen kann! Wir werden also nicht nur mit einem neuen Problem konfrontiert, sondern bekommen auch gleichzeitig eine Lösung geliefert!

Diese Entwicklung unterstreicht eindrucksvoll, dass die pauschale Verurteilung jeglicher vorbeugender Vitalstoffgaben oder Ergänzungsmaßnahmen falsch ist!

Zur Verhinderung chronischer Krankheiten bedarf es offensichtlich größerer Mengen der einzelnen Vitalstoffe, als dies für die Verhinderung akuter Mangelerkrankungen der Fall ist. Die näheren Zusammenhänge werde ich am Ende des ersten Teils des Buches erläutern

Zudem hat meine intensive Auseinandersetzung mit dem Thema „Gesundheit und Lebensstil" dazu geführt, dass ich noch auf andere Mangelzustände in unserer Bevölkerung gestoßen bin, deren Folgen bei dem häufig gemeinsamen Auftreten katastrophal sind. Ich habe diese Mangelzustände daher als ein „tödliches Quartett" bezeichnet, das zu dem „Defizitsyndrom der chronischen Krankheiten" führt. Die Zusammenhänge habe ich im zweiten Teil des Buches dargestellt.

Damit möchte ich dem Eindruck vorbeugen, dass Vitamin D eine „magische Zauberkugel" ist, die alleine alle gesundheitlichen Probleme lösen kann! Was wir zwingend benötigen, ist eine ganzheitliche Gesundheitsvorsorge (integrale Prävention), die wieder einen artgerechten Lebensstil der Menschen ermöglicht, anstelle eines Flickwerkes von unzureichenden Einzelmaßnahmen.

Nahezu alle bisherigen Konzepte der Gesundheitsvorsorge beruhen jedoch auf Verhaltensprävention und stehen damit vor großen Problemen in der Umsetzung. Diesem Thema habe ich den drittenTeil des Buches gewidmet. Die dort erstmals beschriebenen „Allgemeinen Präventionsregeln" können dazu beitragen, der Prävention eine größere Akzeptanz und Effektivität zu verleihen.

In ausreichendem Maße wird dies letztendlich allerdings nur gelingen, wenn zusätzlich zur bisherigen Verhaltensprävention, die ich als „Basisprävention" bezeichnen möchte, ergänzende Maßnahmen der Verhältnisprävention im Sinne von **Ersatzmaßnahmen für alle Defizite** im Lebensstil entwickelt werden – wie die inzwischen allgemein anerkannte Bewegungsergänzung.

Dieses Konzept möchte ich (in aller Selbstbescheidenheit) als Spitz(en)-prävention bezeichnen! Nähere Ausführungen dazu finden sich im Kapitel „Ersatzmaßnahmen" am Ende des dritten Teils des Buches.

Ich bin sicher, dass die Thesen des letzten Kapitels auch Diskussionen auslösen werden – dazu sind sie geschrieben worden. Denn wenn in der Prävention etwas bewegt werden soll, dann muss sich zuvor dringend in den Köpfen der Menschen in unserem Land etwas tun.

Die exemplarische Beseitigung des Vitamin D-Mangels durch gezielte Ergänzungsmaßnahmen kann daher den Weg weisen zu einem neuen Verständnis in der Gesundheitsvorsorge. Damit bekommt Vitamin D noch eine zusätzliche, vielleicht sogar noch größere Bedeutung für die Prävention als „nur" durch den direkten Einfluss in unserem Körper!

Vitamin D

**Das Sonnenhormon
für unsere Gesundheit
und der Schlüssel zur
Prävention**

Ursachen und Häufigkeit chronischer Erkrankungen

2

Die Fakten
Mehr als 90% der deutschen Bevölkerung sterben nicht mehr an Altersschwäche im eigenen Bett, sondern an Herz-Kreislauf-Erkrankungen und Krebs im Krankenhaus oder mit Demenz im Altenheim! Nicht in den Genen, sondern überwiegend im Lebensstil der Menschen, liegen die Ursachen für die chronischen Erkrankungen. Die Auswirkungen einzelner Risikofaktoren addieren sich nicht, sondern multiplizieren sich. Neben mangelnder Bewegung und falscher Ernährung wurde Vitamin D-Mangel jetzt als ein weiterer, wesentlicher Risikofaktor entdeckt. Mehr als zwei Drittel der Todesfälle ließen sich durch eine Änderung des Lebensstils vermeiden.
Literatur: 1, 2, 3

Bevor ich die zahlreichen Details der Eigenschaften von Vitamin D vorstelle, möchte ich zunächst noch einige erklärende Ausführungen machen, wie es zu meinem Engagement „in Sachen chronische Erkrankungen" gekommen und warum dieses Thema von so elementarer Bedeutung für unsere Gesundheit ist.

Nahezu am Ende meiner schulmedizinischen Karriere als Professor für Nuklearmedizin und Chefarzt an einem großen städtischen Krankenhaus hat es mich kalt erwischt: nicht eine persönliche schwere Krankheit, sondern das medizinische Problem der chronischen Erkrankungen! Nicht, dass mir chronische Erkrankungen bis dahin unbekannt gewesen wären, aber mir fehlte die Einsicht in das ungeheuerliche Ausmaß und die weit reichende Bedeutung der chronischen Erkrankungen für unsere Gesundheit.

Angefangen hat alles mit einem Artikel der in Fachkreisen bekannten englischen Zeitschrift „The Lancet". Dort stolperte ich im Jahre 2005 über die Überschrift: „The neglected epidemic of chronic disease" (1). Dies bedeutet soviel wie: „Die vernachlässigte Epidemie chronischer Erkrankungen". Diese Worte irritierten mich, da sie einfach nicht zueinander passten. Eine Epidemie, das heißt die Ausbreitung einer Infektionserkrankung, kann man weder vernachlässigen noch pflegen! Ferner ist eine Epidemie in der Regel akut und hat mit einer chronischen Erkrankung eher wenig zu tun.

Neugierig geworden, begann ich den Artikel zu lesen. Infolge des chronischen Zeitmangels als Arzt habe ich mir angewöhnt, Fachzeitschriften zunächst nur „diagonal" zu lesen. Entsprechend stieß ich auch bald auf die erste interessante Aussage: Aufgrund von Daten der Weltgesundheitsorganisation wurden für 2005 weltweit 56 Millionen Tote vorhergesagt. Dies ist zwar eine beachtliche Zahl – immerhin etwa die gesamte Bevölkerung der alten BRD vor der Wiedervereinigung – angesichts einer Weltbevölkerung von 6–7 Milliarden jedoch noch nicht sonderlich eindrucksvoll.

Die zweite Aussage ließ jedoch aufhorchen: 60 % dieser Menschen werden an einer chronischen Erkrankung sterben! Also nicht an Malaria, Aids, Kriegs- und Tsunamifolgen, sondern an Herz-Kreislauf-Erkrankungen, Gehirnblutungen, Krebs, Diabetes und Asthma!

Das Eindruckvollste kam jedoch zuletzt: Zwei Drittel dieser Todesfälle könnten durch einen geänderten Lebensstil der Menschen vermieden werden! Diese Aussage ließ meine medizinischen Fundamente ins Wanken geraten. Von meiner Schulmedizin war ich es gewöhnt, trotz eines großen medikamentösen oder operativen Aufwandes bei den meisten chronischen Krankheiten kaum eine Heilung zu erreichen, woraus sich ja auch die Bezeichnung „chronisch", das heißt lang dauernd und nicht heilbar, ableitet.

Den „Gnadenstoß" erhielt ich jedoch, als ich mir daraufhin die deutschen Statistiken anschaute: hier sind es nicht 60 %, sondern mehr als 90 % aller Todesfälle, die auf chronische Erkrankungen zurückzuführen sind! Übrig bleiben lediglich 4 % für entzündliche Erkrankungen und weitere 4 % für Unfälle! Die meisten Menschen sterben also in Deutschland nicht mehr an Altersschwäche in ihrem Bett, sondern nach jahrelangem Leiden an oder mit einer oder mehreren chronischen Krankheiten, und dann zumeist im Krankenhaus oder Pflegeheim! Abbildung 1 zeigt die Häufigkeitsverteilung der wesentlichen chronischen Erkrankungen in Deutschland.

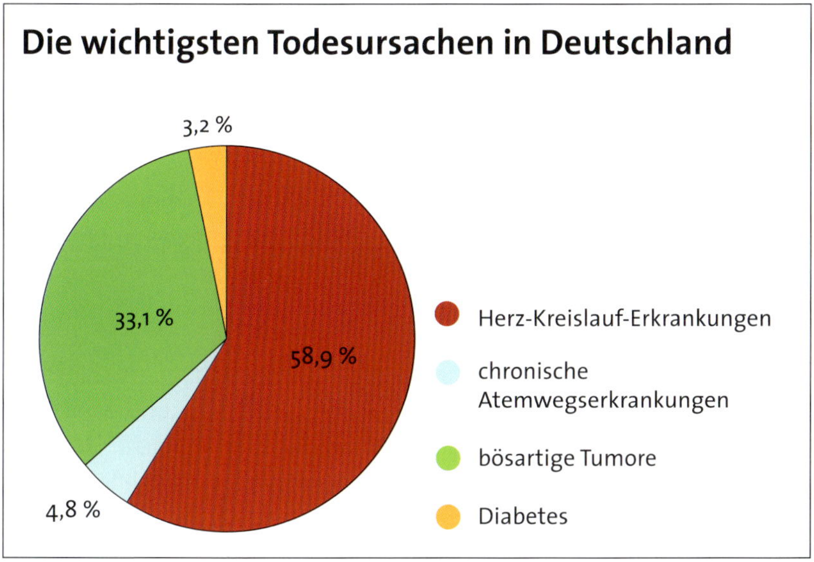

Abbildung 1: Häufigkeitsverteilung chronischer Erkrankungen, an oder mit denen 92 % der deutschen Bevölkerung sterben. (58.9 % Herz-Kreislauf-Erkrankungen, 33,1 % bösartige Tumore, 4,8% chronische Atemwegserkrankungen, 3,2 % Diabetes)

Also begann ich, zusätzliche Daten und Fakten zu sammeln. Und je mehr ich las und je mehr Daten ich sammelte, umso größer wurde mein Erstaunen: Die chronischen Krankheiten sind in der Tat ein „hausgemachtes Problem"! Dies veranlasst mich zu der etwas orakelhaften Aussage:

Umweltkatastrophe – morgen? - Vielleicht –
Gesundheitskatastrophe – heute! - Sicher!

Diese Aussage wird verständlich, wenn man an die Gründe für die Umweltkatastrophe denkt: Es sind die Veränderungen um uns herum, in unserem Lebensstil, die wir durch unsere moderne Zivilisation mit ihren technischen „Errungenschaften" herbeigeführt haben. Und hier gelten offensichtlich die Gesetze der Physik: Die Intensität der Auswirkungen nimmt mit dem Quadrat der Entfernung ab!

Bevor sich nämlich die negativen Auswirkungen solcher Veränderungen im fernen Polareis bemerkbar machen, haben sie längst im direkten Umfeld des Menschen zur Gesundheitskatastrophe geführt (s. o.): Mehr als 90% der Menschen in den westlichen, industrialisierten Ländern werden im Lauf ihres Lebens chronisch krank und sterben mehr oder minder kläglich an oder mit diesen Krankheiten!

Der Schlüssel zum Verständnis des Phänomens ergibt sich aus dem Vergleich unserer heutigen Lebensweise mit dem Leben unserer Vorfahren. Damit sind nicht unsere Großeltern und Urgroßeltern gemeint, denn die waren ebenfalls bereits von den „Segnungen" der Zivilisation betroffen, wenn auch noch nicht in einem solchen Ausmaß wie wir heute. Ich meine die Ur- und Steinzeitmenschen.

Die chronologische Aufzählung in Tabelle 1 verdeutlicht, dass selbst ein Zeitraum von 10.000 Jahren, seit dem wir Ackerbau und Viehzucht betreiben, nur 0,5 % der menschlichen Geschichte darstellt. Und das letzte knappe halbe Jahrhundert der Computertechnologie lässt sich in Prozentzahlen nicht mehr sinnvoll ausdrücken. Doch gerade in diesen letzten Jahrzehnten haben wir unseren Lebensstil radikal verändert.

Entwicklungsgeschichte der Menschheit	
120. 000 Generationen als Jäger und Sammler	99,5 %
500 Generationen Ackerbau und Viehzucht	0,5 %
10 Generationen n. d. industriellen Revolution	0,01 %
1 Generation in der Computerwelt	0,001 %

Tabelle 1: Entwicklungsgeschichte der Menschheit. Unsere Gene hatten noch keine Zeit, sich an die veränderten Bedingungen des Computerzeitalters anzupassen.

Dazu zwei eindrucksvolle Beispiele: Unsere Vorfahren sind täglich bis zu 20 km gelaufen, um etwas zu essen zu finden. Im Durchschnitt bewegen wir uns heute noch 600–800 Meter. Und unsere Nahrung besteht nur noch zu 30 % aus dem, was unsere Vorfahren einmal gegessen haben! Trotz seiner ungeheueren Kompensationsfähigkeit kann der Körper die daraus resultierenden Diskrepanzen und Defizite in vielen Fällen nicht mehr ausgleichen und wird krank.

Inzwischen gibt es auch konkrete Vorstellungen über die Vorgänge bei der Entstehung der chronischen Erkrankungen. Abbildung 2 zeigt deutlich, dass es sich dabei um ein Zusammenspiel von genetischen Faktoren und positiven sowie negativen Einflüssen auf den Körper handelt. Überwiegen die positiven Einflüsse, bleiben wir gesund, überwiegen die negativen Einflüsse, kommt es zur Krankheit.

Für das Zusammenspiel der verschiedenen Faktoren gilt Folgendes: Während die Einflüsse auf den Körper von jedem Menschen individuell verändert werden können, ist eine einfache Beeinflussung der Gene derzeit praktisch noch nicht möglich. Auf die besondere Bedeutung der Gene und des Zeitpunktes des Einwirkens dieser Faktoren in unserem Leben werde ich im Kapitel 24 „Schwangerschaft" eingehen.

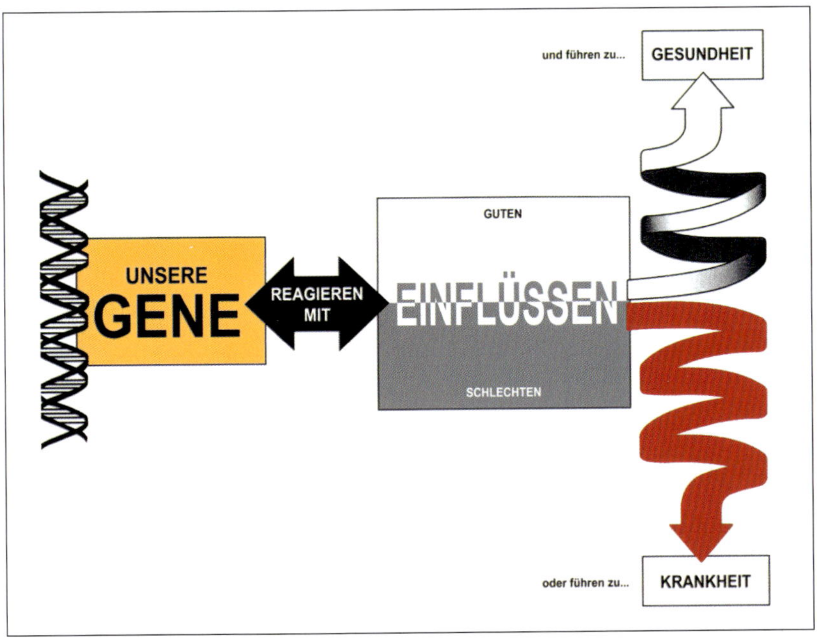

Abbildung 2: Darstellung des komplexen Zusammenspiels der Gene und externen Einflüsse auf den Körper, die zu Gesundheit oder Krankheit führen können (modifiziert nach 2).

Doch was wissen wir nun konkret über die Risikofaktoren unseres Lebensstils für die Entstehung chronischer Erkrankungen? Im Jahre 2004 wurde die „Interheart-Studie" veröffentlicht (3). Der Titel der Studie zeigt an, dass es sich um eine internationale Untersuchung zur Entstehung des Herzinfarktes handelt.

Risikofaktoren aus der Interheart-Studie	
Weltweit identisch 9 Risikofaktoren	
Negativer Einfluss	Positiver Einfluss
– Rauchen	+ Bewegung
– Stress	+ Obst und Gemüse
– Diabetes	+ wenig Alkohol
– Bluthochdruck	
– Bauchfettsucht	
– Verhältnis Blutfette	

Tabelle 2: International gültige Risikofaktoren aus der Interheart-Studie (3)

Nahezu 30.000 Menschen aus der ganzen Welt, die zuvor einen Herzinfarkt erlitten hatten, wurden auf ihre Risikofaktoren untersucht. Dabei fanden sich neun Risikofaktoren, die überall in der Welt identisch waren, ganz gleich, ob der Patient in Japan, Australien, Europa oder Nordamerika lebte – also unabhängig von seinen Genen!

Diese Risiken lassen sich aufteilen in sechs negative und drei positive Faktoren. Dies bedeutet, dass die sechs negativen Faktoren das Risiko erhöhen, einen Herzinfarkt zu entwickeln, während die drei positiven Faktoren es reduzieren.

Ferner können die verschiedenen Faktoren der Interheart-Studie zusammengefasst werden in die vier klassischen Risiken unseres Lebensstils: Ernährung, Bewegung, Genussgifte (vor allem Tabak und Alkohol) sowie psychosozialer Stress. Dabei ergibt sich das erstaunliche Phänomen, dass die Mehrheit der Risikofaktoren entweder direkt oder indirekt mit unserer Ernährung zusammenhängt. Dies bedeutet, dass die Ernährung im Rahmen unseres Lebensstils eindeutig den größten Einfluss auf die Entstehung von Herz-Kreislauf-Erkrankungen hat.

Wichtiger noch als die unterschiedlichen Faktoren ist jedoch ein weiterer Aspekt der Studie, der sich aus der tabellarischen Übersicht zunächst so nicht erschließt: Jedes einzelne Risiko erhöht die Wahrscheinlichkeit, einen Herzinfarkt zu erleiden, etwa um einen Faktor zwei bis drei, was schon bedeutsam genug ist.

Hat jedoch jemand **drei** Risikofaktoren gleichzeitig, steigt das Risiko nicht um den Faktor sechs (Summe der Einzelrisiken), sondern um den Faktor 12! Bei **vier** Risikofaktoren erhöht sich der Faktor bereits auf 42 und für alle **neun** auf den Faktor 330! Daraus folgt im Klartext, dass sich einzelne Risikofaktoren in ihrer Wirkung nicht addieren sondern multiplizieren (siehe Abbildung 3).

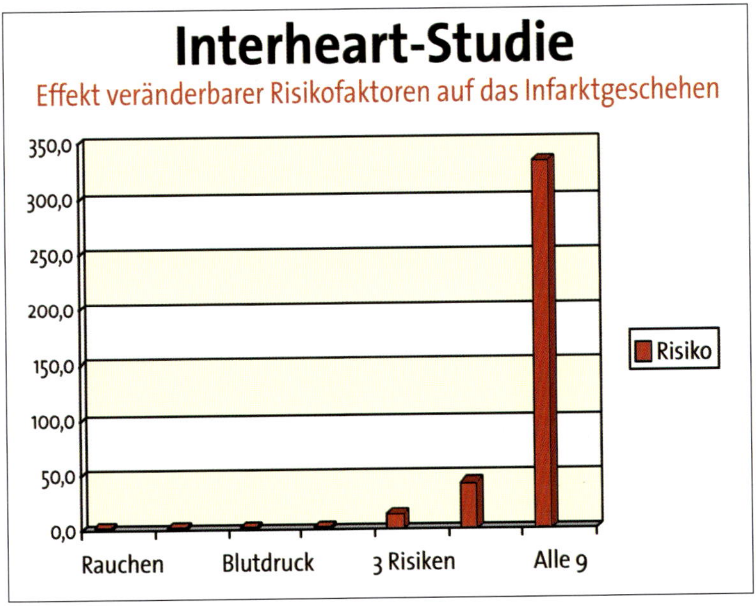

Abbildung 3: Ausmaß der Risikoerhöhung, durch die Faktoren der Interheart-Studie einen Herzinfarkt zu erleiden. Die unterschiedliche Höhe der Säulen verdeutlicht das ungeheuere Ausmaß der Risikosteigerung, wenn mehrere Faktoren zusammenkommen (3).

Dies wiederum erklärt, warum die chronischen Erkrankungen in den letzten Jahrzehnten so sprunghaft angestiegen sind: Durch die zunehmenden Veränderungen unseres Lebensstils haben wir bereits vorhandene Risiken erhöht und neue Risikofaktoren geschaffen. Diese bringen den Stoffwechsel des Körpers dann letztendlich zur Dekompensation, was sich in den vielfachen chronischen Erkrankungen äußert. Das Ganze erinnert an die alte Spruchweisheit:

Viele Hunde sind des Hasen Tod!

Soviel zu den bereits länger bekannten Grundlagen der Entstehung chronischer Erkrankungen. Mit diesem Buch soll nun die herausragende Bedeutung von Vitamin D als weiterer und neu erkannter Faktor bei den ausufernden gesundheitlichen Problemen unserer Zeit dargestellt werden. Dabei ist es jedoch wichtig, auch den Zusammenhang mit den anderen Faktoren aufzuzeigen, die ursächlich an unserer Gesundheitskatastrophe beteiligt sind.

Ungeachtet aller positiven Eigenschaften von Vitamin D möchte ich nämlich den Eindruck vermeiden, dass das Sonnenhormon so etwas wie die „magic bullet", die Zauberkugel ist, die einfach alle gesundheitlichen Probleme lösen kann.

Gesundheitsvorsorge kann nur effektiv sein, wenn sie integral angelegt ist, das heißt, einen ganzheitlichen Ansatz hat, der insgesamt einen artgerechten Lebensstil für die Menschen ermöglicht. Nach den Ausführungen zu Vitamin D in den folgenden Kapiteln werde ich daher im zweiten Teil des Buches zusätzlich noch einige weitere, wichtige Aspekte zum Thema „Integrale Prävention" im Sinne einer ganzheitlichen Gesunheitsvorsorge erläutern.

Der Sonnenkult – Eine uralte Geschichte mit neuen Aspekten

3

Die Fakten

Ohne Sonne kein Leben auf der Erde. Während in den alten Kulturen die Sonne meist als Gottheit verehrt wurde, ist sie für uns moderne Menschen zum bösen Dämon mutiert, der unsere Gesundheit bedroht. Auch die Medizin nutzte die heilende Kraft der Sonnenstrahlen bis vor wenigen Jahrzehnten. Die Ära der Antibiotika und die (geschürte) Angst vor Hautkrebs haben die positiven Eigenschaften der Sonnenstrahlen vergessen lassen.

Ohne Sonne kein Leben auf der Erde! Diese Erkenntnis ist uns allen vertraut. Wissen wir doch, dass die Sonne der Erde die benötigte Wärme spendet und die Pflanzen aus dem Sonnenlicht die Energie für ihren Stoffwechsel beziehen. Die auf diese Weise in den Pflanzen angesammelte Energie ist nicht nur die Basis der zur Neige gehenden fossilen Brennstoffe, sondern seit Millionen von Jahren bis heute die Basis der Ernährung für Tiere und Menschen.

Umso unverständlicher erscheint es, dass gerade der Mensch, die „Krone der Schöpfung", in unserer heutigen Zeit diese segensreiche Sonne durch zahlreiche Maßnahmen bewusst oder unbewusst zunächst aus seinem persönlichen Alltagsleben weitgehend ausgeschlossen hat und inzwischen sogar fürchtet: Sonnenstrahlen gelten nicht mehr als Leben bringend, sondern als tödlich, denn sie verursachen Krebs! Menschheit, wohin bist du gekommen?!

Unsere Geschichtsbücher belegen, dass dies nicht immer so war. Vielmehr wurde die Sonne häufig wie ein Gott verehrt. So galt im alten Ägypten der Sonnengott als einer der mächtigsten Götter. Etwa 2.500 v. Chr. wurde ihm als steinerne Sphinx vor der Cheops-Pyramide ein eindrucksvolles Denkmal gesetzt.

Die alten Griechen verehrten Helios als ihren Sonnengott und die Römer nannten ihren Sonnengott „Sol“, dessen Kult bereits auf die Zeiten der Stadtgründung von Rom zurückgeht. Auch die Inkas, wie praktisch alle anderen Völker in den Anden Südamerikas, verehrten die Sonne und errichteten überall in ihrem Reich Tempel, die der Sonne geweiht waren.

In nördlicheren Kulturen gibt es ebenfalls Zeugnisse für die mythische Bedeutung der Sonne. So wird Stonehenge, das etwa 3.000 Jahre v. Chr. in Südengland entstand, als Observatorium gedeutet, das nach den Positionen der Sonnenwende angeordnet ist. Ähnliche Bezüge bestehen wohl auch für den Sonnenwagen von Trondheim in Dänemark, dessen Entstehung auf das 14. Jahrhundert v. Chr. datiert wird. Auch in Deutschland finden sich Zeichen der Beschäftigung früherer Kulturen mit der Sonne. So ist die Sonnenscheibe von Nebra in Sachsen-Anhalt die älteste bekannte astronomische Darstellung in Europa und wird auf ein Alter von 3.600 Jahren geschätzt.

Selbst in unserer heutigen Zeit sind die Spuren des historischen Sonneneinflusses noch zu finden. Der Weihnachtstag, der 25. Dezember, galt als Datum der Wintersonnenwende und hat sich in der christlichen Tradition bis in unsere Tage erhalten: Der arbeitsfreie Tag in der Woche trägt nicht von ungefähr den Namen „Sonntag“.

In der Medizin wird seit der Antike immer wieder über die positive Bedeutung der Sonne, die Heliotherapie, berichtet. Die Assyrer kannten bereits das Sonnenbaden und hatten eigene Einrichtungen dafür. Die Römer pflegten nicht nur eine hoch entwickelte Badekultur, sondern statteten ihre Häuser bereits mit Solarien aus.

Mit dem römischen Reich fand auch seine Bade- und Besonnungskultur ein Ende. Im dunklen Mittelalter waren leichte Bekleidung oder gar nackte Körper unsittlich. Erst die Neuzeit brachte eine Wandlung mit sich. In der Schweiz wurden 1855 die ersten Sanatorien für eine Behandlung mit Sonnenlicht eingerichtet.

Der dänische Arzt Ryberg erhielt 1903 für seine Erfindung des künstlichen UV-Lichtes den Nobelpreis. Er setzte es ein zur Behandlung von infektiösen Krankheiten wie Tuberkulose und Pocken.

Auch in der allgemeinen Bevölkerung wuchs das Interesse an der Heliotherapie. Denn im Zuge der zunehmenden Industrialisierung verlagerten immer mehr Menschen nicht nur ihren Arbeitsplatz in die Fabriken, sondern auch ihren Wohnort in die Städte. Damit reduzierte sich automatisch die Möglichkeit zur täglichen Sonnenexposition. Ein Urlaub oder eine Kur „auf dem Land" boten einen willkommenen Ausgleich.

Die zahlreichen Kurorte in den Alpen, aber auch in den deutschen Mittelgebirgen, bezeugen die Wertschätzung des Mottos: Zurück zur Natur! Allerdings wurden die gesundheitlichen Erfolge häufig mehr der guten Luft als der Sonneneinstrahlung zugeschrieben, so dass sich der Begriff des „Luftkurortes" prägte. Typischerweise finden sich jedoch praktisch alle diese Luftkurorte in einer mehr oder minder ausgeprägten Höhenlage, die automatisch eine intensivere UV-Einstrahlung garantiert.

Die „Luftkur" war seit Mitte des 19. Jahrhunderts bis etwa 1950 die am weitesten verbreitete Form der Klimatherapie. Der Schweizer Arzt Dr. Spengler wird als Wegbereiter dieser Behandlung angesehen.

Er stellte die Vermutung auf, dass das besondere Hochgebirgsklima in Davos heilsame Wirkungen für Tuberkulosekranke besitzt. Ihm war aufgefallen, dass die Menschen, die in Davos ihr Zuhause hatten, von Tuberkulose so gut wie verschont blieben. Nachdem dann die ersten Menschen geheilt wurden, wurden in Davos und anderen Gebirgsorten, aber auch in den deutschen Mittelgebirgen, zahlreiche Sanatorien gebaut und intensiv zur Behandlung der Tuberkulose genutzt.

Bedingt durch die Entwicklung der Antibiotika als hochwirksame Medikamente gegen infektiöse Krankheiten, verloren die Sanatorien in der Zeit nach dem zweiten Weltkrieg wieder an Bedeutung in der Medizin. Geblieben ist jedoch, zumindest in einem Teil der Bevölkerung, die Vorstellung von einer „gesunden Bräune" durch die Sonne.

Mit dieser Auffassung wird allerdings ein Nebeneffekt der Sonneneinstrahlung – nämlich der Schutz vor zu viel Sonne durch Pigmenteinlagerung – zum Hauptzweck des Sonnenbadens gemacht. Ganz zu schweigen davon, dass häufig die allgemein gültige Warnung von Hippokrates, dem Altmeister der Medizin, nicht beachtet wird:

„Die Dosis macht das Gift!“

Offensichtlich liegt bei den allzu gerne in der Sonne „grillenden“ Personen eine suchtähnliche Abhängigkeit vor, für die es bereits einen wissenschaftlichen Namen gibt: Tanorexie (aus dem Englischen tan = Bräune). Als Ursache wird berichtet, dass es durch die längere Sonnenexposition zu einer ähnlichen Ausschüttung von beglückenden Botenstoffen (Endorphinen) im Gehirn kommt wie beim Joggen oder Marathon laufen.

Die in diesem Buch zusammengetragen Fakten sollen dazu beitragen, dem Sonnenlicht im Leben der Menschen wieder einen gebührenden Platz einzuräumen, damit ein Defizit an Vitamin D gar nicht erst entstehen kann.

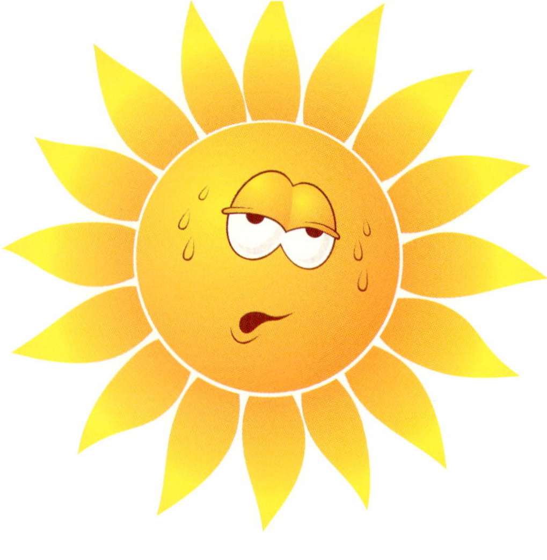

4

Grundlagen des Vitamin D-Stoffwechsels

Die Fakten

Vitamin D wird heute als ein Steroidhormon angesehen. Es wird im Körper in Kooperation von Leber und Haut unter dem Einfluss von UV-Licht synthetisiert. Die Zufuhr über die Nahrung ist nachrangig. Seine Wirkung ist nicht auf den Knochenstoffwechsel beschränkt. Nahezu alle Körperzellen verfügen über Rezeptoren für Vitamin D, das für die Regulation zahlreicher Prozesse in der Zelle benötigt wird.

Literatur: 5, 6

Vitamin D wird zusammen mit den Vitaminen A, E und K zu den fettlöslichen Vitaminen gezählt. Es zeigt jedoch aufgrund vieler neuer Erkenntnisse über seinen Ursprung, seine Synthese, sowie seine Funktionen auch eine Verwandtschaft mit den Steroidhormonen (Östradiol, Testosteron, Progesteron, Aldosteron und Cortison).

Man könnte es wegen seiner Entstehung durch die Sonneneinstrahlung in der Haut zu Recht auch das „Sonnenhormon" nennen, das zunächst allerdings nur mit dem Knochenstoffwechsel in Verbindung gebracht wurde.

Bereits im 17. Jahrhundert schufen die ersten Beschreibungen von Rachitis die Basis für die spätere wissenschaftliche Abklärung von Erkrankungen des Knochenstoffwechsels. Es sollten jedoch noch zahlreiche Jahre vergehen, bis 1923 die Identifizierung und Charakterisierung von Vitamin D durch die Wissenschaftler Goldblatt und Soames erfolgte (1).

Wie bereits erwähnt, wurde zunächst bis in die 70er Jahre des 20. Jahrhunderts hinein Vitamin D nahezu ausschließlich mit dem Knochenstoffwechsel in Verbindung gebracht. Mit dem Nachweis der aktiven Form von Vitamin D, dem Calcitriol (2, 3) begann die Suche nach den Wirkungsmechanismen von Vitamin D. Bald darauf führten diese Arbeiten dann unter anderem zur Entdeckung der Vitamin D-Rezeptoren (VDR) (4).

Diese Rezeptoren sind zum Beispiel in den Zellwänden vorhanden und wirken dort wie ein Sicherheitsschloss, das sich nur mit bestimmten Substanzen (Schlüsseln) öffnen lässt. Vitamin D ist ein solcher Schlüssel. Die Zellen verfügen über eine ganze Reihe von solchen Rezeptoren für ganz unterschiedliche Substanzen, nicht nur in den Wänden, sondern auch innerhalb der Zelle selbst.

Die Sensation war jedoch perfekt, als der Rezeptor für Vitamin D nicht nur in den bekannten Erfolgsorganen (Knochen, Darm und Niere), sondern in vielen anderen Zelltypen und Organen gefunden wurde (5). Die Vermutung, dass die aktive Form des Sonnenhormons, das Calcitriol, auch in diesen Zellen durch Umwandlung entsteht und eine Wirkung hat, wurde in den folgenden Jahren durch zahlreiche wissenschaftliche Untersuchungen belegt.

Die detaillierte Darstellung des hoch komplizierten Vitamin D-Stoffwechsels in den Zellen sprengt den Rahmen dieses Buches, dessen Ziel es ist, die außerordentliche Bedeutung von Vitamin D für die Gesundheit des Menschen allgemeinverständlich zu dokumentieren. Einen hervorragenden Überblick und zugleich detaillierte Einzelheiten bietet die Dissertation von H. Kauer (6).

Es ist jedoch wichtig, die komplexen Zusammenhänge der Produktion von Vitamin D im Körper zu kennen, um zu verstehen, wieso es zur Vitamin D-Katastrophe kommen konnte. Daher sollen die Grundzüge hier kurz erläutert und die chemischen Formeln als Übersicht dargestellt werden.

Die Synthese beginnt in der Leber aus dem Grundstoff Cholesterol, einem Fett, das wegen seiner Beteiligung an der Arteriosklerose in einen schlechten Ruf geraten ist. Aus ihm werden u. a. jedoch auch die oben genannten anderen Hormone hergestellt, sodass der Körper es dringend für seinen Stoffwechsel benötigt. In dem Kapitel 14 über das Herz-Kreislauf-System und im Kapitel 22 über die Nahrungsfette werde ich näher auf dieses Thema eingehen.

Die in der Leber gebildete Vorstufe (Provitamin D) wird dann, an einen Eiweißkörper gebunden, mit dem Blutkreislauf in die Haut transportiert. Dort entsteht unter der Einwirkung des ultravioletten Anteils der Sonnenstrahlen (UV-B mit 290 bis 315 nm Wellenlänge) eine weitere Vorstufe des Vitamin D, das Cholecalciferol, das mit dem gleichen Transporteiweiß wieder zurück zur Leber transportiert wird. Hier entsteht dann, sozusagen als Basis für den Vitamin D-Stoffwechsel im Körper, das 25-Hydroxycholecalciferol.

Auf die gleiche Weise wird das in der Regel nur in geringen Mengen aus der Nahrung aufgenommene Cholecalciferol in der Leber weiterverarbeitet und als 25-OH Vitamin D3 in das Blut abgegeben. Erst in den Zellen des Körpers entsteht dann die aktive Form des Vitamin D, das Calcitriol.

Entstehung von Vitamin D	
Prävitamin D3	7-dehydroxycholsterol (7-DHC)
Prävitamin D3	In der Haut aus 7-dehydroxycholesterol synthetisiert
Cholecalciferol	Vitamin D3. Synthese in der Haut aus Prävitamin D3 unter der Einwirkung von UVB-Licht
Calcidiol	25 hydroxycholecalciferol oder Calcifediol (25-OH D3. Entsteht in der Leber als erster Schritt der Konversion von Vitamin D3 in seine aktive Form.
Calcitriol	1,25 dihydroxyvitamin D3 (1,25-(OH)2 D3. Die biologisch aktive Form des Vitamin D3. Diese zweite Hydroxylierung geschieht in den Zellen der Niere und vieler anderer Organe.
Ergocalciferol	Vitamin D2. Vorkommen in einigen Nahrungs- und Nahrungsergänzungsmitteln.

Tabelle 3: Liste der verschiedenen Formen von Vitamin D

Dort reagiert das Vitamin D mit den schon beschriebenen Vitamin D-Rezeptoren (VDR), die dann auf verschiedenen Signalübertragungswegen in den Zellstoffwechsel eingreifen und dabei auch Einfluss ausüben auf zahlreiche Gene. Diesen Teil des Vitamin D-Stoffwechsels nennt man das autocrine System.

Während nun die meisten Zellen das aufgenommene Vitamin D für sich selbst verbrauchen, gibt die Niere das dort entstehende Calcitriol wieder an das Blut ab, damit es für den Knochenstoffwechsel und die Aufnahme von Kalzium aus dem Darm zur Verfügung steht. Dieser Teil des Vitamin D-Stoffwechsels wird auch als endokrines System bezeichnet.

Nicht mehr benötigtes Calcitriol wird von den Zellen durch ein Enzym (1-Hydroxylase) in 1, 24, 25(OH)3 D3 umgewandelt und als kalzitroische Säure ausgeschieden. Abbildung 4 veranschaulicht die verschiedenen Strukturformeln der Vitamin D-Synthese und des Abbaus.

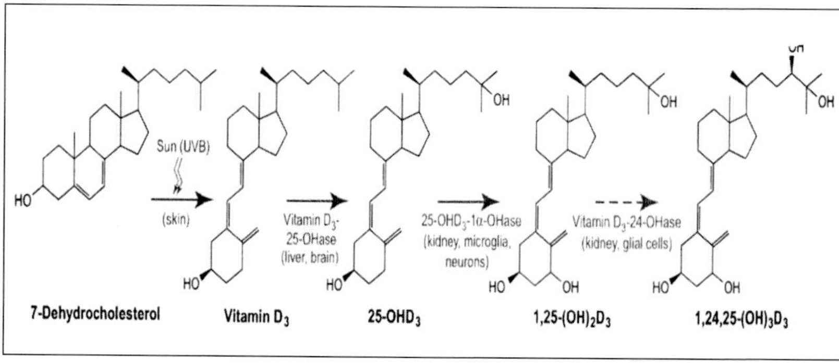

Abbildung 4: Entstehung und Abbau von Vitamin D (nach 6)

Die Tatsache, dass die Gene durch körpereigene Substanzen gesteuert werden können und nicht umgekehrt alles durch die Gene gesteuert wird, hat zu einem grundlegenden Umdenken in der Bedeutung der Gene und der Veränderung von Genen (Gen-Polymorphismen) geführt. Allerdings liefern die weit verbreiteten Gen-Polymorphismen uns die Erklärung, warum einzelne Menschen von bestimmten Stoffwechselstörungen – z. B. aufgrund fehlender Substanzen – stärker als andere betroffen sind.

Die geschilderten Stoffwechselvorgänge unterliegen zusätzlich zahlreichen Steuerungsmechanismen, auf die ebenfalls hier nicht eingegangen werden soll, da sie nur verwirren und zu dem Verständnis des eigentlichen Problems des Vitamin D-Mangels nur wenig beitragen.

Der Vollständigkeit halber soll jedoch noch erwähnt werden, dass es neben dem „tierischen" Cholecalciferol auch noch eine weitere Substanz gibt, die zur Synthese von Vitamin D herangezogen werden kann: das Ergocalciferol, das auch in Pflanzen und Pilzen gebildet wird. Es ist derzeit für den menschlichen Stoffwechsel (noch?) von nachrangiger Bedeutung.

Wegen des zunehmenden Interesses an einer ausreichenden Versorgung der Menschen mit Vitamin D wurde überprüft und bestätigt, dass diese pflanzliche Vorstufe zum Beispiel in Pilzen durch eine Bestrahlung mit UVB-Licht in Cholecalciferol umgewandelt werden kann. Hier ergibt sich eine elegante Möglichkeit, die Vitamin D-Versorgung des Körpers unabhängig von der Sonneneinstrahlung durch die Ernährung aufzubessern (7).

Doch zurück zur Bedeutung von Vitamin D für den Menschen. Mittlerweile stehen im Zentrum der Forschung nicht mehr die Wirkung am Knochen sondern die spektakuläre Bedeutung für das Immunsystem, die Tumorentstehung, die Erkrankungen des Herz-Kreislauf-Systems, das zentrale Nervensystem und zahlreiche weitere Organsysteme.

Voraussetzung für diese Wirkungen ist jedoch, dass Vitamin D in ausreichendem Maß im Körper vorhanden ist. Daher befasst sich das nächste Kapitel mit der Versorgunglage der Bevölkerung mit dem Sonnenhormon.

5

Die Versorgungslage

Die Fakten

Die Versorgungslage mit Vitamin D ist wesentlich schlechter als in früheren Jahren angenommen. Weltweit besteht ein hohes Risiko, sowohl für einen absoluten als auch einen relativen Vitamin D-Mangel. Als wesentlicher Risikofaktor ist neben einem Wohnort nördlich oder südlich des 40. Breitengrades der „moderne" Lebensstil der Menschen in den Industrienationen zu nennen. Die Folge ist eine unzureichende Versorgung der Haut mit UV-Strahlung. Ältere Menschen sind vermehrt betroffen, vor allem, wenn sie in Heimen leben. Auch in Deutschland sind mehr als 60–70 % der Bevölkerung, zumindest im Winter, mangelversorgt.

Literatur: 3, 6, 7

Heute lässt sich der Vitamin D-Spiegel im Blut mithilfe moderner Labormethoden exakt bestimmen. Wir sind also in der Lage, weltweit zu untersuchen, über wie viel Vitamin D jeder einzelne Mensch verfügt, und wie gut oder schlecht eine Bevölkerung mit dem Sonnenhormon versorgt ist.

Allerdings sind die Methoden noch nicht vollständig normiert, so dass die Normbereiche und die individuellen Werte von Labor zu Labor unterschiedlich sein können. Wird bei Verlaufskontrollen immer dasselbe Labor für die Bestimmung genutzt, haben diese Unterschiede für die Routine jedoch keine allzu große Bedeutung.

Dabei ist es ausreichend, 25-Hydroxycholecalciferol (25-OH Vitamin D) zu bestimmen, also die noch nicht aktivierte Form des Vitamin D. Es spiegelt sowohl die mit der Nahrung aufgenommene als auch die in der Haut produzierte Menge an Vitamin D gut wieder. Die Bestimmung von Calcitriol, der aktiven Form von Vitamin D, bleibt speziellen Fragestellungen, insbesondere bei gestörter Nierenfunktion, vorbehalten.

Wie bei allen Substanzen, die der Körper für die Funktion seiner Zellen benötigt, gibt es die klassische Situation der akuten Unterversorgung (absoluter Vitamin D-Mangel). Die damit verbundenen klinischen Symptome sind für Vitamin D hinreichend bekannt und werden später nur kurz nochmals dargestellt.

Zwischenzeitlich wurde nämlich deutlich, dass eine andere Situation eine noch viel größere Bedeutung für den Körper hat: die chronische Mangelversorgung (relativer Vitamin D-Mangel), deren zahlreiche und katastrophalen Folgen in den nächsten Kapiteln eingehend beschrieben werden.

Doch zunächst zur klassischen Form der Unterversorgung mit Vitamin D. Diese führt bei Kindern zu der schon erwähnten Rachitis und bei Erwachsenen zu Osteomalazie. In beiden Fällen kommt es durch den akuten Vitamin D-Mangel zur Knochenerweichung. Die häufigere Osteoporose infolge einer chronischen Mangelversorgung soll in einem eigenen Kapitel abgehandelt werden.

Die seltene Überversorgung mit Vitamin D in der Form von Calcitriol führt zum Krankheitsbild der Kalzinose, das durch Kalkeinlagerungen in der Haut, Sehnen und anderen weichen Körpergeweben und Organen sowie durch eine stark erhöhte Knochendichte gekennzeichnet ist.

Im Gegensatz zu früheren Befürchtungen sind Zustände mit erhöhten Spiegeln von Calcitriol in der Tat sehr selten. Noch seltener wird eine Kalzinose durch noch nicht aktiviertes Vitamin D (25-Hydroxy-Cholecalciferol) ausgelöst, da dafür extrem hohe Spiegel erforderlich sind (siehe auch Kapitel 18).

Der chronische Vitamin D-Mangel ist, anders als die seltenen akuten Formen, sehr weit verbreitet. Dies wird offensichtlich durch den zunehmend veränderten Lebensstil des „modernen" Menschen ausgelöst. Die Umstellung vom Jäger und Sammler in Gebieten mit intensiver Sonneneinstrahlung zum sesshaften Ackerbauern auch in weniger sonnigen Gebieten und später die industrielle Revolution haben dazu geführt, dass der Mensch immer weniger einer ausreichenden Sonneneinstrahlung ausgesetzt ist.

Diese Entwicklung verlief von der Öffentlichkeit, und auch von medizinischen Kreisen, weitgehend unbemerkt. Die Lage weiter verschärft, und letztlich das Fass zum überlaufen gebracht, hat jedoch die vereinte Aktion von Hautärzten und Kosmetikindustrie in Bezug auf den Hautkrebs.

Durch die zum Teil schon als Hysterie zu bezeichnende Sorge vor den schädlichen Strahlen der Sonne wird alles vermieden, was zu einer Exposition der Haut mit UV-Strahlen führen könnte. Auf die mit diesem Thema verbundenen Fehlinformationen wird in dem Kapitel 16 eingegangen.

Dass die Sorge um eine ausreichende Versorgung mit Vitamin D keine graue Theorie ist, wird von immer mehr Berichten weltweit belegt – egal ob bei Kindern oder Erwachsenen, ob in Kanada, Australien oder Bangladesh. So ergab eine Suchanfrage in einer wissenschaftlichen Datenbank (1) Anfang 2008 zu den Stichworten „Vitamin D" und „Mangel" mehr als 50 Treffer für die letzten zwei Jahre. Einige Studien – und vor allem die beiden neuesten aus Deutschland – wollen wir uns näher anschauen.

Beginnen wir mit dem Nachbarland Belgien, das auf dem gleichen Breitengrad wie Deutschland liegt. Dies ist insofern von Bedeutung, als die Intensität der UV-Strahlung abnimmt, je weiter wir uns vom Äquator entfernen. Länder wie Norwegen oder Neuseeland verfügen daher automatisch über schlechtere Voraussetzungen, einen normalen Vitamin D-Spiegel in der Bevölkerung zu erreichen, als Florida oder die zentralafrikanischen Staaten.

Allerdings nützt die Sonneneinstrahlung wenig, wenn der Lebensstil in einem von der Sonne verwöhnten Land eine ausreichende Besonnung der Haut verhindert. Auch dies soll an einem Beispiel später erläutert werden (Abbildung 5).

Doch zunächst zurück zu unseren Nachbarn in Belgien: Hier wurden im vergangenen Jahr 2007 in mehreren Praxen von Allgemeinärzten alle Besucher untersucht, die über 65 Jahre alt waren. Zwei Drittel von ihnen lebten zuhause, ein Drittel in Heimen (2).

Bis auf zwei untersuchte Personen zeigten alle einen leichten oder sogar schweren Vitamin D-Mangel. Bei denen, die zuhause lebten, hatten

57 % einen schweren Mangel, während die älteren Menschen, die in einem Heim lebten, in 79 % der Fälle einen schweren Mangel aufwiesen.

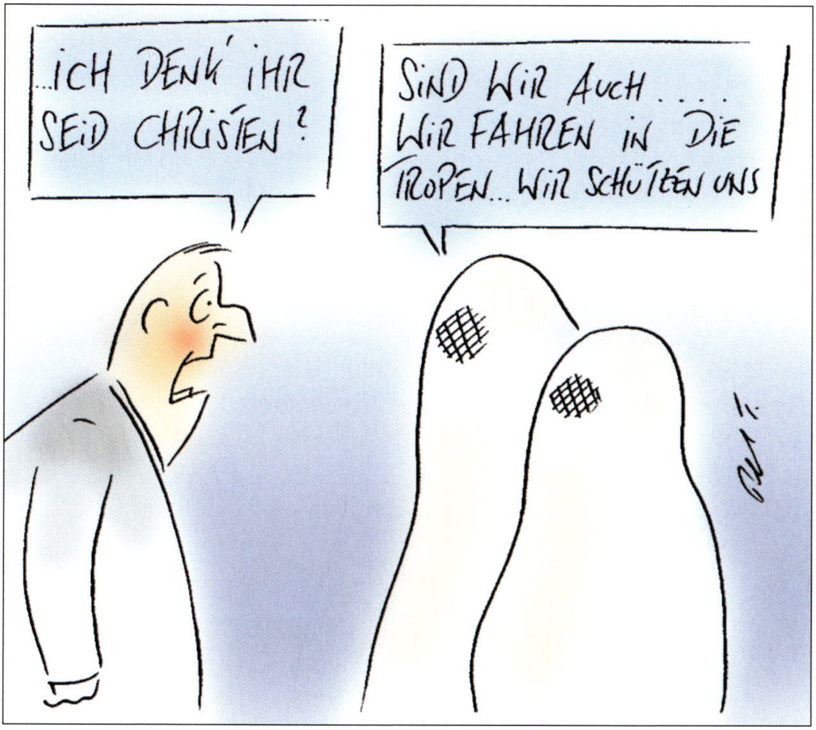
...ICH DENK' IHR SEID CHRISTEN?
SIND WIR AUCH.... WIR FAHREN IN DIE TROPEN... WIR SCHÜTTEN UNS

Abbildung 5: Einfluss des Lebensstils auf die Bildung von Vitamin D in der Haut. (© Medical Tribune Verlagsgesellschaft mbH)

Die restlichen Personen – bis auf die schon genannten zwei – hatten einen leichten Vitamin D-Mangel. Doch auch dieser relative Mangel hat erhebliche negative gesundheitliche Konsequenzen, wenn er über einen längeren Zeitraum besteht, wie wir in den nachfolgenden Kapiteln sehen werden.

Ebenfalls 2007 erschien eine sehr umfangreiche Untersuchung mit mehr als 7.000 Erwachsenen im Alter von 45 Jahren aus Großbritannien. Die Blutproben für die Vitamin D-Bestimmung wurden dabei in monatlichen Abständen in ganz Großbritannien von Schottland bis Wales in den Jahren 2002 bis 2004 entnommen (3).

Dabei zeigte sich nicht nur eine deutliche Abhängigkeit des Vitamin D-Spiegels vom Breitengrad, sondern auch von der Jahreszeit. Die niedrigsten Spiegel wurden im Winter und Frühjahr, die höchsten im Sommer und Herbst gefunden. In Schottland fanden sich zu allen Jahreszeiten die niedrigsten Werte (Abbildung 6).

Am Ende des Winters zeigten 87 % aller untersuchten Personen einen erniedrigten Vitamin D-Spiegel, wobei Frauen stärker betroffen waren als Männer. Selbst am Ende des Sommers hatten immerhin noch 60 % aller Personen erniedrigte Werte.

Zusätzlich ergaben sich interessante Aspekte in Bezug auf den Lebensstil: Wer übergewichtig ist oder täglich mehr als vier Stunden vor Fernseher oder Computerbildschirm verbringt, verdoppelt sein Risiko, einen Vitamin D-Mangel zu entwickeln. Wer sich umgekehrt mehr als vier Stunden täglich im Freien aufhält, reduziert das Risiko auf die Hälfte.

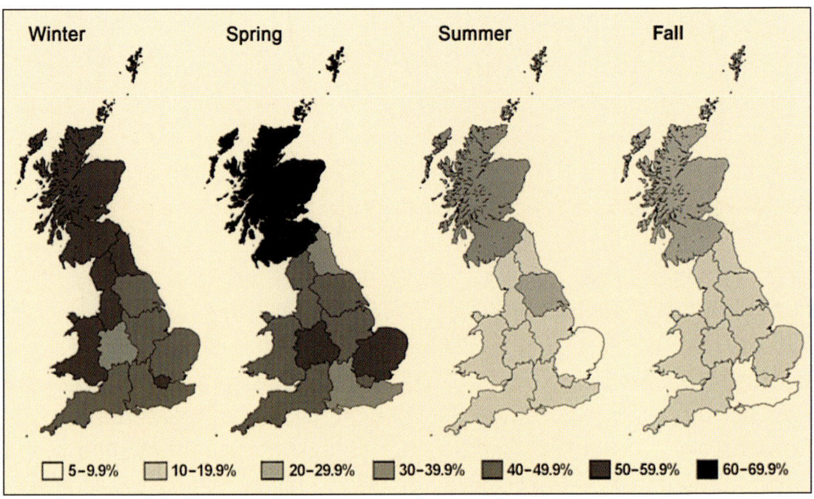

Abbildung 6: Abhängigkeit des Ausmaßes des Vitamin D-Mangels von der Jahreszeit und dem Breitengrad in Großbritannien (nach Hyppönen 3)

Auch aus dem fernen China kommen inzwischen Alarmmeldungen (4): Die Mitte 2008 erschienene Untersuchung an 441 jungen Frauen zwischen 18 und 40 Jahren aus Peking und Hongkong ergab im Frühling bei 18 % der Frauen in Hongkong und bei 40 % der Frauen in Peking einen absoluten Mangel an Vitamin D (< 25 nmol/l). In beiden Städten zeigten 90 % aller Frauen in dieser Zeit einen relativen Mangel an Vitamin D (< 50 nmol/l).

Dass eine intensivere Sonneneinstrahlung in einem Land keine Garantie für eine bessere Versorgung der Bevölkerung mit Vitamin D ist, ergab eine im vergangenen Jahr erschienene Untersuchung aus dem tropischen Südindien: In den Städten zeigten lediglich 12 % der Männer und 6 % der Frauen einen normalen Vitamin D-Spiegel. Auf dem Land hatte sogar nur 1 % der untersuchten Frauen keinen Vitamin D-Mangel (5).

Nun zu den deutschen Berichten, die ebenfalls aktuell sind, und im vergangenen Jahr vom Robert-Koch-Institut in Berlin publiziert wurden. Im Rahmen der nationalen Verzehrsstudie wurden 1998 etwa 4.000 erwachsene Deutsche zwischen 17 und 79 Jahren untersucht. Insgesamt hatten knapp 60 % der untersuchten Männer und Frauen einen Vitamin D-Mangel. Bei den 65- bis 79-Jährigen stieg dieser Anteil selbst in der Sommerzeit auf 75 % (6)!

In dieser Studie finden sich auch Hinweise auf den Zusammenhang zwischen dem Vitamin D-Spiegel und chronischen Erkrankungen. So zeigten sich niedrige Werte häufig bei Patienten mit Bluthochdruck, koronarer Herzerkrankung oder Diabetes (mit und ohne Insulinbehandlung).

Wer nun glaubt, dass niedrige Vitamin D-Werte nur erwachsene Personen betreffen, der irrt: Von über 17.000 untersuchten deutschen Kindern wiesen 50 % im Sommer und 60 % im Winter einen Vitamin D-Mangel auf (7).

Dabei ist anzumerken, dass in diesen deutschen Studien, ebenso wie in den meisten anderen Studien der vergangenen Jahre, ein zwar seinerzeit gültiger, inzwischen jedoch überholter, da zu niedriger, Normbereich verwendet wurde. Legt man den neuen, höheren Normbereich als Messlatte an, zeigen bis zu 90 % der Menschen einen Vitamin D-Mangel (10). Auf den Aspekt des Normbereichs werde ich in einem späteren Kapitel noch zurückkommen.

Dass der Vitamin D-Mangel nicht auf deutsche Kinder und nördliche

Breitengrade beschränkt ist, soll anhand eines weiteren Berichtes belegt werden: Von über 3.000 Kindern im indischen Delhi zeigten 90 % erniedrigte Werte. Auch diese Kinder profitierten nicht von der eigentlich recht intensiven Sonneneinstrahlung in ihrem Heimatland (8).

Abschließend noch ein Beispiel dafür, dass selbst ein eigentlich begrüßenswertes Verhalten nicht immer nur positive Auswirkungen hat. Es geht um die angestrebte Ernährung der Säuglinge mit Muttermilch, die ja bekanntlich alles enthält, was das Kind braucht. Es ist jedoch leicht verständlich, dass diese Aussage nur dann gilt, wenn die Mutter auch selbst ausreichend über das verfügt, was sie an ihr Kind weitergeben soll.

Dass dies nicht so ist, zeigt neben anderen eine Untersuchung in Iowa im südlichen Teil der Vereinigten Staaten. Sie ergab im Winter bei 78 % der gestillten Kinder einen Vitamin D-Mangel, falls die Muttermilch nicht mit künstlichem Vitamin D angereichert wurde (9). Zum Thema Muttermilch und Vitamin D werde ich im Kapitel 18 „Wie viel Vitamin D braucht der Mensch?“ noch weitere Angaben machen.

Die nächsten Kapitel beschäftigen sich mit den zum Teil verheerenden Folgen des Vitamin D-Mangels für die Gesundheit der betroffenen Menschen.

Bösartige Tumore

Die Fakten

Nach anfänglichen Zweifeln steht inzwischen die außerordentliche Bedeutung von Vitamin D für die Entstehung zahlreicher bösartiger Tumore fest: Das Sonnenhormon bewirkt eine Unterdrückung des Tumorwachstums, Abschwächung der Signale zur Metastasierung, gesteigerte Veranlassung des Zelltodes, Differenzierung der Zellen (in Richtung Gutartigkeit) und Reduzierung der Gefäßneubildung im Tumor. Besonders sensibel für Vitamin D sind gerade die häufigen bösartigen Tumore des Dickdarms, der Prostata und der weiblichen Brust.

Literatur: 4; 5, 7,

Bösartige Tumore stehen zwar nur an dritter Stelle in der Liste der häufigsten Todesursachen, werden jedoch allgemein als viel bedrohlicher empfunden als die häufigeren Herzinfarkte und Schlaganfälle. Dies liegt offensichtlich daran, dass uns die vielfältigen Erscheinungsweisen der Herz-Kreislauf-Erkrankungen aus dem Alltag vertraut sind (Abbildung 7).

Zunächst schien es die durch Stress ausgelöste Krankheit der Manager zu sein, aber bald litten zunehmend auch andere Bevölkerungsschichten im Wirtschaftswunderland an verfetteten Blutgefäßen. Inzwischen leben Millionen von Menschen mit Bluthochdruck, Fettstoffwechselstörungen oder Diabetes, alles bekanntlich Risikofaktoren für einen Herzinfarkt oder Schlaganfall. Auch haben viele Millionen Menschen in Deutschland bereits einen Herzinfarkt überlebt und berichten nicht nur im Familienkreis häufig stolz von ihren behandelten Herzkranzgefäßen und Bypässen.

Tumorerkrankungen verhalten sich ganz anders. Plötzlich und unerwartet sind sie da, heimtückisch und ohne Vorwarnung. Die Betroffenen fragen sich vergeblich nach dem warum und wieso, da es, abgesehen von einigen eindeutigen Fällen – wie dem Tabakmissbrauch – häufig nicht gelingt, eine direkte Ursache für die Entstehung des bösartigen Tumors zu finden.

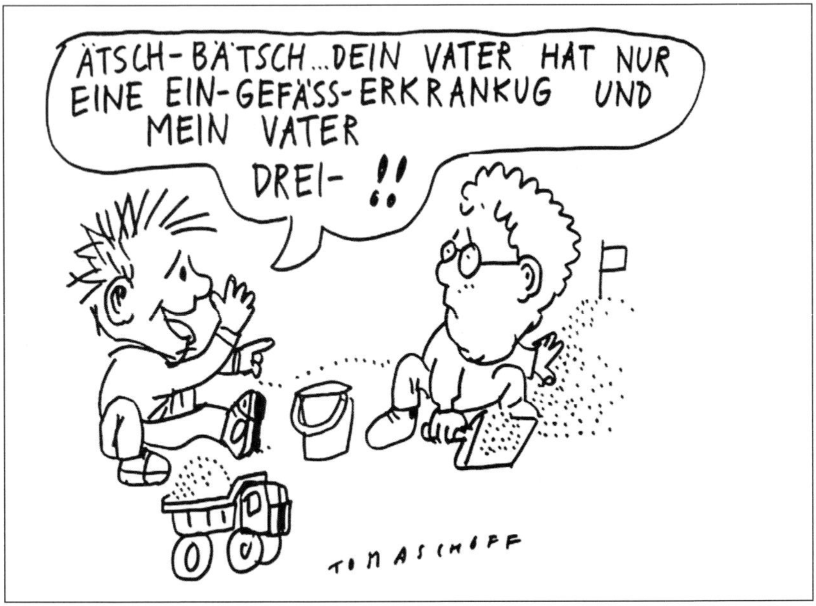
ÄTSCH-BÄTSCH...DEIN VATER HAT NUR EINE EIN-GEFÄSS-ERKRANKUG UND MEIN VATER DREI-!!
TOMASCHOFF

Abbildung 7: Vertrauter Umgang der Bevölkerung mit den Erkrankungen des Herz-Kreislauf-Systems. (© Medical Tribune Verlagsgesellschaft mbH)

Die fehlende Erklärung erzeugt Hilflosigkeit, die durch die eingeschränkte Heilungsmöglichkeit für bösartige Tumore zusätzlich noch gefördert wird. Ungewissheit und Hilflosigkeit sind aber nicht dazu angetan, im sozialen Umfeld förderlich zu wirken.

Während der „Koronarkranke“ mit seinen Bypass-Operationen „hausieren“ geht, wird eine Tumoroperation häufig heimlich durchgeführt und verschwiegen.

Möglicherweise wird diese belastende Situation zusätzlich dadurch beeinflusst, dass die beiden häufigsten Tumorarten die Sexualorgane des Menschen betreffen: bei der Frau die Brustdrüse und beim Mann die Prostata. Leider gibt es in Deutschland immer noch kein bundesweites Krebsregister, in dem alle Tumorerkrankungen des gesamten Landes erfasst werden. Als Behelf werden die Tumorregister einzelner Bundesländer hochgerechnet. Wer sich für Einzelheiten interessiert, findet die Daten allgemein zugänglich im Internet beim statistischen Bundesamt (1).

Die neuesten Daten für Deutschland stammen aus dem Jahr 2004. Hier erkrankten 436.000 Personen neu an Krebs und 208.000 sind an den Folgen verstorben. Während bei Frauen mit 57.000 Neuerkrankungen das Mammakarzinom dominierte, war es bei den Männern das Prostatakarzinom (58.000). An zweiter und dritter Stelle folgen jeweils Darm- und Lungenkrebs für beide Geschlechter (siehe auch Abbildung 8).

An all dem hat sich über viele Jahrzehnte kaum etwas geändert, da es ungeachtet aller Fortschritte nicht gelungen ist, bei den meisten Tumorerkrankungen wesentliche Fortschritte zu erzielen. Dies gilt auch für die Tumorvorsorge. Damit ist nicht die Früherkennung der Tumore gemeint, um die immer wieder so viel Wirbel gemacht wird – denn da ist das Kind ja bereits in den Brunnen gefallen – sondern die effektive Verhinderung der Entstehung von Tumoren.

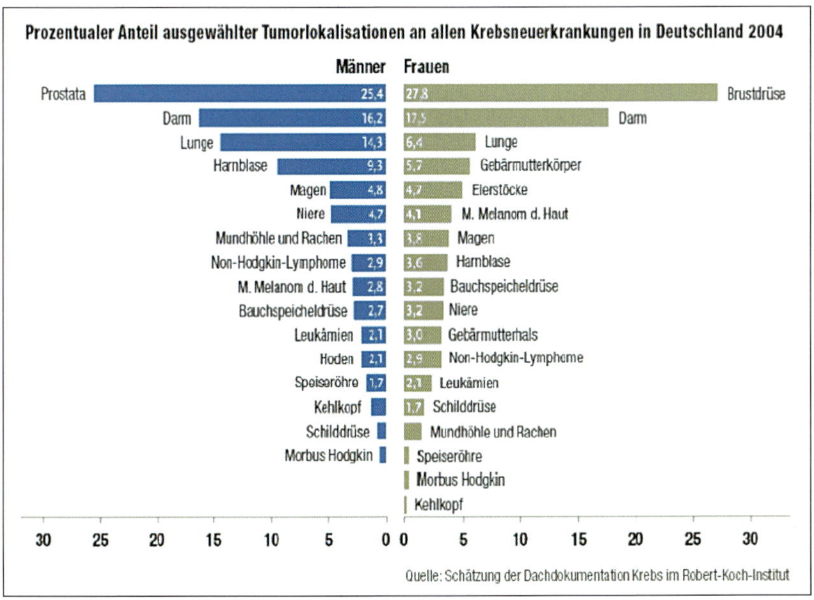

Abbildung 8: Prozentualer Anteil ausgewählter Tumorerkrankungen an allen Krebsneuerkrankungen in Deutschland 2004 (1)

Es gibt zwar zahlreiche Studien mit Hinweisen auf Risikofaktoren wie Rauchen, Bewegungsmangel, Hormonersatztherapie, Mangel an Ballaststoffen in der Nahrung und Antioxidantien aus Obst und Gemüse sowie ein Zuviel an rotem Fleisch oder Milchprodukten, aber selbst in sehr umfangreichen Untersuchungen wie der Europäischen „EPIC-Studie“ oder der amerikanischen „Nurse Health Study“ mit vielen Tausenden von Teilnehmern es ist nicht gelungen, die Ursache für die verschiedenen Tumore eindeutig zu benennen - von wenigen Ausnahmen wie dem Tabakmissbrauch abgesehen. Entsprechend finden sich unzählige Empfehlungen zur Tumorvorsorge, die allerdings wie die Ursachenforschung häufig auf wackeligen wissenschaftlichen Füßen stehen.

Doch nun hat sich innerhalb weniger Jahre für die Tumorheilkunde eine viel versprechende, neue Perspektive ergeben: Vitamin D, das Sonnenhormon! Im vergangenen Jahr haben sich die positiven Berichte nahezu überschlagen. Selbst in renommierten wissenschaftlichen Zeitschriften konnte man die Mühe registrieren, angesichts der vorgelegten Zahlen sachlich zu bleiben.

Wer miterlebt hat, wie in der Tumorheilkunde in der Vergangenheit um eine Verbesserung von nur wenigen Prozenten in der Frühdiagnostik und in der Therapie gerungen wurde, vermag die Kunde über die Verhinderung eines Tumors zu 50 % oder gar zu 70 % kaum zu glauben!

Bereits 1980 fragten die beiden Wissenschaftler und Brüder Garland (2) bereits ganz konkret: „Kann das Sonnenlicht und Vitamin D die Häufigkeit des Darmkrebses reduzieren?“

Im Jahre 1990 erfolgte dann die Erweiterung der These auf die bösartigen Erkrankungen der weiblichen Brustdüse (2). Zu diesem Zeitpunkt haben die beiden Forscher bereits auf den Zusammenhang zwischen dem Wohnort (Breitengrad) und der daraus resultierenden unterschiedlichen Sonneneinstrahlung bei der Entstehung bösartiger Tumore der weiblichen Brust hingewiesen – allerdings alles ohne Resonanz in den Medien.

Inzwischen wurden auch die Mechanismen bekannt, die zur Absenkung der Tumorhäufigkeit führen. Vitamin D bewirkt eine Unterdrückung des Tumorwachstums, Abschwächung der Signale für Wachstums- und Metastasierungstendenz, gesteigerte Veranlassung des Zelltodes, Differenzierung der Zellen (in Richtung Gutartigkeit) und Reduzierung der Gefäßneubildung im Tumor (4; 5).

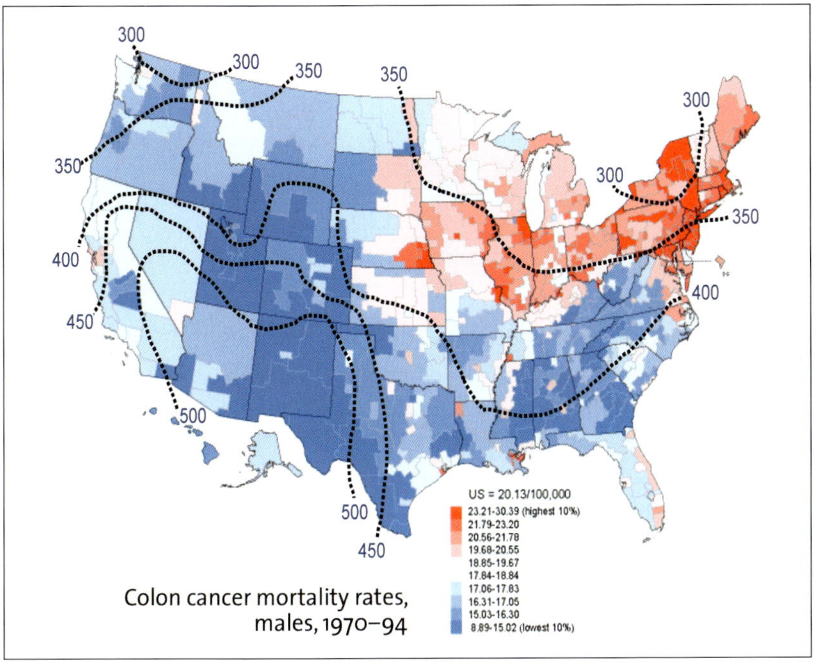

Abbildung 9: Häufigkeitsverteilung der Todesfälle mit bösartigen Darmtumoren in den USA zwischen 1970–1994 (3)

Mittlerweile gibt es Landkarten nicht nur von den USA (Abbildung 9) (6, 8), sondern auch von Europa und der ehemaligen Sowjetunion, welche die vom Breitengrad und damit von der Intensität der Sonneneinstrahlung abhängige Verteilung solcher Krankheiten zeigen, die sich als Vitamin D-abhängig herausgestellt haben (6).

In den nachfolgenden Kapiteln werden zunächst diejenigen bösartigen Tumore vorgestellt, für die bereits „recht harte Daten" vorliegen. Erfreulicherweise sind die bereits zitierten drei häufigsten bösartigen Tumore des Menschen sensibel für die Einwirkung von Vitamin D: die Brustdrüsentumore der Frau und das Prostatakarzinom des Mannes sowie die Darmtumore, von denen beide Geschlechter in gleicher Weise betroffen sind.

Anschließend erfolgt dann eine Übersicht über weitere Tumore, die ebenfalls eine mehr oder minder deutliche Beeinflussung durch das Sonnenhormon zeigen.

7 Das Mammakarzinom

Die Fakten

Das Mammakarzinom ist der häufigste bösartige Tumor des weiblichen Geschlechtes und prognostisch in vielen Fällen ungünstig. Es stellt die zweithäufigste Todesursache bei Frauen dar.

Umso eindrucksvoller sind die mehrfach abgesicherten Studienergebnisse für die Schutzfunktion von Vitamin D bei diesem Tumor. In der Tumorprävention wird eine Risikoreduktion bis zu einem Faktor drei und in der Metastasierung um die Hälfte erreicht. Die Ergebnisse fallen jeweils eindeutiger aus, wenn anstelle indirekter anamnestischer Erhebungen der exakte Vitamin D-Spiegel im Blut gemessen wird.

Literatur: 6, 8, 9

Der Brustkrebs ist die häufigste Tumorform und die zweithäufigste Todesursache bei Frauen in Deutschland. Er tritt vorwiegend zwischen dem fünfundvierzigsten und siebzigsten Lebensjahr auf und zeigt sich klinisch meist als derber, höckeriger, schmerzloser Knoten, der oft mit der Haut verwachsen und von einem lokalen Ödem begleitet ist. Diesem Erstbefund eines fortgeschrittenen Tumors gehen auffällige Tastbefunde voraus, die im Rahmen der routinemäßigen Krebsvorsorgeuntersuchungen festgestellt werden können.

Da der Tastbefund nicht zwischen gutartigem und bösartigem Tumor unterscheiden kann, werden weitere diagnostische Maßnahmen hinzugezogen: Ultraschall, Röntgen-Mammografie und Kernspintomographie. Bestätigen diese Befunde den Verdacht, erfolgt die Absicherung der Diagnose durch die Entnahme einer Gewebeprobe. Das weitere therapeutische Vorgehen wird vom Ergebnis der histologischen Untersuchungen dieser Probe abhängig gemacht.

Als besondere Eigenart des Mammakarzinoms ist es häufig zum Zeitpunkt des Tumornachweises bereits zu einer lymphogenen Metastasierung in die Achsellymphknoten oder zu Fernmetastasen im Skelett, der Leber oder im Gehirn gekommen.

Die Therapie besteht in aller Regel in der operativen Entfernung des Primärtumors einschließlich gegebenenfalls befallener Lymphknotenmetastasen, wobei heute insbesondere bei kleineren Tumoren meist versucht wird, organerhaltend zu operieren.

Anschließend erfolgen lokale Strahlenbehandlung und zusätzliche Chemotherapie in mehreren Sitzungen zur Ausschaltung der sich im Körper bereits befindlichen Tumorzellen. Dieses Grundschema kann allerdings in Abhängigkeit von den speziellen Gegebenheiten durch die behandelnden Onkologen variiert werden. So besteht bei den so genannten Hormonrezeptor-positiven Tumoren die Möglichkeit einer zusätzlichen Behandlung mit „Anti-Hormonen".

Die Prognose ist aufgrund der frühen Metastasierung generell mäßig. Etwa 50 % der Frauen erleiden ein Rezidiv und 70 % dieser Frauen versterben innerhalb der nächsten drei Jahre. Diese Zahlen erlauben jedoch in der Regel keinerlei Vorhersage im individuellen Fall und damit auch nicht für die unterschiedlichen Maßnahmen im Rahmen der Sekundärprävention.

Diese recht triste Bilanz trägt sicherlich mit dazu bei, das eingangs beschriebene Verhalten der Betroffenen zu erklären, eine Tumorerkrankung eher zu verschweigen. Doch aktuell ergeben sich durch die neuen Erkenntnisse über die Wirkung von Vitamin D deutlich verbesserte Perspektiven.

Von der Öffentlichkeit – und allerdings auch der Schulmedizin – weitestgehend unbeachtet gingen die Forschungen zu Vitamin D nämlich weiter. So veröffentlichte Lipkin 1999 eine Zusammenfassung mehrerer unabhängiger experimenteller und epidemiologische Studien (1). Sie untermauerten die These, dass Vitamin D einen Einfluss auf die Entstehung des Mammakarzinoms haben könnte.

Zum eigentlichen Durchbruch kam es jedoch erst im vergangenen Jahr 2007, als nacheinander fünf Veröffentlichungen von ganz unterschiedlichen Autoren über verschiedene Patientenkollektive berichteten. Ein weiterer Bericht mit noch eindrucksvolleren Zahlen kam Anfang 2008 aus dem Deutschen Krebsforschungszentrum in Heidelberg. Wegen der Bedeutung dieser neuen Erkenntnisse für die Tumorheilkunde sollen diese Arbeiten hier kurz einzeln vorgestellt werden.

Zunächst sei die Studie von Robien und Mitarbeitern genannt (2). Er berichtet im Rahmen der großen „Iowa Women Study", in der 34.000 Frauen in Amerika zwischen 1986 und 2004 betreut wurden. Die Aufnahme von 800 IE Vitamin D mit der Nahrung im Vergleich zur Aufnahme von 400 IE Vitamin D führte zu einer Absenkung des Risikos, ein Mammakarzinom zu entwickeln, um 34 %.

Auch in dem ähnlich großen Kollektiv der „Women Health Study" mit 10.000 Frauen vor und 20.000 Frauen nach den Wechseljahren fand Lin mit seinen Mitarbeitern eine Absenkung des Risikos für diejenigen Frauen, die eine größere Menge Vitamin D als die Vergleichsgruppe mit der Nahrung aufgenommen hatten (3). Allerdings ließ sich in der zehnjährigen Verlaufskontrolle die 35 %ige Absenkung nur für die Frauen vor den Wechseljahren nachweisen.

Die Arbeitsgruppe von Knight aus Kanada untersuchte per Telefonbefragung 972 Frauen mit einem Mammakarzinom und 1.135 Frauen als Kontrollekollektiv mit entsprechendem Alter (4). Der Vergleich der Sonnenexposition zwischen dem 10. und 19. Lebensjahr ergab für die Frauen mit der größeren Sonnenexposition eine Risikoreduktion von 35 %. Für eine spätere Sonnenexposition (20. bis 29. Lebensjahr) war der Nachweis jedoch nicht mehr eindeutig. Ab dem fünfundvierzigsten Lebensjahr fand sich kein Unterschied mehr.

John und Mitarbeiter untersuchten in der Umgebung von San Franzisko 1.788 Fälle mit einem neu nachgewiesenen Mammakarzinom und 2.129 ausgesuchte Kontrollen (5). Es handelte sich um eine gemischte Gruppe mit Frauen afrikanischer und spanischer Abstammung und einer dritten Gruppe, die aus dem übrigen Europa einwanderte. Bei dieser Untersuchung wurde die Hautfarbe an der Innenseite des Unterarms verglichen mit der Hautfarbe der Stirn. Aus der Differenz der Pigmentierung wurde die Sonnenexposition der jeweiligen Person berechnet.

Die Auswertung ergab, dass bei angeboren stark pigmentierter Haut das Verfahren nicht eingesetzt werden kann. Die auswertbaren Fälle zeigten jedoch für die Frauen mit einer hohen Sonnenexposition eine Risikoreduktion um 47 %.

Alle bisher zitierten Untersuchungen haben den Vorbehalt, dass sie nur eine mehr oder minder indirekte Aussage über das im Körper verfügbare Vitamin D machen können. Die nun folgenden Arbeiten haben diesen Mangel beseitigt, indem der Vitamin D-Gehalt direkt im Blut der Frauen bestimmt wurde.

Die Arbeitsgruppe von Garland, die sich ja schon sehr lange mit dem Thema Vitamin D beschäftigt, fasste die Ergebnisse von zwei Studien mit insgesamt 1.760 Patientinnen mit einem neu nachgewiesenen Mammakarzinom zusammen (6). Dabei zeigte die Gruppe mit den höchsten Vitamin D-Spiegeln (> 120 nmol/l) gegenüber den Frauen mit Vitamin D-Spiegeln <32 nmol/l eine 50 %ige Risikoreduktion.

Risiko der Entwicklung eines Brusttumors bei postmeopausalen Frauen in Abhängigkeit vom Vitamin D-Gehalt im Blut

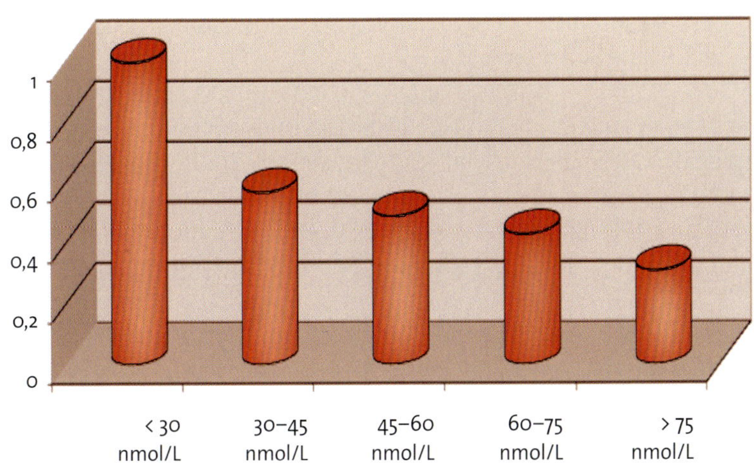

Abbildung 10: Sinkendes Risiko für die Ausbildung eines Mammakarzinoms mit steigendem Vitamin D-Gehalt im Blut (8)

Ende 2007 meldeten sich dann erstmals auch deutsche Wissenschaftler mit ihren Ergebnissen. Abbas und seine Mitarbeiter vom Deutschen Krebsforschungszentrum (DKFZ) in Heidelberg verglichen zunächst die Vitamin D-Aufnahme in der Nahrung von 278 Patientinnen, bei denen ein Mammakarzinom vor den Wechseljahren nachgewiesen worden war, mit einem altersangepassten Kontrollkollektiv von 666 Patienten (7).

Die Patientinnen mit der höchsten Aufnahme von Vitamin D in der Nahrung hatten eine 50 %ige Risikoreduktion gegenüber den Patientinnen mit einer geringeren Vitamin D-Aufnahme. Die Befunde bestätigten damit weitgehend die Ergebnisse der großen amerikanischen Studien.

Allerdings fiel die Risikoreduktion mit 50 % in dem deutschen Kollektiv gegenüber 35 % bei den amerikanischen Frauen deutlicher aus. Der Grund hierfür könnte in der schlechteren Versorgung der deutschen Bevölkerung mit Sonne liegen, da sich die USA deutlich weiter nach Süden erstrecken als Deutschland.

Anfang 2008 wurden dann vom DKFZ die Ergebnisse von 1.365 nach den Wechseljahren an Brustkrebs erkrankten Frauen veröffentlicht (8). Wie bei den Studien von Garland konnten bei dieser Untersuchung die Vitamin D-Spiegel im Blut der betroffenen Frauen gemessen werden. Die Ergebnisse wurden in fünf Gruppen mit aufsteigendem Vitamin D-Gehalt eingeteilt (siehe Abbildung 10).

Erneut zeigte sich, dass die Schutzfunktion mit zunehmendem Vitamin D-Spiegel immer besser wird. Die Risikoreduktion in diesem Kollektiv betrug sogar 69 %! Anders ausgedrückt bleiben sieben von 10 Frauen von einem Mammakarzinom verschont, wenn ihr Körper über genügend Vitamin D verfügt, um sich selbst vor der Krebserkrankung zu schützen!

Wenige Monate später, Mitte 2008, berichten Wissenschaftler auf der Jahrestagung der Amerikanischen Krebsgesellschaft, dass das Sonnenhormon auch vor Metastasen und frühzeitigem Tod durch den Krebs schützt (9): 512 Frauen wurden 10 Jahre lang nach ihrer Operation wegen eines bösartigen Brusttumors nachuntersucht. Nur 24 % wiesen initial einen ausreichenden Vitamin D-Spiegel im Serum auf. Im Verlauf führte ein niedriger Vitamin D-Spiegel zu einer Steigerung des

Risikos für eine Metastasierung um 94 % und für einen vorzeitigen Tod um 73 %!

Aufgrund der letzten beiden Berichte lässt sich wohl zu Recht feststellen, dass das Jahr 2008 ein neuer Höhepunkt in der Erforschung der Auswirkungen von Vitamin D auf bösartige Tumore war.

In allen Versuchslaboren der großen Pharmafirmen dieser Welt wird sich wohl auch zukünftig kaum ein Präparat finden, das auch nur annähernd die Eigenschaften von Vitamin D in Bezug auf die Tumorentstehung und -ausbreitung aufweist. Noch dazu nebenwirkungsfrei und praktisch kostenlos verfügbar! Von den übrigen positiven Eigenschaften des Sonnenhormons, über die im Weiteren noch zu berichten sein wird, ganz zu schweigen!

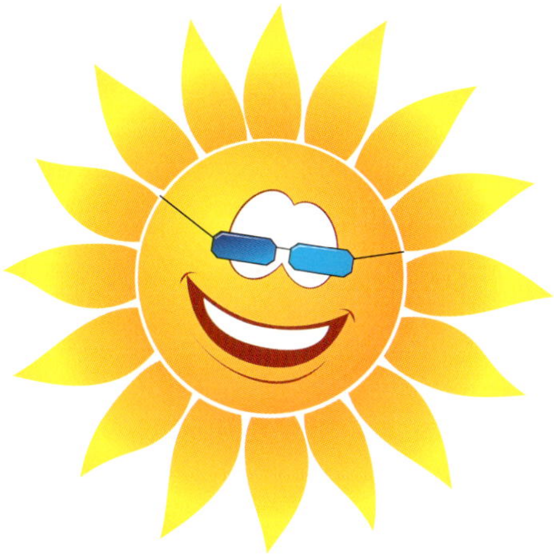

8 Kolorektale Karzinome

Die Fakten
Bösartige Tumore des Darms sind die zweithäufigste Tumorart bei Frauen und Männern. Ähnlich wie beim Mammakarzinom ist die Prognose nicht günstig, wenn nicht frühzeitig operiert wird.
Die Studienlage zeigt, dass auch die kolorektalen Tumore durch Vitamin D in einem ähnlich hohen Maß wie das Mammakarzinom positiv beeinflusst werden: Risikoreduktion bis zu 72 %, einen Tumor zu entwickeln, und etwa 50 % Reduktion der Gesamtsterblichkeit nach der Operation!
Literatur: 1, 3, 4

Während des 28. Deutschen Krebskongresses 2008 in Berlin wurden aktuelle Zahlen zur Krebshäufigkeit in Deutschland vorgelegt. Sie zeigen die Darmtumore erneut an zweiter Stelle für Frauen und Männer. Die Häufigkeit ist bei den Frauen geringfügig höher als bei den Männern (siehe auch Abbildung Nr. 8 in Kapitel 6) und hat ihren Gipfel zwischen dem 60. und 70. Lebensjahr.

Als Risikofaktoren galten bislang neben einer erblichen Veranlagung zur Polypenbildung eine ballaststoffarme und fettreiche Ernährung. Die fachlich korrekte Bezeichnung für diese Tumore als „kolorektale Karzinome" deutet auf die bevorzugte Lokalisation im Dickdarm hin. Die Häufigkeit nimmt dabei von den oberen Dickdarmabschnitten in Richtung Enddarm (Rektum) zu.

Die überwiegende Mehrheit der Karzinome entwickelt sich aus zunächst gutartigen Adenomen, die in Form von Dickdarmpolypen vorliegen, und später dann bösartig werden können.

Klinisch fallen die kolorektalen Karzinome durch sichtbares oder okkultes Blut im Stuhl, Verdauungsbeschwerden sowie Blutarmut und Gewichtsverlust in fortgeschrittenen Fällen auf. Die Diagnose erfolgt durch die

Untersuchung des Enddarmes mit dem Finger und Nachweis von okkultem Blut in Stuhlproben. Die höheren Darmabschnitte können mithilfe der Rekto- und Koloskopie, Röntgen-Kontrastmitteleinlauf, Endosonographie, Computertomographie und Kernspintomografie untersucht werden.

Die Sicherung der Diagnose erfolgt durch eine Biopsie im Rahmen einer Koloskopie. Anders als das Mammakarzinom metastasieren die kolorektalen Karzinome relativ spät in die lokalen Lymphknoten oder über das Blut in die Leber und sekundär in die Lunge. Entsprechend ist die Prognose im Frühstadium deutlich günstiger. Hier finden sich 5-Jahre-Überlebensraten von 85 bis 100 %.

Die Therapie erfolgt abhängig vom Lokalisationsbefund und dem Tumorstadium durch die chirurgische Entfernung des betroffenen Darmabschnittes. Je nach Stadium können eine prä- oder postoperative Bestrahlung sowie eine Chemotherapie angezeigt sein.

Wegen der guten Prognose frühzeitig operierter kolorektaler Karzinome wurde im vergangenen Jahr das Koloskopie-Screening zur Frühdiagnostik eingeführt. Obwohl die Kosten dieser relativ teuren diagnostischen Maßnahme von den Krankenkassen übernommen werden, ist die Beteiligung der Bevölkerung bislang hinter den Erwartungen zurückgeblieben.

Umso wichtiger ist daher die Nachricht, dass sich die kolorektalen Tumore in Bezug auf Vitamin D ähnlich verhalten wie das Mammakarzinom. Nachfolgend werden daher wieder einige aktuelle Studienergebnisse etwas eingehender dargestellt.

Im März 2007 veröffentlichte Gorham eine Meta-Analyse (das ist die gemeinsame Auswertung mehrerer wissenschaftlicher Artikel zu einem Thema) von fünf Studien über die Wirkung von Vitamin D auf die Entstehung von kolorektalen Tumoren (1). Wie schon in einigen Arbeiten zum Mammakarzinom beschrieben, erfolgte die Einteilung der Vitamin D-Spiegel im Blut in aufsteigenden Gruppen mit den Werten: 15, 30, 55, 86, 92 nmol/l. Als Risikoeinstufung resultierten die folgenden Faktoren: 1,00, 0,80, 0,66, 0,59, 0,46.

Der Vergleich der Gruppe mit dem höchsten Vitamin D-Gehalt im Blut zu der Gruppe mit dem niedrigsten Vitamin D-Spiegel ergab somit eine Reduktion des Risikos, an einem Darmtumor zu erkranken, von 54% (siehe Abbildung 11).

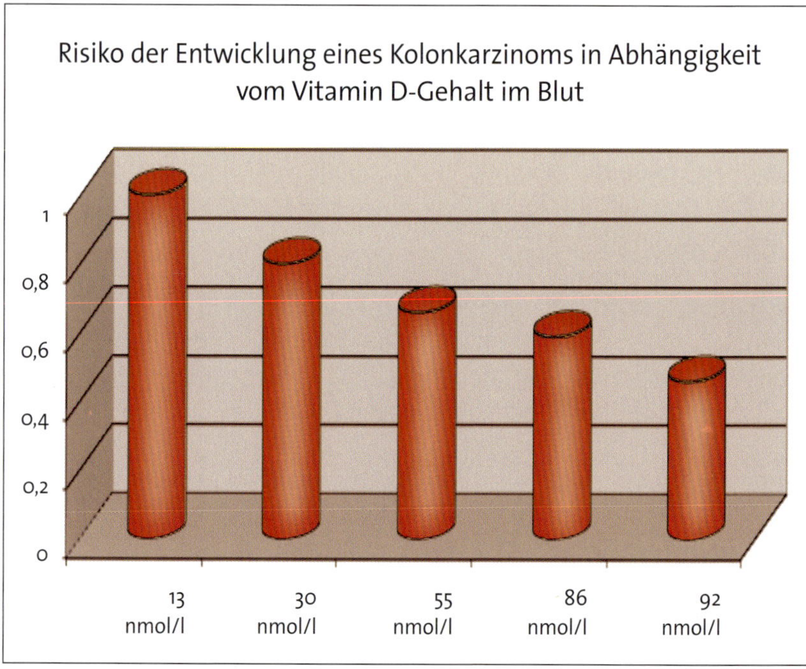

Abbildung 11: Abhängigkeit des Darmkrebsrisikos vom Vitamin D-Spiegel im Blut (1)

Im Juli 2007 berichtete die Arbeitsgruppe von Wu über die Auswertung von Daten aus der amerikanischen „Health Professional Study" in den Jahren 1993 bis 2002. Sie verglichen 179 Patienten mit kolorektalen Tumoren mit einem angepassten Kontrollkollektiv von 356 Personen. Zusätzlich wurden diese Daten mit den Ergebnissen einer zweiten großen amerikanischen Untersuchungsreihe (Nurse Health Study) zusammengefasst (2).

Die Einteilung der Serumspiegel von Vitamin D erfolgte wieder in aufsteigenden Gruppen. Die Gruppe mit dem höchsten Vitamin D-Gehalt zeigt eine Risikoreduktion für die kolorektalen Tumore insgesamt von 34 %, für die Untergruppe der Dickdarmtumore von 46 %.

Im November 2007 stellten Freedman und Mitarbeiter die Ergebnisse aus der NHANES III Studie in Amerika vor (3). Dies ist ein weiteres, großes Untersuchungskollektiv, das bereits seit vielen Jahren mit den verschiedensten Fragestellungen untersucht wird. Die jetzt veröffentlichten Daten beziehen sich auf 16.800 erwachsene Patienten in der Zeit von 1988 bis 2000.

Auch hier war es möglich, Vitamin D im Blut zu untersuchen. Allerdings erfolgte die Sammlung der Proben in den nördlichen Bundesstaaten der USA im Sommer und in den südlichen Staaten im Winter. Der Vergleich der Gruppe mit einem Vitamin D-Spiegel >80 nmol/l zu der Gruppe <50 nmol/l ergab eine Reduktion des Risikos, einen bösartigen Darmtumor zu entwickeln, von 72 %!

Mitte 2008 folgte eine weitere Publikation aus den USA auf der Basis der „Nurses Health Study" und der „Health Professional Follow up Study". Hier wurden 304 Patienten mit einem bösartigen Darmtumor im Mittel 15 Jahre lang nach der Operation beobachtet. Die Einteilung in 2 Gruppen erfolgte nach der Höhe des Vitamin D-Spiegels zum Zeitpunkt der Operation (4).

In der Gruppe mit den höheren Vitamin D-Spiegeln reduzierte sich die Gesamtsterblichkeit um 48 %, die tumorbedingte Sterblichkeit um 39 %. Es finden sich somit deutliche Parallelen zu den Ergebnissen von Goodwin bei der Verlaufskontrolle von Brusttumoren im vorangegangenen Kapitel.

Die Ergebnisse der Untersuchungen von Patienten mit kolorektalen Tumoren sind somit nicht weniger eindrucksvoll als die Befunde bei den Patientinnen mit einem Mammakarzinom.

9 Das Prostatakarzinom

Die Fakten
Auch das Prostatakarzinom, der häufigste Tumor beim Mann, zeigt in mehreren Studien eine Abhängigkeit von Vitamin D mit einer Risikominderung bis zu 70 %. Die Ergebnisse sind allerdings (noch?) nicht so umfassend und einheitlich wie bei den bösartigen Brust- und Darmtumoren. Wahrscheinlich spielen Gen-Polymorphismen bei der Ausprägung der Schutzfunktion eine Rolle.
Literatur: 2, 3, 4

Wie schon in den vorangegangenen Kapiteln erwähnt, ist das Prostatakarzinom der häufigste bösartige Tumor der Männer in Deutschland. Die deutliche Zunahme der diagnostizierten Prostatakarzinome in den vergangenen Jahren wird von den Wissenschaftlern nicht auf eine wirkliche Zunahme der Karzinomhäufigkeit zurückgeführt, sondern mit der verbesserten Früherkennung durch die Bestimmung des Prostataspezifischen Antigens im Blut (PSA) in Verbindung gebracht.

Die gutartige Vergrößerung der Prostata (benigne Prostatahyperplasie, BPH) beginnt häufig bereits zwischen dem 40. und 50. Lebensjahr und ist anfangs nur sehr schwer von einem Prostatakarzinom zu unterscheiden. Dies gilt sowohl für den tastenden Finger des Urologen als auch für die schon erwähnte PSA-Bestimmung im Blut. Beide Erkrankungen können sich durch Schwierigkeiten bei der Blasenentleerung bemerkbar machen.

Zur weiteren Differenzierung dienen die Verlaufskontrolle der PSA-Bestimmung, der rektale Ultraschall, die Kernspintomographie und die Positronen-Emissions-Tomographie. Erhärtet sich die Verdachtsdiagnose, erfolgt zur Absicherung eine Nadelbiopsie, die allerdings auch nicht in jedem Fall vorhandenes Tumorgewebe verbindlich nachweisen oder ausschließen kann. Ein Organ überschreitendes Wachstum findet sich nur in fortgeschrittenen Fällen. Häufiger und früher kommt es jedoch zur Absiedelung von Metastasen in die regionalen Lymphknoten, das Skelettsystem und die Leber.

Die Prognose ist bei einer rechtzeitigen Operation mit 90 % Heilung recht gut. Allerdings existiert eine wissenschaftliche Kontroverse darüber, ob nicht zahlreiche Prostatakarzinome unnötig operativ behandelt werden. Dies ist immer dann der Fall, wenn der Tumor erst in einem hohen Lebensalter nachgewiesen wird und eine langsame Wachstumsrate aufweist. Die Wahrscheinlichkeit ist dann unter Umständen größer, dass der betroffene Mann an einer anderen Erkrankung versterben wird, als an seinem Prostatakarzinom.

Sowohl das gutartige als auch das bösartig veränderte Prostatagewebe verfügen über Vitamin D-Rezeptoren, so dass eine entsprechende Beeinflussbarkeit auch für dieses Organ und diese Tumorart nachgewiesen wurde. Die bisherigen Veröffentlichungen sind jedoch zum Teil widersprüchlich. Dies mag zum Teil daran liegen, dass man sehr früh versucht hat, mit der aktiven Form von Vitamin D, dem Calcitriol, einen therapeutischen Einfluss zu erreichen.

Eingedenk der Tatsache, dass das zirkulierende Calcitriol seine Wirkung primär im Knochenstoffwechsel entfaltet, erscheinen die Widersprüche verständlich. Auch wurden in den meisten Untersuchungen nur geringe Fallzahlen untersucht. Nachfolgend sollen daher wieder einige Studien näher erläutert werden.

Im Jahr 2006 berichtete Vieth über die Ergebnisse einer Verlaufskontrolle bei Männern mit einem unbehandelten Prostatakarzinom (1). Dabei zeigte sich, dass der Anstieg des PSA-Spiegels, der erfahrungsgemäß von der Tumoraktivität abhängt, in den sonnigen Monaten des Frühjahrs und des Sommers geringer war als in den übrigen Monaten des Jahres.

Die Arbeitsgruppe von Grant veröffentlichte Anfang 2008 einen Bericht über den Zusammenhang zwischen der UVB-Strahlung und dem Auftreten sowie der Sterblichkeit des Prostatakarzinoms in den USA (2). Die Risikominderung betrug etwa 60 % für die Häufigkeit und 50 % für die Sterblichkeit. Dabei fanden sich deutliche Unterschiede zwischen weißen und farbigen Männern.

Eine ebenfalls erst im vergangenen Jahr erschienene Veröffentlichung von Li und Mitarbeitern verweist auf einen zusätzlichen, wichtigen Aspekt (3).

Die Ergebnisse beruhen auf der Untersuchung von 14.900 Männern aus der schon mehrfach erwähnten amerikanischen „Physicians Health Study". Im Verlauf von 18 Jahren traten 1.666 neue Prostatakarzinome auf. Diese Fälle wurden mit 1.618 Kontrollen verglichen, die in Bezug auf Alter und Tabakkonsum angepasst waren. Auch hier konnten direkt die Vitamin D-Spiegel im Serum bestimmt werden.

Männer mit einem Vitamin D-Spiegel unter 62 nmol/l hatten ein etwa zweifach höheres Risiko, einen aggressiven Tumor zu entwickeln. Dieses Ergebnis war allerdings statistisch nicht ausreichend signifikant, das heißt, mit hoher Wahrscheinlichkeit richtig. Die Signifikanz ließ sich jedoch deutlich verbessern, wenn individuelle Veränderungen der Gene (Gen-Polymorphismen) berücksichtigt wurden. Männer mit einer bestimmten Veränderung in den Genen der Prostata profitierten mit einer 60- bis 70-%igen Risikoreduktion von hohen Vitamin D-Spiegeln.

Die Arbeitsgruppe von Onen bestätigt in einer Publikation im Oktober 2008 die Bedeutung verschiedener Genpolymorphismen für die Entwicklung des Prostatakarzinoms. Dazu wurde ein Kollektiv von 130 Patienten mit einer Kontrollgruppe von 157 altersentsprechenden Männern unter anderem in Bezug auf den Vitamin-D Spiegel verglichen (4).

Patienten mit ganz bestimmten Veränderungen in ihren Genen und niedrigem Vitamin D-Spiegel waren eindeutig häufiger von Prostatakarzinomen betroffen. Es fand sich kein Zusammenhang des Vitamin-D-Spiegels mit dem Grad der Bösartigkeit der Tumore (Gleason-Score).

Es ist zu erwarten, dass die Berücksichtigung solcher Gen-Polymorphismen nicht nur bei zukünftigen Untersuchungen des Prostatakarzinoms, sondern auch bei anderen Tumorarten dazu führen wird, den Einfluss von Vitamin D auf die verschiedenen Organe und ihre Tumore noch besser zu verstehen.

Diese Zusammenhänge sind offensichtlich auch verantwortlich für die unklaren Ergebnisse einer Untersuchung, die Mitte 2008 publiziert wurde. Im Rahmen einer Verlaufsstudie von 8 Jahren entwickelten 749 amerikanischen Patienten mit initialer Bestimmung des Vitamin D-Spiegels im Blut ein Prostatakarzinom (5).

Die Auswertung ergab keinen verwertbaren Zusammenhang zwischen dem Auftreten des Prostatakarzinoms und der Höhe des Vitamin D-Spiegels im Blut. Andererseits waren zunehmende Vitamin D-Spiegel mit einer Zunahme des „Gleason-Score" verbunden, der Ausdruck der Aggressivität eines Tumors ist. Da in dieser Arbeit keine Genpolymorphismen untersucht wurden, können aus den Ergebnissen keine verbindlichen Aussagen abgeleitet werden.

Ferner erscheint es aus grundsätzlichen Überlegungen heraus eher unwahrscheinlich, dass eine für den Körper so wichtige Substanz wie Vitamin D seine positiven Eigenschaften bei dem einen Organ entwickelt und bei dem anderen nicht oder gar negative Wirkungen hervorrufen sollte.

Viel wahrscheinlicher ist es, dass einzelne Untersuchungsergebnisse durch nicht berücksichtigte Einflüsse oder Faktoren verfälscht werden. Dafür spricht eine weitere, wenige Tage vor der Drucklegung dieses Buches von 17 internationalen Wissenschaftlern unter Führung von Cannell publizierte Arbeit. Sie könnte hier sogar eine Schlüsselinformation liefern, obwohl das eigentliche Thema gar nicht das Prostatakarzinom ist (6).

Entscheidend ist der Hinweis in dieser Veröffentlichung, dass Vitamin A in hohen Dosen die Wirkung von Vitamin D behindert. Vitamin A findet sich in zahlreichen Multivitamin-Präparaten und auch im Lebertran. Da amerikanische Bürger bis zu 70 % Nahrungsergänzungsmittel einnehmen (siehe auch Kapitel 31) ist hier eine unbekannte Größe im Spiel, die zu erheblichen Verfälschungen der Ergebnisse führen kann, wenn sie nicht berücksichtigt wird.

Die bereits etwas ältere Arbeit von Feskanich aus dem Jahr 2002 zum Thema Vitamin A und Hüftfrakturen bei Frauen nach den Wechseljahren bestätigt diesen Ansatz (7).

Viel eindeutiger als die experimentellen Arbeiten sind die epidemiologischen Untersuchungen zum Zusammenhang zwischen der Sonnenexposition und der Häufigkeit eines Prostatakarzinoms (8–9). Hier finden sich Risikoreduktionen für das Prostatakarzinom bis zu 49 %.

Männer mit häufigen Sonnenbränden in ihrer Jugend zeigen sogar eine Risikoreduktion von 80 %! Damit soll natürlich nicht zum Sonnenbaden bis hin zum Sonnenbrand aufgerufen werden! Die Studien zeigen jedoch eindrucksvoll den dosisabhängigen Effekt der Sonne auf das Tumorgeschehen.

Eine weitere Arbeit berichtet über das spätere Auftreten von Prostatakarzinomen bei solchen Männern, die eine hohe Sonneneinstrahlung in ihrer Lebensgeschichte aufweisen (10).

Zusammenfassend lässt sich feststellen, dass für eine sichere Einschätzung des Einflusses des Vitamin D-Spiegels auf die Entstehung des Prostatakarzinoms noch weiterer Studien erforderlich sind. Wie bei allen Studien wird es dabei darauf ankommen, andere Einflussfaktoren korrekt auszugrenzen, um verlässliche und reproduzierbare Ergebnisse zu erhalten.

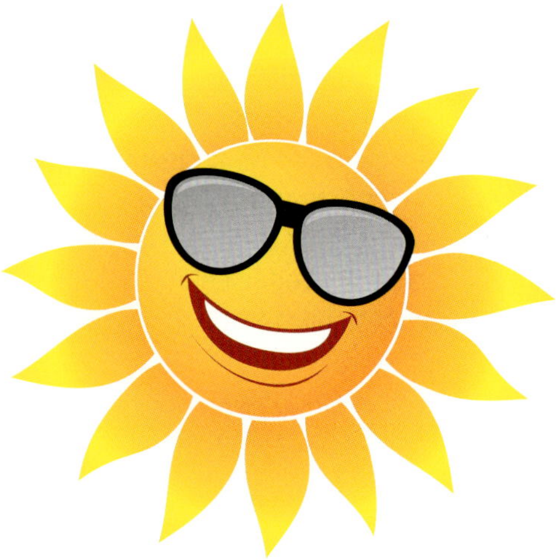

Ergänzende Daten zu bösartigen Tumoren

10

Die Fakten

Eine Vielzahl bösartiger Tumore zeigt einen positiven, jedoch zum Teil noch weniger umfangreich dokumentierten Einfluss von Vitamin D. Folgende Organe sind beteiligt: Blase, Lunge, Magen, Niere, Bauchspeicheldrüse und Speiseröhre. Auch für mehrere Blutkrebse (Leukämie, Multiples Myelom und Hodgkin-Lymphom) wird ein positiver Einfluss von Vitamin D diskutiert. Durch die prospektive Gabe von 1.100 IE Vitamin D über 4 Jahre konnte das Risiko, irgendeinen bösartigen Tumor zu entwickeln, um 77 % gesenkt werden! Ein normaler Vitamin D-Spiegel senkt in anderen Diagnosegruppen (z. B. bei koronaren Herzerkrankungen) das Risiko auf die Hälfte, an einem bösartigen Tumor zu versterben.

Literatur: 1, 2, 3

Die Darstellung aller Tumorarten, die Vitamin D-sensibel sind, würde nicht nur den Rahmen dieses Buches sprengen, sondern auch keinen Platz lassen für weitere, ebenfalls sehr wichtige Effekte von Vitamin D bei zahlreichen anderen, chronischen Erkrankungen. Als Abschluss des Tumorkapitels sollen jedoch noch drei Arbeiten vorgestellt werden, da sie wesentliche Zusatzinformationen beinhalten und die Eindrücke der Einzelstudien abrunden.

Unter der Federführung von Giovannucci (1) hat die Arbeitsgruppe im Jahr 2006 den Einfluss des Vitamin D-Spiegels auf die Häufigkeit und das Todesfallrisiko verschiedenster Karzinome zusammengestellt. Dabei wurden zusätzlich zum Vitamin D-Spiegel im Blut folgende Variablen berücksichtigt: Vitamin D in der Nahrung und in Nahrungsergänzungsmitteln, die Hautpigmentierung, Übergewicht, Breitengrad des Wohnortes und Freizeitaktivitäten zur Abschätzung der Sonnenexposition.

Basis der Untersuchung waren 1.095 Männer der „Physicians Health Study“, deren ermittelte Daten hochgerechnet wurden für die 47.800 Teilnehmer an der ganzen Studie. Diese Informationen wurden sodann in Bezug gesetzt zu 4.286 neuen Karzinomfällen sowie 2.025 Todesfällen durch Karzinome, die zwischen dem Jahr 1986 und 2000 im Rahmen der Studie registriert wurden.

Als Endergebnis dieser ungeheueren Datenflut konnte festgestellt werden, dass eine Erhöhung von Vitamin D um 25 nmol/l im Serum zu einer Reduktion der Häufigkeit aller Karzinome um 17 % und der Sterblichkeit an diesen Karzinomen um 29 % führt.

Aus der Vielfalt der Daten soll hier nur eine Abbildung wiedergegeben werden, die die unterschiedliche Abhängigkeit für die verschiedenen Karzinome sehr anschaulich darstellt (Abbildung 12). Bei den drei „Ausreißern auf der rechten Seite“ lässt sich die gesteigerte Häufigkeit von Melanomen der Haut durch die erhöhte Sonneneinstrahlung relativ einfach erklären. Schwieriger hingegen ist es, eine Erklärung für die Förderung von Gehirntumoren und Tumoren des Knochenmarks durch Vitamin D zu finden. Alle anderen Tumorarten zeigen hingegen einen mehr oder minder deutlich schützenden Einfluss von Vitamin D.

Auffällig hoch ist der positive Einfluss bei den Tumoren des Verdauungstraktes. Eine Erklärung könnte sein, dass die Schleimhäute eine besonders hohe Vermehrungsrate der Zellen aufweisen. Jede Zellteilung beinhaltet jedoch das Risiko eines „Unfalls“ bei der Teilung mit dem Risiko der Entstehung einer entarteten Zelle. Genau an dieser Stelle setzt unter anderem jedoch die am Anfang des Buches erläuterte schützende Wirkung von Vitamin D an.

Eine weitere, Anfang 2008 von der Arbeitsgruppe um Dobnig publizierte Studie mit Daten von deutschen Patienten (Ludwigshafener Risikostudie) unterstützt diese Ergebnisse (3). Dabei war der Ausgangspunkt dieser Studie gar nicht Krebs- sondern Herzerkrankungen. 3.229 Patienten wurden nicht nur angiographiert, sondern sorgfältig unter den verschiedensten Aspekten untersucht und im weiteren Verlauf etwa 7,5 Jahre lang beobachtet.

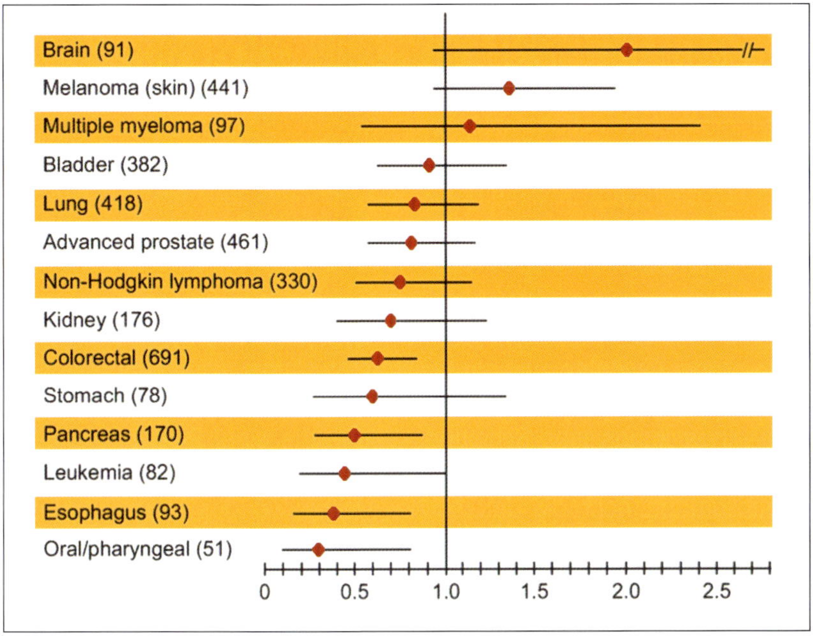

Abbildung 12: Übersicht über die Änderung des Risikos bei verschiedenen bösartigen Tumoren durch die (rechnerische) Anhebung des Vitamin D-Spiegels um 25 nmol/l in der „Health Professional Study" von 1986 – 2000. Die Zahlen in Klammern geben die Anzahl der aufgetretenen Tumore an (1).
(Erläuterung der Organe (Tumore) in der Legende: Brain = Gehirn, Melanoma (skin) = Hautmelanom, Multiple Myeloma = Knochenmarkstumor, Bladder = Blase, Lung = Lunge, Advanced prostate = fortgeschrittenes Prostatakarzinom, Non-Hodgkin lymphoma = spezieller Lymphknotentumor, Kidney = Niere, Colorectal = Dickdarm, Stomach = Magen, Pancreas = Bauchspeicheldrüse, Leukemia = bösartige Bluterkrankung, Esophagus = Speiseröhre, Oral/pharyngeal = Mund/Rachenraum)

In diesem Zeitraum verstarben 95 Patienten an einem Karzinom. Dabei zeigte die Patientengruppe mit den höchsten Vitamin D-Werten im Blut eine Risikoreduktion von 55 % gegenüber der Gruppe mit den niedrigsten Werten. Für einen (rechnerischen) Anstieg des Vitamin D-Spiegels im Serum um 25 nmol/l ergab sich eine Risikoreduktion von 34 %, an einem Karzinom zu versterben.

Die Daten bieten zudem eine ausgezeichnete Basis, über das zunehmend diskutierte und auch hier im Buch immer wieder erwähnte Phänomen der Komorbiditäten nachzudenken.

Einmalig sind bisher die Daten der Arbeitsgruppe von Lappe, die ebenfalls 2007 veröffentlicht wurden (2). Hierbei handelt es sich nicht um die nachträgliche Auswertung bereits vorhandener Ergebnisse, sondern um eine „prospektive, „Evidenzbasierte“ Studie“. Solche Untersuchungen werden unter festen Vorgaben geplant und durchgeführt. Dazu gehören nicht nur definierte Endziele der Studie, sondern auch eine aufwändige detaillierte Durchführung nach bestimmten Kriterien, um als „evidenzbasiert“ zu gelten.

Da ist zunächst die Forderung nach „Randomisierung“: die zufällige Zuordnung der Patienten zu einer bestimmten Untersuchungsgruppe. „Placebo-kontrolliert“ bedeutet, dass entweder der zu testende Wirkstoff oder ein wirkungsloses Scheinpräparat von je einer Probandengruppe eingenommen wird. „Doppelblind“ besagt, weder die Patienten, noch die Kontrollgruppe, noch die Untersucher wissen, wer das Testpräparat einnimmt. Erst am Ende der Studie werden die zuvor verschlossenen Unterlagen zur Auswertung herangezogen.

Mit diesem aufwändigen Verfahren wird ein Höchstmaß an Objektivität erreicht und eine gewollte oder ungewollte Einflussnahme der Untersucher auf das Ergebnis vermieden.

Mit der Untersuchung von Lappe liegt nunmehr eine solch „hochkarätige Therapiestudie“ zum Einsatz von Vitamin D und seiner Wirkung auf die Tumorentstehung über vier Jahre vor. Allerdings muss fairerweise gesagt werden, dass vor fünf Jahren noch niemand eine solche Studie primär in Bezug auf die Tumorentstehung geplant hat, weil unser heutiges Wissen noch nicht vorhanden war. Es handelte sich vielmehr um eine Studie zur Behandlung der Osteoporose mit Kalzium und Vitamin D. Das Tumorrisiko wurde lediglich als zusätzlicher Endpunkt erfasst – zum Glück!

Die Auswertung ergab, dass das allgemeine Tumorrisiko in der mit 1.100 IE Vitamin D behandelten Gruppe signifikant niedriger lag als in der Kontrollgruppe. Das relative Risiko, unter dieser Vitamin D-Zufuhr einen bösartigen Tumor zu entwickeln betrug nur noch 40 %.

Bereits diese Aussage ist sehr beachtlich! Wurden jedoch diejenigen Karzinome ausgeschlossen, die bereits im ersten Jahre auftraten und damit wahrscheinlich bereits zu Beginn der Behandlung vorhanden waren, ergab sich eine echte Sensation: Das relative Risiko sank um 77 %! Die Kombination mit Kalzium zeigte dabei keine bessere Wirkung als Vitamin D alleine.

Die außerordentliche Wirkung erklären die Autoren durch die relativ hohe Dosierung des Vitamin D-Präparates mit 1.100 IE täglich, während die meisten der bislang publizierten (und zum Teil negativen) Studien nur mit 400 bis 600 IE täglich durchgeführt wurden.

Auf die Bedeutung der ausreichenden Zufuhr von Vitamin D für den gewünschten positiven gesundheitlichen Effekt werde ich in einem späteren Kapitel noch ausführlicher eingehen.

11 Störungen des Immunsystems

Die Fakten

Vitamin D zeigt vielschichtige und entscheidende Wirkungen im Immunsystem: Es hemmt überschießende, und damit für den Körper schädliche, Immunreaktionen und verhindert oder mäßigt dadurch Autoimmunerkrankungen wie Colitis ulcerosa, Morbus Crohn, Diabetes Typ 1, Multiple Sklerose, Rheuma etc.
Des Weiteren regt Vitamin D die Produktion von körpereigenen Antibiotika an (Defensine und antimikrobielle Proteine), mit denen eingedrungene Bakterien und Viren bekämpft werden. Dies betrifft sowohl „schwere" Infektionskrankheiten wie die Tuberkulose als auch „banale" virale Infekte mit erheblichen Konsequenzen für den Alltag.
Literatur: 3, 11, 15, 17, 19

Dieses Kapitel wird noch interessanter als die vorhergehenden. Das liegt vor allen Dingen daran, dass das Immunsystem eine überragende Bedeutung für unsere Gesundheit hat. Viele Jahre hielt man das Immunsystem für eine Art Reservisten-Armee, die, einmal geschult, erst dann wieder tätig wird, wenn der Körper aktuell von eindringenden Keimen bedroht ist.

Inzwischen wissen wir jedoch, dass das Immunsystem nicht nur viel komplexer aufgebaut ist, als wir dies zunächst gedacht hatten, sondern auch, dass es konstant im Einsatz ist und durch eine Vielzahl von Einflüssen reguliert wird. Umgekehrt beeinflusst das Immunsystem seinerseits viele Organfunktionen und ist damit auch wesentlich an der Entstehung der vielfältigen chronischen Erkrankungen des Körpers beteiligt.

Wie fast zu erwarten, zählt unser Sonnenhormon zu den Einflussfaktoren auf das Immunsystem, und zwar ganz wesentlich. Um die Bedeutung des Einflusses von Vitamin D zu verstehen, ist es notwendig, einen ungefähren Überblick über die komplizierte Konstruktion des menschlichen Immunsystems zu geben. Dabei wird die Darstellung bewusst vereinfacht und verkürzt, um den Leser nicht durch die ungeheuere Stofffülle zu ermüden.

Auch wenn wir uns manchmal einsam und alleine fühlen, so sind wir es doch nie! Wir sind umgeben von Bakterien, Pilzen, Viren und Parasiten, die alle voller Begierde versuchen, in unseren Körper einzudringen. Das braucht uns allerdings nicht zu beunruhigen, denn der Körper ist seit Millionen von Jahren daran gewöhnt und hat sich darauf mit einem ganzen Arsenal von Abwehrmaßnahmen eingerichtet.

Das geht los mit einem Säureschutzmantel auf der Haut, Enzymen in der Tränenflüssigkeit und im Speichel, konzentrierter Salzsäure im Magen, laugenähnlichen Verhältnissen im angrenzenden Zwölffingerdarm und Flimmerhärchen in den oberen Luftwegen, um nur einige Abwehrmechanismen zu nennen.

Gelingt es den Angreifern gelegentlich doch, in den Körper einzudringen, steht das Immunsystem mit einer ganzen Batterie von Abwehrwaffen bereit. Dabei arbeiten verschiedene Organe wie Knochenmark, Lymphknoten, Milz, Thymus und Mandeln zusammen. Ihre Zellen produzieren spezielle Substanzen mit ganz unterschiedlichen Aufgaben.

Dabei lassen sich vier Teilsysteme unterscheiden, die ineinander greifen. Die unspezifische Abwehr ist angeboren und richtet sich gegen alle „Fremdlinge" im Körper. Die Vorgänge der spezifischen Abwehr sind erworben und richten sich gegen bestimmte Antigene, die wieder erkannt werden. Diesen letzteren Teil des Systems nutzen wir für die Schutzimpfungen gegen ansteckende Erkrankungen.

Beide Systeme verfügen über eine ganze Reihe von zellulären Bestandteilen, die hier ebenfalls erwähnt, im Einzelnen jedoch nicht weiter erläutert werden sollen: Granulozyten, Monozyten, Makrophagen und T- Lymphozyten. Letztere sind in der Lage, sich in verschiedene Zellen weiter zu entwickeln: Helferzellen, Gedächtniszellen, Supressorzellen und Killerzellen.

Das klingt nicht nur kompliziert sondern ist in der Tat sehr komplex, denn in den nächsten Abschnitten geht die Beschreibung noch weiter!

Teilsysteme der Abwehr	Zellulär	Humoral
Spezifisch	**T-Zellen** T-Helferzellen T-Gedächtniszellen T-Suppressorzellen Zytotoxische T-Zellen	**Antikörper** (produziert von Plasmazellen und B-Gedächtniszellen)
Unspezifisch	**NK-Zellen** Makrophagen Neutrophile Granulozyten	**Komplement** Zytokine Lysozyme

Tabelle 4: Vereinfachte Darstellung der komplexen Struktur unseres Immunsystems.

Die Namen der einzelnen Zellen deuten auf ihre jeweilige Funktion hin. Um diese auszuüben, bilden die Zellen verschiedene Boten- und Wirkstoffe (humorale Bestandteile des Abwehrsystems), die hier ebenfalls nur aufgelistet werden, ohne sie im Einzelnen zu erläutern: Interleukine, Lysozyme, Zytokine, Antikörper und Immunglobuline.

Zusätzlich wurde erst vor kurzem entdeckt, dass die Zellen die Möglichkeit besitzen, körpereigene, hochwirksame Antibiotika selbst zu bilden. Cathelicidine und Defensine sind zwei Vertreter dieser neuen Substanzgruppe, die man antimikrobielle Proteine nennt (AMP) (1).

Subjektiv erleben wir die Abwehrreaktionen des Körpers als die typischen Symptome einer lokalen oder generalisierten Entzündung: vermehrte Durchblutung, Überwärmung und Schmerz.

Für das Verständnis des Immungeschehens im Körper ist es nun noch wichtig zu wissen, dass dieses komplexe System minutiös gesteuert wird. Dabei gilt es, sowohl einen Angreifer rechtzeitig zu erkennen und die Abwehr zu mobilisieren, als auch unnötige Abwehrreaktionen zu verhindern, die dem Körper einen Schaden zufügen.

Ein solcher Schaden kann aus zwei Gründen eintreten:
Zum Einen können die Abwehrreaktionen zu heftig oder zu lange andauernd sein. Dann resultiert ein chronischer Krankheitsverlauf, im Rahmen dessen die Entzündung zu erheblichen Veränderungen von Geweben und zu Funktionsstörungen von Organen führen kann.

Zum Anderen kann die Immunreaktion durch eine Fehlinformation ausgelöst werden, die unter Umständen sogar dazu führt, dass sich die Abwehrreaktion gegen körpereigenes Gewebe richtet. Dies bezeichnen wir dann als eine Auto-Immunerkrankung. Auch hier kann es im Verlauf zu erheblichen Schäden und Störungen kommen.

Und damit sind wir endlich wieder bei unserem eigentlichen Thema: der Wirkung von Vitamin D. Im Rahmen der Besprechung der Krebserkrankungen habe ich schon darauf hingewiesen, dass nahezu alle Körperzellen über Rezeptoren für Vitamin D verfügen. Diese Aussage gilt auch für die Zellen des Immunsystems.

Allerdings sind die klinischen Erfahrungen noch begrenzt. Die Mehrzahl der 40 wissenschaftlichen Artikel des letzten Jahres über die Vitamin D-Rezeptoren war überwiegend experimenteller Natur (Laboruntersuchungen) zur weiteren Erforschung der Eigenschaften der Rezeptoren. Klinische Studien zur Häufigkeit von Immunstörungen aufgrund eines Vitamin D-Mangels oder gar therapeutische Studien mit Vitamin D zur gezielten Beeinflussung des Immunsystems sind noch eher selten.

Bislang wurden zwei sehr unterschiedliche, scheinbar sogar entgegengesetzte, Wirkungsweisen für das Sonnenhormon in den Immunzellen nachgewiesen. Einerseits hemmt Vitamin D überschießende und damit für den Körper schädliche Immunreaktionen. Wie ich später an einigen Beispielen zeigen kann, ist Vitamin D dadurch an der Entstehung bzw. Verhinderung von Autoimmunerkrankungen beteiligt.

Dieser hemmende Einfluss bedeutet jedoch nicht, dass Vitamin D das Immunsystem schwächt. Denn gleichzeitig führt das Sonnenhormon auch zu einer verstärkten Produktion der bereits erwähnten körpereigenen Antibiotika (Defensine), die gezielt eingedrungene Erreger abtöten können. Auch dazu werde ich einige Beispiele anführen.

Bereits aufgrund dieser Eigenschaften ist nachvollziehbar, dass Änderungen des Vitamin D-Spiegels zu ganz erheblichen Veränderungen im Immunsystem des jeweiligen Körpers führen können. Anders ausgedrückt bezeichnet man diese Einflussnahme auch als „Immunmodulation". Auf die besondere Bedeutung des Sonnenhormons für das angeborene Immunsystem werde ich im Kapitel 24 „Schwangerschaft" eingehen.

Beginnen wir bei den Autoimmunerkrankungen mit dem Morbus Crohn und der Colitis Ulcerosa, die in Deutschland etwa 300.000 Patienten quälen. Beide Krankheiten sind ihrer Ursache nach unklare chronische Darmentzündungen. Der Beginn liegt meist im jungen Erwachsenenalter. Die Erkrankungen verlaufen schubförmig und können nach dem momentanen Erkenntnisstand durch Medikamente nicht geheilt werden. So wird unter anderem häufig Cortison zur unspezifischen Unterdrückung der Entzündungsreaktionen eingesetzt.

Bereits 1992 konnte Sonnenberg aufgrund einer Analyse von 17,5 Millionen Krankenhausentlassungen in den USA zeigen, dass beide Erkrankungen in den nördlichen Teilen der Vereinigten Staaten häufiger auftraten als in den südlichen Landesteilen, und in den Städten wiederum häufiger als auf dem Land (2).

Im Zuge der allgemeinen Überlegungen und Untersuchungen zur Abhängigkeit des Vitamin D-Mangels vom Breitengrad ergab sich natürlich auch die Verbindung zu den entzündlichen Darmerkrankungen (3), die gehäuft mit erniedrigten Vitamin D-Spiegeln einhergehen.

Wie bereits erwähnt, überwiegen jedoch die experimentellen Untersuchungen an Tiermodellen (4, 5, 6). Diese zeigen entsprechend den anfangs des Kapitels dargelegten Eigenschaften des Sonnenhormons, dass durch Vitamin D die Entzündungsreaktionen im Darm deutlich abgemildert werden. Daraus ergeben sich ganz neue Therapieoptionen für die Patienten mit entzündlichen Darmerkrankungen (7), die allerdings noch nicht klinisch geprüft wurden.

Eine weitere Autoimmunerkrankung stellt das Rheuma dar. Gemeint ist hier nicht der allgemeine Begriff für Schmerzen in Knochen und Gelenken, sondern die Rheumatoide Arthritis (RA), an der in Deutschland rund 800.000 Menschen leiden. Frauen erkranken mit einem Häufigkeitsgipfel zwischen 55 bis 64 Jahren früher als Männer mit 65 bis 75 Jahren.

Die entzündlichen Prozesse der RA verlaufen häufig schleichend und bleiben dann lange unentdeckt, ziehen dabei jedoch meist mehrere Gelenke in Mitleidenschaft. Diese werden letztendlich zerstört, falls keine rechtzeitige Therapie (Unterdrückung der Entzündung, z. B. mit Cortison) erfolgt. Eine Heilung ist nicht möglich. Allerdings hat die kürzliche Entwicklung kostenintensiver Antikörperbehandlungen die Situation der Patienten auch in Bezug auf die Gelenkzerstörungen zum Teil deutlich verbessern können.

Wie bei den bereits besprochenen Autoimmunerkrankungen fallen auch bei der RA erniedrigte Vitamin D-Spiegel im Blut auf. Diese werden typischerweise in Nordeuropa häufiger als in Südeuropa beobachtet. Ferner zeigen die Patienten mit weniger Sonnenhormon im Blut eine höhere entzündliche Aktivität in den Gelenken (8). Die Laboruntersuchungen ergeben nicht nur den Nachweis von Vitamin D-Rezeptoren in den Gelenken, sondern auch die Abhängigkeit der entzündlichen Aktivität vom Vitamin D-Spiegel im Blut (9, 10).

Zwischenzeitlich konnte ferner gezeigt werden, dass eine größere Aufnahme von Vitamin D mit einem geringeren Risiko, an RA zu erkranken, verbunden ist (11) und eine Vitamin D-Behandlung einen positiven immun-modulatorischen Effekt besitzt (12).

Auch der jugendliche Diabetes (Typ 1) wird als Autoimmunerkrankung angesehen, an deren Entstehen Vitamin D beteiligt ist. Diese Erkrankung soll jedoch gemeinsam mit dem Typ 2-Diabetes in einem eigenen Kapitel über die Zuckererkrankungen beschrieben werden.

Bei einer weiteren Autoimmunerkrankung, dem Lupus erythematodes, bestehen ebenfalls Zusammenhänge zwischen der Entstehung und Vitamin D (13, 14). Sie sind allerdings nicht so klar, so dass auf dieses Krankheitsbild, auch wegen der geringeren Häufigkeit, hier nicht weiter eingegangen werden soll.

Letztendlich möchte ich noch die multiple Sklerose (MS) im Rahmen der Autoimmunerkrankungen erwähnen. Da sie jedoch speziell die Nervenzellen betrifft, soll dieses Krankheitsbild in Zusammenhang mit den neurologischen Erkrankungen in einem späteren Kapitel besprochen werden.

Im letzten Teil dieses Kapitels wollen wir uns mit Infekten, also bakteriell und viral bedingten Entzündungen, beschäftigen. Wenn die Ausführungen des ersten Teils stimmen, sollten nicht nur Autoimmunerkrankungen, sondern auch akute und chronische Infekte durch das Sonnenhormon positiv beeinflusst werden.

Als erstes Thema bietet sich, auch unter historischen Aspekten, die Tuberkulose an. Sie wurde - wie bereits erwähnt – vor der Zeit der Antibiotika in Sanatorien gezielt mit Sonnenlicht behandelt. Die Erkrankung wird auch als Schwindsucht bezeichnet, da sie unbehandelt die Menschen völlig auszehrt.

Die Tuberkulose führt weltweit die Statistik der tödlichen Infektionskrankheiten an und wird nach Schätzungen der Weltgesundheitsorganisation in den nächsten 10 Jahren 30 Millionen Menschenleben fordern. Bedingt durch die medizinische Versorgung und die guten hygienischen Verhältnisse sind in Deutschland derzeit allerdings nur noch 5.000–6.000 Menschen betroffen.

Die Krankheit bricht nur bei 5 bis 10% der infizierten Personen aus. Dabei spielt vor allen Dingen ein geschwächtes Immunsystem eine bedeutende Rolle. Und damit sind wir wieder bei der Wirkung unseres Sonnenhormons.

Eine Übersichtsarbeit, die Anfang dieses Jahres 150 wissenschaftliche Artikel von 1980 bis 2004 unter diesem Aspekt untersuchte, fand einen deutlichen Zusammenhang zwischen den Vitamin D-Spiegeln und einer Infektion mit dem Tuberkulosebakterium (15). Die experimentellen Arbeiten belegten dabei sowohl die dämpfende Wirkung auf die entzündliche Reaktion als auch die vermehrte Bildung der körpereigenen Antibiotika durch Vitamin D in den infizierten Zellen (16).

Weitaus interessanter ist jedoch für uns in Deutschland die Diskussion über einen Mangel an Vitamin D als Ursache für das gehäufte Auftreten von Erkältungskrankheiten in den Wintermonaten. Bereits 1981 erschien eine erste Veröffentlichung, die die von der Jahreszeit abhängigen Grippeepidemien mit der reduzierten Produktion des Sonnenhormons in den Wintermonaten in Verbindung brachte (17).

Die These wird durch zwei weitere, aktuelle Publikationen unterstützt: Finnische Wissenschaftler bestimmten die Vitamin D-Werte bei 800 Soldaten. In den anschließenden sechs Monaten wurde die Häufigkeit der aufgetretenen Erkältungen registriert. Die Gruppe mit den niedrigsten Vitamin D-Werten hatte doppelt so viele infektbedingte Ausfalltage wie die Gruppe mit den höchsten Vitamin D-Spiegeln (18).

In der „New York Study" erhielten 208 Frauen in den Wechseljahren randomisiert (nach dem Zufallsprinzip) zur Hälfte zwei Jahre lang 800 IE Vitamin D täglich und im dritten Jahr 2.000 IE täglich zur Behandlung ihrer Osteoporose (19). Die andere Hälfte erhielt während der ganzen Zeit ein Placebopräparat. Als Nebenbefund wurden die Teilnehmerinnen alle drei Monate befragt, ob sie in dem jeweiligen Zeitintervall eine Erkältung oder Grippe gehabt hätten.

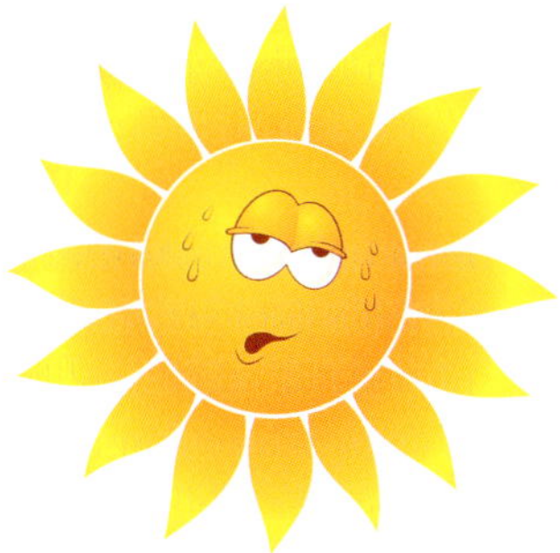

In der Kontrollgruppe berichteten 26 Frauen über eine solche Erkrankung, während in der Therapie-Gruppe mit 800 IE Vitamin D sieben Frauen, und unter 2.000 IE nur eine Frau betroffen war.

Ähnlich wie in dem Kapitel über die Krebserkrankungen konnte somit auch in dieser prospektiven Studie im Rahmen einer Vitamin D-Behandlung der Osteoporose ein zusätzlicher gesundheitlicher Effekt durch das Sonnenhormon nachgewiesen werden. Welch eine Perspektive, selbst wenn man nur von 50 % Reduktion der Erkältungen wie bei den finnischen Soldaten ausgeht!

Passend zu diesem Aspekt gibt es aktuelle Daten zur Häufigkeit von winterlichen Erkältungen aus Deutschland (20). Diese wurden in den Praxen von 103 deutschen niedergelassenen Hausärzten und HNO-Ärzten im Jahre 2007 erhoben. Hochgerechnet für ein ganzes Jahr und für die arbeitende Bevölkerung von ganz Deutschland ergeben sich daraus 25 Millionen Tage Arbeitsunfähigkeit (AU).

Durch eine verbesserte Versorgung der Bevölkerung mit Vitamin D könnten aufgrund der zitierten Studien problemlos 50 % und mehr dieser Ausfalltage eingespart werden: 12,5 Millionen Arbeitstage in einem einzigen Jahr! Von den eingesparten Kosten (mehr als 1 Milliarde Euro nur für AU ohne Kosten für ärztliche Behandlung und Medikamente!) und dem verbesserten Wohlbefinden der Betroffenen in dieser Zeit ganz zu schweigen!

Zum Abschluss noch ein letzter aktueller Hinweis, ebenfalls aus dem Jahr 2008, in Zusammenhang mit dem Kapitel Krebserkrankungen: Virale Infektionen werden für eine Reihe von bösartigen Tumoren als eine ursächliche Mitbeteiligung diskutiert. Die verbesserte Versorgung der Bevölkerung mit Vitamin D würde somit nicht nur lästige grippale Infekte reduzieren sondern über die „Infektionsschiene“ einen zusätzlichen Einfluss auf die Entstehung von zahlreichen Karzinomen haben (21)!

12

Neurologische Erkrankungen

Die Fakten

Vitamin D hat eine ausgesprochene Schutzfunktion für die Nervenzellen des Gehirns. Der positive Einfluss wird für folgende Krankheitsbilder beschrieben: Multiple Sklerose, Schizophrenie und Depression. Für die Multiple Sklerose liegen sogar bereits erfolgreiche Therapieberichte mit Vitamin D vor. Für andere Erkrankungen wie Morbus Parkinson und die Alzheimer Demenz wird der Einfluss noch diskutiert.

Literatur: 13, 22, 24, 30

Neurologische und psychiatrische Erkrankungen nehmen eine Sonderposition unter den chronischen Erkrankungen ein. Bereits bei der Erörterung der Krebskrankheiten bin ich auf die unterschiedliche Wahrnehmung und Kommunikation von verschiedenen Krankheiten eingegangen. Noch stärker als Krebskrankheiten werden die Geisteskrankheiten in der Bevölkerung tabuisiert. Die Gründe sind sicherlich sehr vielschichtig und können im Einzelnen hier nicht erörtert werden.

Aber auch in der fachmedizinischen Literatur findet sich bei den Geisteskrankheiten ein besonderes Phänomen. Hat die Ernährung als Krankheitsursache bei den allgemeinen medizinischen Überlegungen schon einen geringen Stellenwert, so fällt sie bei den Geisteskrankheiten praktisch völlig unter den Tisch.

Dies ist umso unverständlicher, als das Gehirn das stoffwechselaktivste Organ des Körpers ist. Es macht zwar nur 2 % unseres Körpergewichts aus, verbraucht aber 20 % des Sauerstoffs. Was das Gehirn damit macht, scheint in unserem Land die Neurologen und Psychiater wenig zu interessieren.

So erschien im Jahr 2006 im renommierten Springer-Verlag ein von Fachkreisen sehr positiv beurteiltes Buch mit dem Titel: „Volkskrankheit

Depression? Bestandsaufnahme und Perspektiven" mit Beiträgen von mehr als 30 Autoren (1).

Die Wissenschaftler diskutieren darin ausführlich die verschiedensten Aspekte der Depression einschließlich der so genannten Komorbiditäten. Wie bereits bei den Tumorerkrankungen erwähnt bedeutet dies das gleichzeitige Auftreten einer oder mehrerer Krankheiten gemeinsam, zum Beispiel mit der Depression.

In dem gesamten Buch finden sich jedoch keine Hinweise auf eine gemeinsame Ursache dieser Erkrankungen, weder auf eine allgemeine Stoffwechselstörung des Körpers, von der dann natürlich auch die Gehirnzellen betroffen sind, noch auf eine ursächliche Beteiligung der Ernährung an der Depression!

Ich möchte nun nicht behaupten, dass Geisteskrankheiten ausschließlich auf eine falsche Ernährung zurückzuführen sind. Im internationalen Schrifttum zeichnet sich jedoch ein zunehmendes Interesse an dem Thema Gehirn und Ernährung ab. So wurde 1998 die Zeitschrift „Nutritional Neuroscience" gegründet (ins Deutsche übertragen etwa: Ernährungslehre in der Gehirnforschung). Im Jahr 2005 erschien ein gleichnamiges Buch (2), in dem die wichtigsten Nährstoffe für die Gehirnzellen und die damit verbundenen Gehirnfunktionen besprochen werden.

Mittlerweile sind auf dem deutschen Markt die Übersetzungen einiger populärwissenschaftlicher englischer Bücher erschienen, unter anderem: „Optimale Ernährung für die Psyche" von Professor Patrick Holford (3). Dies ist ein Englischer Psychologe, der bereits 1984 ein „Institut für optimale Ernährung" gegründet hat. Von seinem ersten Buch „The New Optimum Nutrition Bible" (4) wurden mehr als eine Million Exemplare verkauft.

Es ist mir wichtig, an dieser Stelle nochmals auf den ganzheitlichen Ansatz bei der Entstehung der chronischen Erkrankungen hinzuweisen, der bei der Diagnosestellung in der Schulmedizin leider immer wieder außer Acht gelassen wird (siehe auch Kapitel 23 „Das tödliche Quartett"). Das Gehirn ist von den allgemeinen Vorgängen im Körper nicht ausgenommen, auch wenn es sicherlich ein ganz besonderes Organ darstellt.

Es besteht aus bis zu 100 Milliarden Nervenzellen (Neuronen), die mit über einer Trillion Schaltstellen mit einander verbunden sind. Ein Neuron ist mit bis zu 30.000 anderen Neuronen vernetzt. Jede dieser Nervenzellen in der Großhirnrinde kann in höchstens zwei Zwischenschritten jedes andere Neuron erreichen. Die Gesamtlänge aller Nervenbahnen unseres Gehirns beträgt 5,8 Millionen Kilometer. Das entspricht 145 Erdumrundungen.

Entsprechend haben die Gehirnzellen auch besondere Fähigkeiten wie zum Beispiel die Produktion von speziellen Botenstoffen, die für unser Wohlbefinden verantwortlich sind. Bekannt geworden ist hier vor allem das Serotonin im Rahmen der Depression. Es gibt sogar spezielle Medikamente gegen einen Mangel an Serotonin.

Es ist jedoch aberwitzig anzunehmen, dass die Gehirnzellen dies alles können, ohne einen ausgeglichenen eigenen Stoffwechsel zu haben! Dieser wiederum funktioniert nur, wenn die Zellen die nötigen Bausteine bekommen. Und die Bausteine stammen nun einmal überwiegend aus der Nahrung! Platt ausgedrückt: Wer „junk food“ isst, hat dieses dann nicht nur im Magen, sondern hinterher auch im Kopf! So einfach ist das!

Bei Ratten lässt sich experimentell belegen, dass ein solches Ernährungsverhalten sogar Auswirkungen auf den Nachwuchs hat (5). Wurden schwangere Ratten mit „junk food“ gefüttert, hatten ihre Kinder eine einseitige Vorliebe für dieses Futter. Im weiteren Verlauf entwickelten sie nicht nur Übergewicht, sondern auch eine Reihe anderer Störungen. Im Kapitel 24 „Schwangerschaft“ wird Gelegenheit sein, auf die Zusammenhänge näher einzugehen.

Nun stammt Vitamin D primär nicht aus der Nahrung, sondern der Körper kann es als Hormon, wie wir gelernt haben, mithilfe von Sonnenlicht selbst herstellen. Diese andere Herkunft ändert jedoch nichts daran, dass praktisch alle Zellen im Körper einschließlich der Hirnzellen durch das Defizit einer solchen Substanz beeinträchtigt werden. Dabei gibt es noch einige weiter Defizite unseres Lebensstils, mit ähnlich katastrophaler Wirkung, wie ich im Kapitel 23 „Das tödliche Quartett“ zeigen werde.

Diese Feststellung wird untermauert durch den Nachweis von Vitamin D-Rezeptoren in den Zellen zahlreicher Regionen des Gehirns (6). Basierend auf umfangreichen Forschungsergebnissen ist von vielfältigen Aufgaben und einer ausgesprochenen Schutzfunktion des Sonnenhormons für die Gehirnzellen auszugehen (7–11).

Wegen der Komplexität der Materie wird auch hier wieder für Interessierte auf die umfassende Darstellung in der Dissertation von Kauer (12) verwiesen und auf die Darstellung aller Einzelheiten verzichtet. Schauen wir uns stattdessen exemplarisch den Effekt von Vitamin D bei einigen Erkrankungen des Gehirns an:

Beginnen wir mit der Multiplen Sklerose (MS). Sie ist primär eine entzündliche Erkrankung des zentralen Nervensystems mit einer herdförmigen Entmarkung der Nervenfasern. Die Ursache für diese Schäden liegt offensichtlich in einer Autoimmunreaktion. Daher wurde das Krankheitsbild auch im Kapitel Immunsystem bei den Autoimmunerkrankungen bereits erwähnt. Es soll jetzt hier im Zusammenhang mit weiteren Nervenerkrankungen näher beleuchtet werden.

In Deutschland sind von der Multiplen Sklerose etwa 100.000 bis 130.000 Personen betroffen, Frauen doppelt so häufig wie Männer. Die MS ist damit eine der häufigsten neurologischen Erkrankungen im frühen Erwachsenenalter. Die Erkrankung tritt schubweise auf und kann bei progredientem Verlauf innerhalb von acht bis zehn Jahren zum Tode führen

Das klinische Bild ist von verschiedenen neurologischen Störungen geprägt: Lähmungen, Sehstörungen und Gangstörungen, zu denen später auch psychische Störungen wie Depressionen und Psychosen hinzukommen. Mithilfe der modernen bildgebenden Diagnostik (MRT) lassen sich fleckförmige Veränderungen als Zeichen der Zerstörung des Nervengewebes in Gehirn und Rückenmark nachweisen.

Neben dem genetischen Risiko (Verwandte ersten Grades haben ein 20 bis 40 mal höheres Risiko als der Bevölkerungsdurchschnitt) gilt ein Mangel an Sonnenhormon als weiteres wesentliches Risiko. Ferner werden noch eine Beteiligung der Ernährung und Virusinfektionen als Risikofaktoren diskutiert.

Der Zusammenhang zwischen dem Auftreten von Multipler Sklerose und Breitengraden mit wenig Sonneneinwirkung (siehe auch Abbildungen 13 und 14) wird bereits seit längerem diskutiert (13, 14). Bald gesellten sich auch die ersten Vermutungen hinzu, dass, bedingt durch den nördlichen Breitengrad und die damit verbundene geringere Sonneneinstrahlung, ein Vitamin D-Mangel als ursächliche Komponente für die Multiple Sklerose anzusehen ist (15).

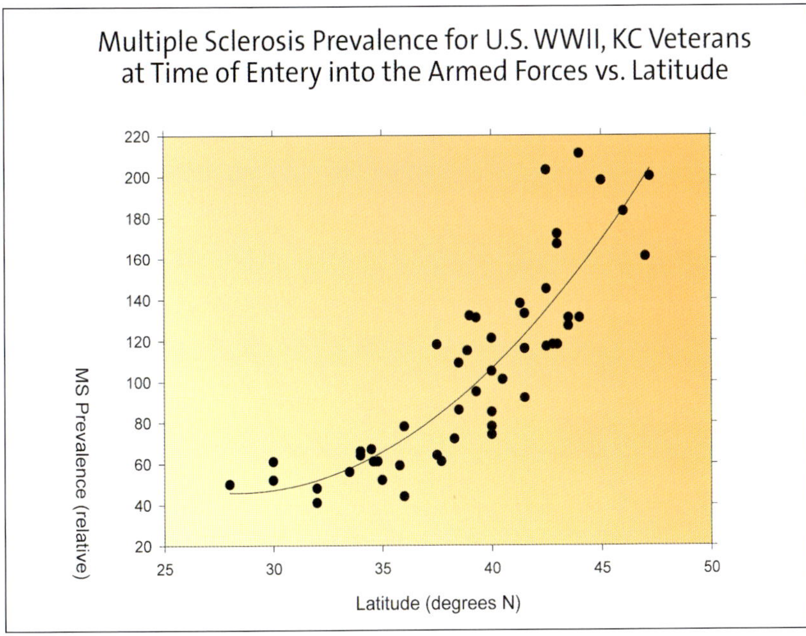

Abbildung13: Abhängigkeit der Häufigkeit von Multipler Sklerose vom Geburtsort junger amerikanischer Männer zum Zeitpunkt der Musterung (13)

Inzwischen liegt nicht nur eine Vielzahl von wissenschaftlichen Untersuchungen vor, die diesen Zusammenhang bestätigen (16, 17, 18), sondern es wird auch die gezielte Therapie der Erkrankung mit Vitamin D diskutiert (19, 20, 21). Basis für diese Überlegungen ist eine klinische Studie, in der 12 Patienten mit Multipler Sklerose im klinischen Schub für einen Zeitraum von 28 Wochen Vitamin D in hohen Dosen verabreicht bekamen. Die tägliche Zufuhr lag zwischen 4.000 und 40.000 IE Vitamin D (22).

Die Behandlung wurde ohne Komplikationen und Beschwerden bei den Behandelten durchgeführt. Während sich der klinische Verlauf der Erkrankung kurzfristig nicht änderte, ging die Anzahl der im Gehirn nachweisbaren Herde unter der Therapie auf die Hälfte zurück! Mit diesem Therapieversuch konnte somit nicht nur die gute Verträglichkeit von Vitamin D bei einer Verabreichung in hohen Dosen sondern auch der direkte Einfluss des Sonnenhormons auf die Multiple Sklerose gezeigt werden.

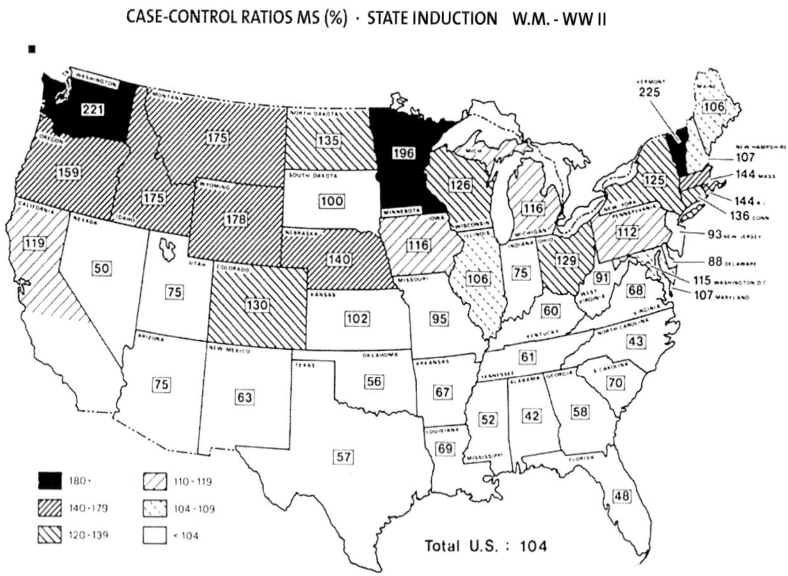

Multiple sclerosis in the United States. Case/control ratios /x 100) for white male veterans according to place of residence prior to enlistment.[3]

Abbildung 14: Häufigkeit der Multiplen Sklerose in den USA in Abhängigkeit vom Breitengrad (Kartenmaterial mit freundlicher Genehmigung von Prof. W. Grant, einzusehen auf der Webseite: www.sunarc.org)

Ein weiteres Krankheitsbild, bei dem Vitamin D eine nicht unbedeutende Rolle spielt, ist die Schizophrenie. In Deutschland durchlebt etwa 1 % der Bevölkerung im Verlaufe des Lebens eine schizophrene Periode. Manifest erkrankt und behandelt werden allerdings lediglich 0,1 Promille der Bevölkerung. Die Krankheit tritt in der Regel bereits im jungen Erwachsenenalter auf und verursacht durch den langwierigen Verlauf Behandlungskosten in Höhe von 7 Milliarden Euro jährlich.

Die wesentlichen Symptome sind nicht, wie unzutreffend immer wieder angenommen, eine Bewusstseinsspaltung, sondern zahlreiche Störungen, die das Denken, Sprechen, die Wahrnehmung und die Gefühlswelt der Betroffenen beeinträchtigen und zu Wahnsymptomen führen.

Die Ursachen der Erkrankung sind nicht geklärt, man geht daher von einem multifaktoriellen Geschehen aus. Unter anderem werden eine erbliche Belastung sowie frühkindliche Hirnschäden (z. B. im Rahmen der Geburt) und Virusinfektionen diskutiert. In der bildgebenden Diagnostik finden sich entsprechende Veränderungen in verschiedenen Hirnregionen.

Der erste Hinweis auf eine ursächliche Beteiligung von Vitamin D an der Schizophrenie wurde erst relativ spät, nämlich im Jahr 1990, geäußert (23). Als Begründung diente nicht nur der Nachweis von Vitamin D-Rezeptoren im Gehirn, sondern auch der Zusammenhang zahlreicher, anerkannter Risikofaktoren mit der Vitamin D-Versorgung: so finden sich vermehrt Fälle von Schizophrenie bei im Winter geborenen Kindern, bei dunkelhäutigen Immigranten, die in sonnenarmen nördlichen Breitengraden leben, sowie bei Kindern, die in Städten geboren werden im Vergleich zur Landbevölkerung.

Erst viele Jahre später gelang es denselben Wissenschaftlern, diese Vermutung nachhaltig zu untermauern (24). Untersucht wurden über 9.000 erwachsene Finnen, die im Jahre 1966 geboren wurden, in Bezug auf die Vitamin D-Versorgung im ersten Lebensjahr. Das Risiko, eine Schizophrenie zu entwickeln, betrug für die mit Vitamin D als Nahrungsergänzung versorgten Kinder nur etwa 10 % im Vergleich zu den nicht versorgten Kindern. Allerdings konnte dieser Nachweis nur für Männer geführt werden.

Im vergangenen Jahr konnte dann mithilfe von Tierversuchen gezeigt werden, dass ein Vitamin D-Mangel im letzten Drittel der Schwangerschaft zu einer Störung der Gehirnbildung des Embryos führt (25, 26).

Als letzte Erkrankung des Gehirns soll noch die Depression besprochen werden. Hier ist zwar die Datenlage deutlich schlechter als bei den bereits besprochenen Krankheitsbildern, dafür ist die Depression zwischenzeitlich das häufigste psychiatrische Krankheitsbild mit erheblichen volkswirtschaftlichen Konsequenzen. Einer ursächlichen Beteiligung von Vitamin D an der Entstehung der Depression käme damit eine besondere Bedeutung zu.

Das Bundesgesundheitsministerium schätzt, dass vier Millionen Deutsche aktuell von einer Depression betroffen sind, und dass gut zehn Millionen Menschen bis zum 65. Lebensjahr irgendwann einmal eine Depression erlitten haben. Im Jahr 2005 standen psychisch bedingte Fehltage bereits an dritter Stelle der Häufigkeitsliste und zeigten eine Zunahme von 400 % in den vergangenen 30 Jahren!

Ein wesentlicher Grund, bei der Depression an eine Beteiligung des Sonnenhormons zu denken, wird darin gesehen, dass die Erkrankung in den Wintermonaten gehäuft auftritt (27, 28). Für Nordamerika lässt sich auch eine eindeutige Abhängigkeit der Erkrankung vom Breitengrad nachweisen, während diese Abhängigkeit in Europa nicht signifikant war. Allerdings ist die Häufigkeit der Depression in Amerika bereits doppelt so hoch wie in Europa (29).

Für die Richtigkeit der These spricht auch, dass die Gabe von Vitamin D in verschiedenen Dosierungen einen positiven Effekt auf die Stimmungslage der Probanden zeigt (30). Dem widerspricht auch nicht, dass in einer anderen Studie erniedrigte Vitamin D-Spiegel bei den unterschiedlichsten psychischen Erkrankungen einschließlich Alkoholabhängigkeit gefunden wurden (31).

Die beschriebenen neurologischen Erkrankungen sind, abgesehen von den zunehmenden Depressionen, eher selten. Im folgenden Kapitel beschäftigen wir uns hingegen mit einer wahren Volksseuche, die ungeahnte Dimensionen anzunehmen droht: die Zuckererkrankung!

Zuckererkrankungen – Diabetes mellitus Typ 1 und Typ 2

13

Die Fakten

Erkrankungen vom Typ 1-Diabetes und deutlicher noch vom Typ 2-Diabetes zeigen auch in Deutschland eine deutlich zunehmende Häufigkeit. Ungeachtet der diskutierten unterschiedlichen Genese profitieren offensichtlich beide Erkrankungen nachhaltig von einer Verbesserung der Vitamin D-Versorgung des Körpers. Dies gilt sowohl in Bezug auf die Bildung und die direkten Wirkungen des Insulins als auch auf die fatalen Folge- und Begleiterkrankungen des Diabetes.

Literatur: 5, 6, 12, 14

Die Zuckererkrankungen sind in den vergangenen Jahrzehnten vor allem in den Industrieländern zu einer Massenerkrankung geworden. Besonders Besorgnis erregend ist dabei der Anstieg zuckerkranker, übergewichtiger Kinder. Der unmerkliche Beginn, die in der Regel nur langsame Verschlechterung und die (relative) Behandlungsmöglichkeit machen die Erkrankung, ungeachtet ihrer Häufigkeit und ihrer fatalen Folgen, im Bewusstsein der Bevölkerung zu einer eher lästigen Angelegenheit.

Im Jahr 2006 gab es in Deutschland bereits etwa 8 Millionen Menschen, die an einer Zuckererkrankung litten. Fachleute schätzen, dass die Zahl der erkrankten Menschen bis 2010 auf 10 Millionen ansteigen wird. Hinzu kommt eine hohe Dunkelziffer von Menschen, die an Diabetes leiden, ohne es zu wissen.

Bedingt durch die Häufigkeit sowie die zahleichen Folge- und Begleiterkrankungen (siehe Tabelle 5) führt der Diabetes im Verlauf nicht nur zu erheblichem Leid, sondern auch zu hohen Kosten. Im Jahre 2005 betrugen die Ausgaben für diese Zivilisationserkrankung in Deutschland bereits rund 25 Milliarden Euro und damit etwa 20 % der gesamten Aus-

Begleit und Folgeerkrankungen des Diabetes		
➛	75,2 %	Bluthochdruck
➛	11,9 %	Diabetische Retinopathie
➛	10,6 %	Neuropathie
➛	9,1 %	Herzinfarkt
➛	7,4 %	periphere Arterielle Verschlusskrankheit (pAVK)
➛	4,7 %	Apoplex
➛	3,3 %	Nephropathie (Niereninsuffizienz)
➛	1,7 %	diabetisches Fußsyndrom
➛	0,8 %	Amputation
➛	0,3 %	Erblindung

Tabelle 5: Überblick über die Häufigkeit des Auftretens von Begleit- und Folgeerkrankungen des Diabetes. (Die Prozentangabe entspricht jeweils dem Anteil der Diabetiker, die diese Erkrankung aufweisen) (Gesundheitsbericht Diabetes 2008)

gaben der gesetzlichen Krankenversicherung. Für 2010 rechnet man mit einem Anstieg auf 40 Milliarden Euro.

Dabei besteht in Fachkreisen Einvernehmen darüber, dass auch bei der Zuckererkrankung genetische Faktoren nur eine untergeordnete Rolle spielen. Durch einen entsprechenden Lebensstil könnten daher 80 bis 90 % der Zuckererkrankungen, und damit natürlich auch der Kosten, vermieden werden (1).

Im Rahmen des Buches können die zahlreichen Risikofaktoren und die komplizierten Zusammenhänge zwischen dem Blutzuckerspiegel und den Störungen des Zellstoffwechsels nicht umfassend erörtert werden. Lediglich die für das Verständnis der Zusammenhänge nötigen Details werden dargestellt. Entscheidend ist jedoch, dass auch bei den Zuckererkrankungen offensichtlich unser Sonnenhormon von nicht unerheblicher Bedeutung ist.

Schauen wir uns daher zunächst einmal die Zuckererkrankungen bei den Kindern und Jugendlichen an. Gemeint sind damit traditionell die Erkrankungen vom Typ 1 des Diabetes mellitus. Bedingt durch das vermehrte Auftreten des Altersdiabetes (Typ 2-Diabetes mellitus) bereits im Kindesalter ist eine Verwechslungsgefahr gegeben, wenn man nur auf das Alter der Erkrankten schaut.

Der Grund für die Unterscheidung der beiden Diabetesformen liegt in der Entstehung der Erkrankung. Die Ursache für den Typ 1 ist noch relativ unklar. Neben Infektionen während der Schwangerschaft, einem höheren Alter der Mutter, Kaiserschnitt zur Entbindung, überhöhtem Geburtsgewicht und schneller Gewichtszunahme nach der Geburt wird auch ein Autoimmungeschehen angenommen, dessen Auslöser unter anderem ein Mangel an Vitamin D sein könnte (2).

Als Folge der genannten Einflüsse kommt es zur Zerstörung der Zellen in der kindlichen Bauchspeicheldrüse, die das Insulin herstellen, das für den Zuckerstoffwechsel benötigt wird. Entsprechend sind die betroffenen Kinder auf künstlich hergestelltes Insulin als Ersatz angewiesen

Die Häufigkeit des Typ 1-Diabetes unterscheidet sich weltweit von Bevölkerung zu Bevölkerung sehr deutlich. Während sich in China und Venezuela die niedrigsten Frequenzen finden (0,1 Fall pro 100.000 Einwohner pro Jahr), liegen diese in Finnland und Sardinien deutlich höher (37 Fälle pro 100.000 Einwohner pro Jahr; siehe auch Abbildung 15).

Deutschland liegt mit 12,2 Fällen pro 100.000 Einwohner pro Jahr im oberen Bereich. Beide Geschlechter werden zu gleichen Teilen befallen. Damit ist der Diabetes Typ 1 die häufigste Stoffwechselerkrankung im Kindesalter. Die bereits beschriebene Zunahme der Häufigkeit in den vergangenen Jahrzehnten betrifft vor allen Dingen die jüngeren Kinder.

Im Tierversuch lässt sich der Einfluss von Vitamin D auf die Entstehung des Diabetes Typ 1 deutlich zeigen, indem man während der Schwangerschaft und in der Zeit danach Mäuse in eine Umgebung ohne Vitamin D im Futter und ohne UV-Einstrahlung bringt. Acht Monate nach der Geburt und unter Vitamin D-Mangel zeigen etwa doppelt so viele Nachkommen einen Typ 1-Diabetes als im Kontrollkollektiv (4).

Ähnliche Verhältnisse finden sich auch in epidemiologischen Studien am

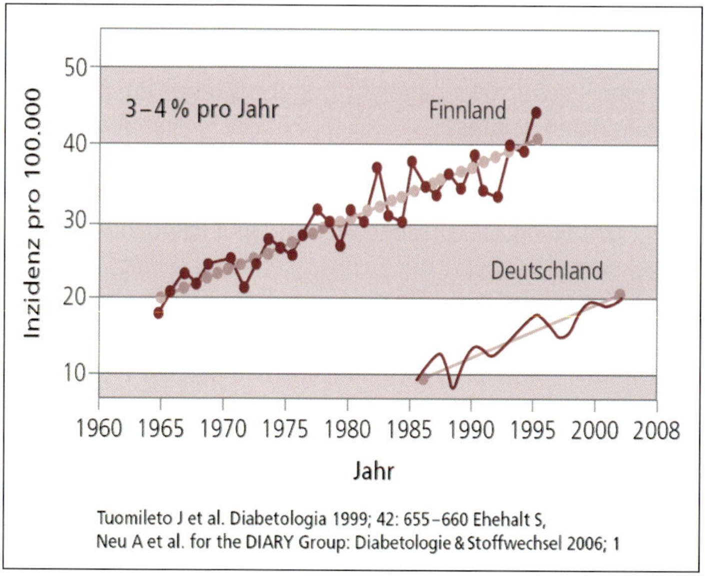

Abbildung 15: Anstieg der Häufigkeit von Diabetes Typ 1 in Deutschland und in Finnland (3): Deutscher Gesundheitsbericht: Diabetes 2008, S108

Menschen. Bereits 2001 wurde über eine finnische Untersuchung berichtet, in der 12.000 Schwangere in Lappland untersucht wurden, die im Jahr 1966 schwanger waren. Sie wurden nach der Häufigkeit und der Dosierung von Vitamin D-Gaben bei ihren Kindern befragt und ob der Verdacht auf eine Rachitis (kindliche Knochenerweichung) bestanden habe (5).

Bei der Nachuntersuchung 30 Jahre später hatten diejenigen Kinder, die etwa 2.000 IE Vitamin D täglich bekamen, ein deutlich reduziertes Risiko für einen Diabetes Typ 1 gegenüber den Kindern, die kein Vitamin D bekommen hatten. Bestand bei den Kleinkindern der Verdacht auf eine Rachitis als Ausdruck eines besonders ausgeprägten Vitamin D-Mangels, erhöhte sich das Risiko für den Diabetes Typ 1 gar um den Faktor drei!

Die Abbildung 15 belegt eindrucksvoll nicht nur die Zunahme in beiden Ländern, sondern auch das doppelt so hohe Risiko für finnische Kinder im Vergleich zu deutschen Kindern, einen Diabetes Typ 1 zu entwickeln

Vergleichbar mit den neurologischen- und den Tumorerkrankungen könnte auch in Bezug auf die Entwicklung von Diabetes die geographische Lage eine wesentliche Rolle spielen. Das weit im Norden gelegene Finnland hat eine wesentlich geringere Sonneneinstrahlung als Deutschland.

Anfang 2008 erschien eine Meta-Analyse, das heißt eine Zusammenstellung mehrerer Untersuchungen zum Thema Typ 1 Diabetes. Fünf Studien konnten ausgewertet werden. Dabei fand sich im Mittel eine Reduktion des Risikos für die Kinder durch die Gabe von Vitamin D um etwa 30 % gegenüber den Kindern, die kein Vitamin D bekamen. Es ergaben sich auch Hinweise auf eine Dosisabhängigkeit, die allerdings nicht statistisch abgesichert werden konnte (6).

Die Autoren betonen in der zusammenfassenden Beurteilung der Studien die Notwendigkeit zusätzlicher und aufwändigerer Untersuchungen (prospektiv, randomisiert, doppelblind und ausreichende Dosierung), um die Zusammenhänge noch eindeutiger zu belegen. Unter wissenschaftlichen Aspekten ist diese Forderung sicherlich korrekt, in der Praxis jedoch sehr aufwändig und daher schwierig zu realisieren.

Doch nun zum so genannten Altersdiabetes (Diabetes Typ 2), der gar kein Altersdiabetes mehr ist, da er inzwischen ebenfalls im Kindesalter auftritt. Im Unterschied zum Typ 1-Diabetiker können die Patienten mit einem Typ 2-Diabetes zunächst ausreichend Insulin herstellen. Es wirkt jedoch infolge einer Insulinresistenz (Unempfindlichkeit der Zellen im Körper gegenüber Insulin) nicht mehr ausreichend bei der Verarbeitung des Zuckers.

Dies wiederum führt zu einer Erhöhung des (nicht verwerteten) Blutzuckers, was eine zusätzliche Insulinausschüttung zur Folge hat. Das Übermaß beider Substanzen im Blut hat jedoch erhebliche negative Folgen für den Körper (siehe Tabelle 5). Im weiteren Verlauf der Krankheit kommt es dann zur Erschöpfung der Bauchspeicheldrüse, sodass künstlich hergestelltes Insulin verabreicht werden muss.

Ganz wesentlich beteiligt an der Entstehung der Insulinresistenz ist das Übergewicht, das in aller Regel durch unseren veränderten Lebensstil entsteht (reduzierte körperlicher Aktivität und zu hohe Kalorienzufuhr). Entsprechend dem konstanten Anstieg der übergewichtigen Bevölkerungsanteile (Deutschland wurde 2007 Europameister in der Fettsucht!) stieg die Zahl der Diabetiker vom Typ 2 in den vergangen 40 Jahren um mehr als 50 %!

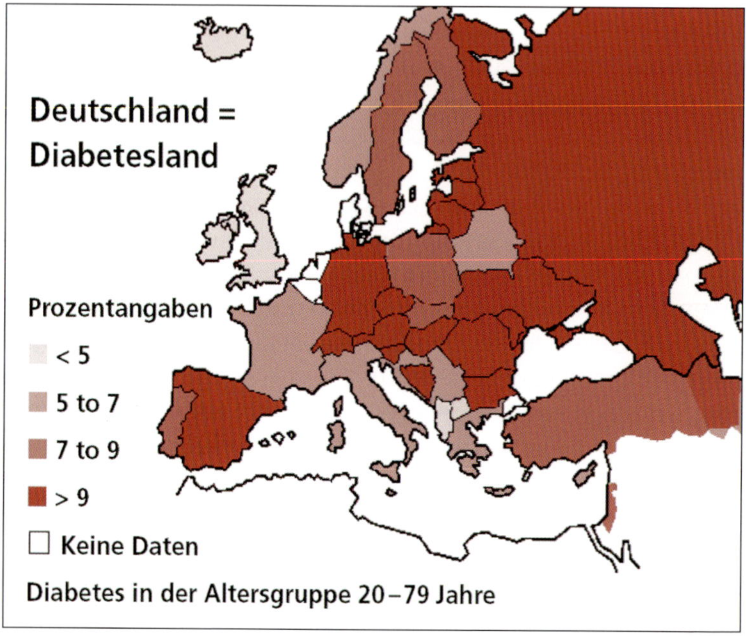

Abbildung 16: Häufigkeit der Diabetes Typ 2-Erkrankungen in Deutschland und in Europa (7).

Auch unsere Kinder werden immer schneller immer dicker: Die Zahl der übergewichtigen und fettsüchtigen Kinder hat sich innerhalb von 10 Jahren verdoppelt. Die Zahl der Kinder mit einem „Altersdiabetes" (Typ 2) hat sich im gleichen Zeitraum verfünffacht! Natürlich ereignen sich dann auch die Komplikationen des Diabetes (siehe Tabelle 5) entsprechend früher. Als Ergebnis erleben wir u. a. Zwanzigjährige, die bereits einen Herzinfarkt erleiden!

Die eingangs erwähnte Zahl von 8 Millionen Diabetikern in Deutschland ist abstrakt und löst daher wenige Emotionen aus. Dies wird schlagartig anders, wenn wir uns vor Augen führen, dass alle 12 Minuten in unserem Land ein Diabetiker ein Bein amputiert bekommt. Seine Durchblutungsstörungen sind medikamentös nicht mehr behandelbar!

Jeder Zweite von diesen mehr als 40.000 amputierten Patienten pro Jahr stirbt oder verliert auch das andere Bein innerhalb der nächsten 4 Jahre! Dabei ist dies nur eine der zahlreichen Komplikationen, die den Diabetiker in seinem Leben erwarten (siehe Tabelle 5)! Noch schwerer wiegen diese Zahlen vor dem Hintergrund, dass rund 90 % aller Diabetes Typ 2-Erkrankungen durch eine Änderung des Lebensstils vermeidbar sind (1)!

Und damit kommen wir – endlich – wieder zu den Folgen des Verlustes unseres Sonnenhormons. Da auch im Gewebe der Bauchspeicheldrüse Vitamin D-Rezeptoren nachgewiesen wurden, ist zu erwarten, dass der Diabetes Typ 2 in seiner Entstehung und in seinem Verlauf von der Höhe des Vitamin D-Spiegels im Blut beeinflusst wird.

Eine im März 2008 erschienene Übersichtsarbeit (8) beschreibt folgende Wirkungen von Vitamin D im Rahmen der Diabetes Typ 2-Erkrankung: In Laborversuchen und beim Menschen konnte gezeigt werden, dass Vitamin D die Bildung, Ausschüttung und Verwertung von Insulin beeinflusst.

Anders ausgedrückt: Ein Vitamin D-Mangel führt zu einer Unempfindlichkeit der Körperzellen gegenüber Insulin, einer Reduzierung der Insulinproduktion und zu Diabetes vom Typ 2. Eine Erhöhung des Vitamin D-Spiegels bewirkt eine Verbesserung der Blutzuckerwerte und eine gesteigerte Insulinausschüttung.

Dazu sollen wieder einige Studien beispielhaft aufgeführt werden. Eine Untersuchung von 127 Jugendlichen, die im Mittel 13 Jahre alt waren, jedoch bereits einen BMI von 36 aufwiesen, ergab bei 74 % einen erniedrigten Vitamin D-Spiegel, 32 % zeigten einen deutlichen Mangel. Dieser war - wie bei den Erwachsenen – mit einem erhöhten Risiko für die Insulinunempfindlichkeit verbunden (9).

Es ist bemerkenswert, dass alle zitierten Studien bis auf eine aus dem vergangenen Jahr 2007 stammen. Diese „ältere" japanische Untersuchung wurde im Jahr 2006 veröffentlicht (10). Sie berichtet über 581 Diabetiker, die zu 70 % einen erniedrigten Vitamin D-Spiegel aufwiesen. Das Ausmaß der Zuckererkrankung entsprach dabei der Erniedrigung des Vitamin D-Spiegels.

Patienten, die ihre Zuckerkrankheit noch ausschließlich mit einer Diät im Griff hatten, hatten deutlich höhere Vitamin D-Spiegel als Patienten, die bereits ein Medikament einnehmen mussten. Noch deutlicher war die Differenz zu den Patienten, die Insulin spritzen mussten.

Im Rahmen einer groß angelegten amerikanischen Studie werden etwa 15.000 Menschen regelmäßig untersucht (NHANES III). Die Ergebnisse zeigen ein um das Doppelte gesteigertes Risiko, eine Diabetes Typ 2-Erkrankung zu entwickeln, wenn der Vitamin D-Spiegel niedrig ist. Zusätzlich weisen diese Patienten eine erhöhte Häufigkeit für kardiale Risikofaktoren wie Bluthochdruck, Fettsucht und pathologische Fettwerte im Blut auf (11).

Eine Meta-Analyse ergab ein dreifaches Risiko, einen Typ 2-Diabetes zu entwickeln, wenn die Patienten mit den niedrigsten Vitamin D-Werten im Blut mit solchen verglichen wurden, die die höchsten Spiegel aufwiesen (12).

Dazu passen auch die Daten, die vom Robert-Koch-Institut (RKI) in Berlin für die deutsche Bevölkerung im Jahr 2007 publiziert wurden (13). Hierzu wurden mehr als 4.000 erwachsene Deutsche untersucht. Bei den Frauen fanden sich in der Gruppe mit den niedrigsten Sonnenhormonspiegeln viermal so viele Diabetikerinnen und dreimal so viele Frauen mit einer Herz-Kreislauf-Erkrankung.

Eine weiter Studie vom März des Jahres 2008 erfüllt alle Kriterien der immer wieder geforderten, „Evidenz-basierten prospektiven Untersuchungen“: Doppelblind, randomisiert, und Placebo-kontrolliert wurden Patienten mit Typ 2-Diabetes im Alter von 64 Jahren mit einer einzigen Gabe von 100.000 IE Vitamin D behandelt. Die Studienteilnehmer aus Schottland wiesen zu Beginn der Untersuchung alle einen erniedrigten Vitamin D-Spiegel auf (14).

Acht Wochen nach der einmaligen Vitamin D-Gabe hatten die behandelten Patienten nicht nur normale Blutspiegel für Vitamin D, sondern es kam auch zu einer klinisch relevanten Verbesserung der arterielle Durchblutung und zu einer deutlichen Absenkung des zuvor in typischer Weise erhöhten Blutdrucks.

Die Autoren fassen ihre Studienergebnisse wie folgt zusammen: „Ein Vitamin D-Mangel findet sich in Schottland vor allem im Winter häufig bei Patienten mit einem Diabetes Typ 2. Eine einzige hochdosierte orale Gabe von Vitamin D verbessert die Gefäßsituation dieser Patienten deutlich"!

Zum Abschluss dieses Kapitels möchte ich nochmals einen Bogen von den Zuckererkrankungen zurück zu den Krebserkrankungen schlagen, um erneut zu zeigen, wie komplex die Stoffwechselvorgänge miteinander verwoben sind. Das gesteigerte Risiko des Diabetikers für Herz-Kreislauf-Erkrankungen ist inzwischen weit gehend bekannt. Wenig bekannt hingegen ist, dass durch Übergewicht und Diabetes auch das Krebsrisiko steigt.

Ein im Jahr 2007 in der Schweizer Medizinischen Wochenschrift erschienener Artikel berechnet zusätzliche 27.000 bösartige Tumore bei Männern und 45.000 bösartige Tumore bei Frauen aufgrund des Übergewicht der Bevölkerung in Europa. Die ursächlichen Faktoren sind zunächst so genannte negative Botenstoffe, die im Bauchfett gebildet werden (15).

Eine weitere, wichtige Rolle bei der Krebsentstehung spielt jedoch auch der Zuckerstoffwechsel in unserem Körper. Bereits im letzten Jahrhundert hat Warburg für diese These den Nobelpreis bekommen. Dem Wissenschaftler F. Coy war es jedoch vorbehalten, vor wenigen Jahren im Rahmen seiner Tätigkeit am Deutschen Krebsforschungszentrum in Heidelberg das Enzym nachzuweisen, das für die Veränderung des Zuckerstoffwechsel in der Krebszelle verantwortlich ist (16–18).

Auf die komplizierten Details kann ich wegen der Übersichtlichkeit des Buches wiederum nicht eingehen. Entscheidend ist jedoch, dass die Krebszellen ihre Energie nahezu ausschließlich aus diesem veränderten und gesteigerten Zuckerstoffwechsel ziehen.

Angesichts des enormen Zucker- und Weißmehlkonsums in den Industrienationen mutete es makaber an, dass wir nicht nur unsere Zähne ruinieren und Diabetes bekommen, sondern auch noch den Krebs in unserem Körper damit füttern.

Bis zur Entwicklung eines wirksamen Medikamentes zur Blockade dieses Enzyms werden sicherlich einige Jahre vergehen. Um diese Zeit zu überbrücken, hat Dr. Coy eine spezielle zuckerarme und eiweiß- sowie fettreiche Diät entwickelt, die die Tumorzellen aus Mangel an Zucker praktisch verhungern lässt.

Experimentelle und klinische Untersuchungen haben bestätigt, dass das Konzept wirksam ist. Damit erhält das Zitat von Hipokrates einen ganz neuen Aspekt!

„Euere Nahrung soll euer Heilmittel
und euer Heilmittel soll euere Nahrung sein“

„So ganz nebenbei“ hat sich zwischenzeitlich ergeben, dass sich die Bestandteile dieser durchaus genießbaren Diät von Dr. Coy auch hervorragend für Diabetiker eignen.

Die Kontaktadresse der von Dr. Coy inzwischen gegründeten Tavarlin AG, die sowohl die spezielle Diät als auch ein neues, empfindliches Nachweissystem für Krebszellen entwickelt, findet sich, wie die übrigen interessanten Internetadressen, in einer Liste am Ende des Buches.

Im Rahmen der Kapitel „Das Defizitsyndrom“ und „Integrale Prävention“ werde ich noch mehr über die komplexen Zusammenhänge zwischen unserem Lebensstil und den Stoffwechselstörungen des Körpers berichten.

Zunächst geht es jedoch im folgenden Kapitel um die ebenfalls umfangreiche Bedeutung unseres Sonnenhormons für den „Killer Nr 1 in Deutschland“, die Herz-Kreislauf-Erkrankungen.

14

Erkrankungen des Herzens und der Gefäße

Die Fakten

Im Bereich der Herz-Kreislauf-Erkrankungen finden sich zahlreiche, inzwischen gut dokumentierte, direkte und indirekte positive Einflüsse von Vitamin D: Es senkt den Blutdruck, verbessert die Funktion von Herz- und Skelettmuskulatur, verringert das Risiko für Typ 1- und Typ 2-Diabetes sowie für die Arteriosklerose und den Herzinfarkt. Als Beispiel für die zahlreichen Gefäßerkrankungen, die von einem hohen Vitamin D-Spiegel profitieren, wird die periphere Verschlusserkrankung angeführt.

Literatur: 1, 7, 17, 22

Herz-Kreislauf-Erkrankungen sind die häufigste Todesursache in Deutschland und werden daher auch als „Killer Nr. 1“ bezeichnet. Die Symptome sind vielfältig und reichen vom einfachen Bluthochdruck über den Herzinfarkt und Schlaganfall bis hin zur „Schaufensterkrankheit“, dem schmerzhaften Verschluss der Beingefäße, die das Gehen zur Qual werden lassen, um nur einige Varianten anzuführen. Angesichts der zahlreichen an diesem Krankheitsbild beteiligten Gewebe und den dort nachgewiesenen Vitamin D-Rezeptoren war zu erwarten, dass auch hier unser Sonnenhormon eine wichtige Rolle spielt.

In der Tat zeigt eine aktuelle Übersicht folgende positiven Eigenschaften von Vitamin D in Zusammenhang mit den Herz-Kreislauf-Erkrankungen (1): Es senkt den Blutdruck, verbessert die Muskelfunktion, verringert das Risiko für Typ 1- und Typ 2-Diabetes (siehe vorangegangenes Kapitel), die ihrerseits wieder Risikofaktoren für die Gefäße darstellen, und beeinflusst die Immunsteuerung. Einige Aspekte sollen in diesem Kapitel wieder näher beleuchtet werden.

Die ersten Hinweise auf einen Zusammenhang zwischen dem Sonnenhormon und dem Herzen kamen gegen Ende der 90er Jahre aus der

Kinderheilkunde. Hier wurde unabhängig voneinander über zwei Kinder im Alter von 3,5 Monaten berichtet, die eine Herzinsuffizienz, Knochenbrüche und einen ausgeprägten Vitamin D-Mangel aufwiesen. Nach Gabe von Vitamin D normalisierte sich auch der gesamte Zustand der Kinder einschließlich der Herzinsuffizienz (2, 3).

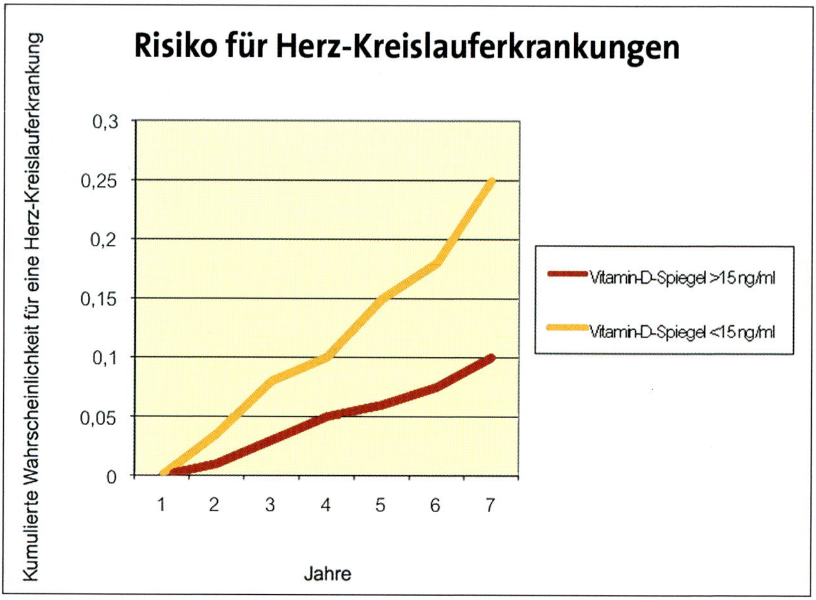

Abbildung 17: Verdoppelung des Risikos für einen Herzinfarkt bei Bluthochdruck in Abhängigkeit vom Vitamin D-Spiegel (4)

Während in den darauf folgenden Jahren nur vereinzelt Arbeiten zum Thema Vitamin D und Herz-Kreislauf-Erkrankungen erschienen, häufen sie sich im vergangenen und aktuell in diesem Jahr. Die Basis bilden zum Teil wieder die großen, gut dokumentierten amerikanischen Untersuchungskollektive. So zeigten 1.739 Teilnehmer der schon erwähnten Framingham-Studie in einer Verlaufsbeobachtung über 5,4 Jahre ein verdoppeltes Risiko für einen Herzinfarkt, wenn ein erhöhter Blutdruck und ein Vitamin D-Mangel vorlagen (4, Abbildung 17).

Aber auch die Blutdruckerhöhung selbst ist abhängig von der Versorgung mit dem Sonnenhormon. Eine Studie über die Zufuhr von Vitamin D mit der Nahrung ergab keinen oder nur einen schwachen Zusammenhang (6). Die konkrete Messung der Vitamin D-Spiegel im Blut der 12.644 Teilnehmer an der NHANES III Studie hingegen erlaubte die Dokumentation einer 20 %igen Senkung des altersbedingten Anstiegs des Blutdrucks in der Gruppe mit den höchsten Vitamin D-Werten (7).

Die Auswertung von zwei anderen großen amerikanischen Kollektiven (Health Professional und Nurses Health Study) ergab für Männer mit einem Vitamin D-Mangel ein 6,1fach, für Frauen ein 2,7fach gesteigertes Risiko, einen Bluthochdruck zu entwickeln (5, Abbildung 18). Wie schon bei den Untersuchungen zum Tumorrisiko belegen auch diese Ergebnisse, dass eine wirkliche Aussage über die jeweiligen Zusammenhänge nur mit einer Messung der Vitamin D-Werte im Blut erreicht werden kann und die Zufuhr über die Nahrung nur eine untergeordnete Rolle spielt.

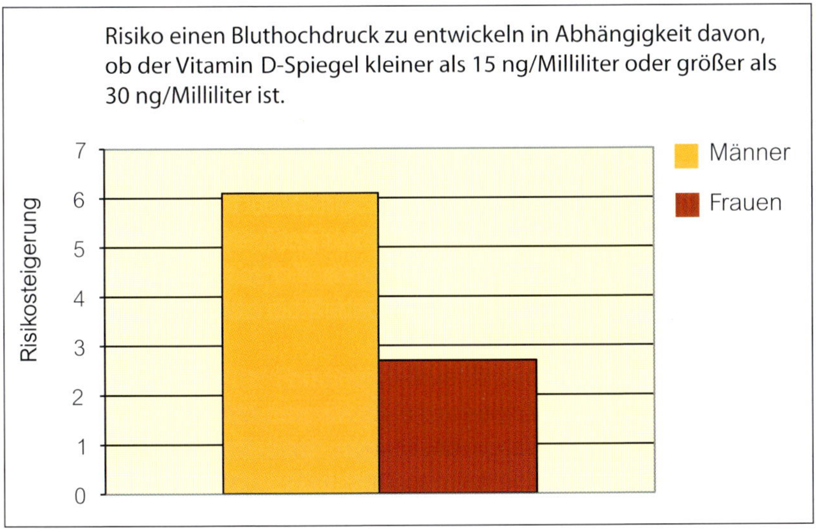

Abbildung 18: Risikosteigerung für Frauen und Männer, in Abhängigkeit vom Vitamin D-Mangel einen Bluthochdruck zu entwickeln ((Health Professional und Nurses Health Study, 5).

Deutsche Forscher können zwar nicht mit solch umfangreichen Kollektiven aufwarten, haben dafür aber schon therapeutische Erfolge aufzuweisen. Bereits nach achtwöchiger Gabe von 800 IE Vitamin D und 1.200 mg Kalzium pro Tag zeigten die so behandelten Patienten eine Absenkung des Blutdrucks um 9,3 % im Vergleich zu den Patienten, die lediglich das Kalziumpräparat bekommen hatten (8). Dieses Ergebnis wird bestätigt durch die im vorigen Kapitel erwähnte Untersuchung bei Diabetikern, die sogar eine 14 %ige Senkung des Blutdrucks durch die Verabreichung des Sonnenhormons ergab (9).

Zum Abschluss des Themas Bluthochdruck noch ein besonderer Aspekt aus den USA. Als letztes Mittel bei krankhafter Fettsucht greift man dort seit einiger Zeit zum Messer und macht eine „Bypass-Operation" im Magen-Darmbereich oder verengt den Magenausgang.

Die Ergebnisse sind in Bezug auf die Gewichtsreduktion beachtlich. Doch 50–60 % dieser relativ jungen, überwiegend weiblichen Patienten (mittleres Alter 46 Jahre!) haben einen Vitamin D-Mangel und einen Bluthochdruck. Die zwischenzeitlich routinemäßige Gabe von 800 IE Vitamin D führt aber nur etwa in der Hälfte der Patienten zu einer Normalisierung des Blutdrucks und des Vitamin D-Spiegels (10).

Die weitere Differenzierung dieser Daten ergibt, dass die Verbesserung eindeutig vom Vitamin D-Spiegel abhängt: Bei normalisiertem Vitamin D-Gehalt im Blut besserte sich der Bluthochdruck bei 61 % und bei erniedrigten Vitamin D-Spiegeln nur bei 42 % der Patienten (11). Wie wir in einem späteren Kapitel sehen werden, ist die Konsequenz auch aus diesen Studiendaten, dass bei der Gabe von Vitamin D die Dosis an das Körpergewicht angepasst werden muss.

Doch nun zu weiteren Aspekten, die für Vitamin D in Bezug auf Herz-Kreislauf-Erkrankungen gefunden wurden. Dieses Krankheitsbild lässt sich nicht besprechen, ohne auf das Thema Cholesterinablagerungen in den Gefäßen (Arteriosklerose) zu sprechen zu kommen, das jahrzehntelang die wissenschaftlichen Studien dominerte, und auch heute noch in Laienkreisen praktisch als alleiniger Verursacher der Herz-Kreislauf-Erkrankungen gilt. Inzwischen ist jedoch bei den Forschern ein Wandel eingetreten und die „Fett-Theorie" gerät ins Wanken.

Offensichtlich ist das Cholesterin an dem Geschehen zwar beteiligt, aber nicht als Verursacher, sondern eher als Betroffener. Neben einem vermehrten oxidativen Stress ist die treibende Kraft eine chronische Entzündung, die durch diverse Immunprozesse gesteuert wird (siehe auch Kapitel 11).

Die Darstellung der komplexen Abläufe mit Beteiligung von zahlreichen Botenstoffen (Zytokine, Interleukine, Tumor-Nekrosis-Faktor-α (TNFα), Interferon gamma und weitere Chemokine) der verschiedenen Immunzellen (Leukozyten, Lymphozyten, insbesondere der T-Zellen, Thrombozyten) sprengt bei weitem den Rahmen dieses Buches (12, 13, 14, 15, 16), zumal auch noch längst nicht alle Zusammenhänge geklärt sind.

Damit kommen wir jedoch wieder zurück zu unserem eigentlichen Thema. Denn wie bereits im Kapitel 11 „Störungen des Immunsystems" ausgeführt, hat das Sonnenhormon großen Einfluss auf das Immungeschehen im Körper und wirkt somit auch bei der Entstehung der Arteriosklerose mit. Eine im April 2008 erschienene Arbeit zeigt für Patienten mit einem niedrigen Vitamin D-Spiegel ein nahezu verdoppeltes Risiko, eine periphere arterielle Verschlusserkrankung (Schaufensterkrankheit) zu erleiden (17, Abbildung 19).

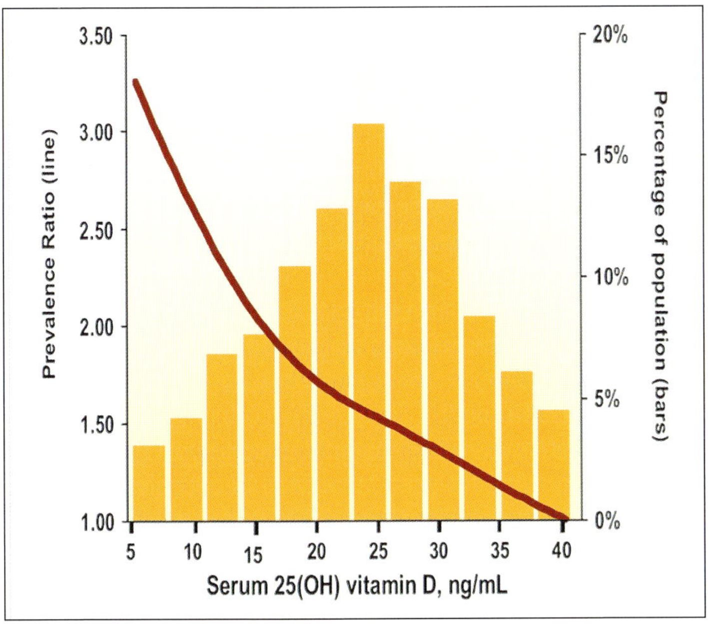

Abbildung 19: Häufigkeit der „Schaufensterkrankheit" (paVk) in Abhängigkeit vom gemessenen Vitamin D-Spiegel im Blut. Die Grafik zeigt das gleichmäßige, glockenförmige Verteilungsmuster der gemessenen Vitamin D-Werte als Säulen und die mit abfallendem Spiegel des Sonnenhormons deutlich ansteigende Häufigkeit der Verschlusserkrankung (17).

Eine weitere Arbeit fand eine eindeutige Abhängigkeit der Stadien der Schaufensterkrankheit vom Vitamin D-Spiegel: Patienten im Stadium 2 (Schmerzen nur bei Belastung) zeigten deutlich höhere Vitamin D-Werte als Patienten im Stadium 4 (offene Geschwüre an den Beinen), und nur halb so häufig Schmerzen in den Muskeln und Knochen (18).

Aber auch zum Herzinfarkt selbst gibt es inzwischen konkrete Informationen über die positiven Auswirkungen von Vitamin D. So berichtet die Arbeitsgruppe von Giovannucci (19) im Juli 2008 über die Ergebnisse einer Untersuchung mit den 18.225 Männern aus der „Health Professional Follow up Study", die ich bereits mehrfach im Zusammenhang mit anderen Studienergebnissen erwähnt habe.

Zu Beginn der Untersuchung in den Jahren 1993 bis 1995 waren alle Männer frei von einer koronaren Herzerkrankung. Innerhalb der nächsten 10 Jahre entwickelten 454 von ihnen einen Herzinfarkt. Die Männer mit einem Vitamin D-Spiegel <15 ng/ml hatten ein 2,5 faches Risiko, einen Herzinfarkt zu entwickeln, verglichen mit den Männern, die einen Vitamin D-Spiegel >30 ng/ml hatten.

Auch nach „Bereinigung" anderer Risikofaktoren wie positive Familienanamnese, Alkoholkonsum, körperliche Inaktivität, Diabetes, Bluthochdruck, Mangel an Omega-3-Fettsäuren und pathologischen Blutfettwerten verblieb ein erhöhter Risikofaktor von 2,1. Selbst eine leichte Erniedrigung des Vitamin D-Spiegels (Bereich von 22,6 bis 29,5 ng/ml) führte bereits zu einer Steigerung des Risikos für einen Herzinfarkt um 60 %!

Zu ähnlichen Ergebnissen kommt die Arbeitsgruppe von Dobnig, die 3.258 deutsche Patienten (Ludwigshafener Risikostudie) nach einer Koronarangiographie annähernd acht Jahre lang beobachtete (20). Die positiven Ergebnisse bezüglich des Krebsrisikos habe ich bereits im Kapitel 10 dargestellt.

Auch im Hinblick auf das Risiko, an einem Herzinfarkt zu versterben, profitieren die Patienten mit den höheren Vitamin D-Spiegeln. Ihr Risiko reduziert sich um 50 %. Darüberhinaus zeigen die Patienten mit den niedrigeren Vitamin D-Spiegeln im Blut deutlichere Entzündungszeichen, oxidativen Stress und Zeichen einer gesteigerten Blutgerinnung.

Besonders gut untersucht worden ist bereits der Einfluss von Vitamin D auf das Endstadium vieler Herz-Kreislauf-Erkrankungen: die Herzinsuffizienz. Hier liegen vor allem Ergebnisse aus Deutschland vor. So wurden 150 Patienten mit chronischer Herzinsuffizienz nach allen Faktoren ihres Lebensstils befragt, die mit der Sonnenexposition zusammenhängen.

Die Auswertung ergab, dass diese Patienten häufiger in Großstädten leben, seltener Sport treiben und weniger häufig in Sommerurlaub fahren. Mit jedem einzelnen Faktor wächst die Wahrscheinlichkeit, einen Vitamin D-Mangel zu entwickeln (21). Typischerweise sind alle diese Risiken Bestandteile eines „modernen" Lebensstils.

Die Ergebnisse dieser Befragung werden unterstützt durch Blutuntersuchungen bei einer Gruppe von Patienten mit chronischer Herzinsuffizienz. Dabei wurden nicht nur erniedrigte Vitamin D-Spiegel gefunden, sondern auch erhöhte Parathormonwerte. Von diesen ist wiederum bekannt, dass sie einen negativen Einfluss auf das Krankheitsgeschehen bei der Herzinsuffizienz haben (22).

Ganz aktuell sind die 2008 publizierten Ergebnisse der Arbeitsgruppe von Zittermann bei Patienten im Endstadium der Herzinsuffizienz während der Wartezeit auf eine Transplantation. Die Messung der Vitamin D-Spiegel im Blut ergab für Patienten mit niedrigen Werten ein verdoppeltes Risiko, die erhoffte Operation nicht zu erleben, sondern zuvor zu versterben (23).

Die amerikanische NHANES III Studie ergab für Patienten mit niedrigem Vitamin D-Spiegel einen deutlich häufigeren Nachweis mehrerer Risikofaktoren für Herz-Kreislauf-Erkrankungen wie Bluthochdruck, Diabetes mellitus Typ 2, erhöhte Serum-Triglyzeride und Übergewicht (24).

Der Versuch, im Rahmen der großen amerikanischen WHI Studie bei Frauen in den Wechseljahren, innerhalb einer siebenjährigen Verlaufsuntersuchung den Einfluss von Vitamin D auf Herz-Kreislauf-Erkrankungen einschließlich Schlaganfall zu zeigen, scheiterte offensichtlich an der zu geringen Dosierung von 400 IE täglich (25).

Ferner war es dem „Kontrollkollektiv" nicht verwehrt, selbständig beliebige Nahrungsergänzungsmittel einzunehmen, so dass letztendlich kein wesentlicher Unterschied mehr in der Vitamin D-Zufuhr gegeben war. Auf die Probleme solcher im Rahmen der Krankengeschichte kaum korrekt erfassbarer Einflussfaktoren habe ich schon mehrfach hingewiesen.

Wird jedoch eine höhere und damit effiziente Vitamin D-Dosierung gewählt (2.000 IE/Tag), und dann die Spiegel von Vitamin D im Blut bestimmt, lassen sich bei Patienten mit Herzinsuffizienz deutliche Reaktionen nachweisen:

Es kommt nicht nur zum Anstieg des Vitamin D-Spiegels im Serum, sondern auch zu einem Absinken des gefährlichen Parathormon-Spiegels und zu einem Anstieg der positiven Interleukin 10-Werte im Blut. Die Werte für TNFα (ein negativer Botenstoff) bleiben unter der Behandlung stabil, während sie sich im Kontrollkollektiv erhöhen und damit verschlechtern (26).

Auf diese Abhängigkeit von der Dosis habe ich ja auch bereits in dem Kapitel über die Krebserkrankungen hingewiesen. Es kommen jedoch noch weitere Aspekte hinzu, die deutlich machen, wie komplex die Entstehung der chronischen Herzinsuffizienz ist

Dies lässt sich an einer Studie zeigen, die ebenfalls nur 400 IE Vitamin D täglich einsetzte, allerdings im Rahmen eines Multivitaminpräparates mit 14 weiteren Vitaminen und Mineralien. Die Untersuchung wurde hochwertig, das heißt doppelblind, Placebo-kontrolliert und randomisiert über neun Monate durchgeführt.

Am Ende dieser Zeit zeigte die behandelte Gruppe einen Rückgang der Herzerweiterung um 17 % bei unverändertem Befund in der Kontrollgruppe. Ferner verbesserte sich die Pumpleistung des Herzens um 5,4 % durch die Behandlung, während sich im Kontrollkollektiv keine Änderung zeigte.

Entsprechend stieg die Lebensqualität unter der Therapie und sank im Kontrollekollektiv weiter ab. Allerdings fand sich keine Veränderung in den Zytokinen. Offensichtlich reichte dafür die Vitamin D-Dosis in dem Präparat nicht aus (27).

Daraus folgt, dass die positive Wirkung auf die chronische Herzinsuffizienz in dieser Studie nicht auf den Vitamin D-Einfluss, sondern den synergistischen Effekt der zahlreichen Substanzen des Multivitaminpräparates zurückzuführen ist. Auf die Konsequenzen aus dieser Erkenntnis wird auch in dem Editorial der gleichen Ausgabe dieser Zeitschrift hingewiesen (28).

Der Autor erwähnt neben den zahlreichen Vitaminen und Mineralien auch die pflanzlichen Mikronährstoffe und die essenziellen Omega-3-Fettsäuren, die ebenfalls einen positiven Einfluss auf die Herzerkrankungen haben.

Am Beispiel der Herz-Kreislauf-Erkrankungen wird besonders deutlich, dass meist mehrere Risikofaktoren zusammen spielen. Der Körper wird dann über Gebühr belastet und dekompensiert. Umgekehrt unterstreichen die Ergebnisse die Forderung nach einem ganzheitlichen Ansatz in der Prävention.

Die Bedeutung dieser verschiedenen Faktoren für die Gesundheit unseres Körpers und die daraus resultierenden Konsequenzen für die Prävention werde ich im zweiten und dritten Teil des Buches darstellen.

Zunächst befassen wir uns jedoch mit einer alten Bekannten, der Osteoporose. Im Zuge der Erforschung dieses Krankheitsbildes wurden bis vor kurzem nahezu alle Erkenntnisse zur Wirkungsweise von Vitamin D gesammelt. Und dann wurde alles plötzlich ganz anders …

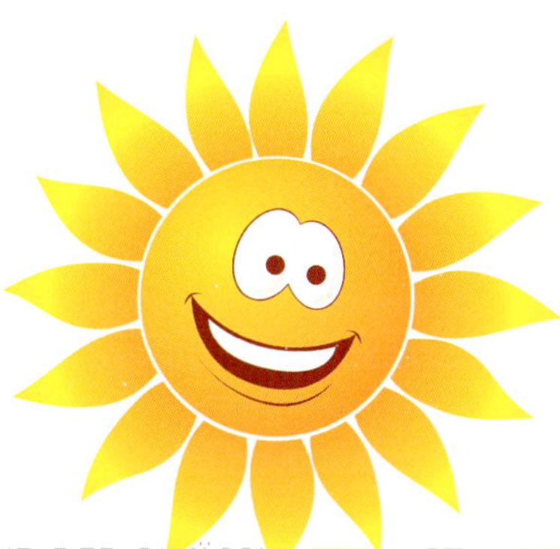

15

Die Doppelrolle von Vitamin D bei der Osteoporose

Die Fakten
Vitamin D stärkt nicht nur die Knochen, sondern kräftigt die Muskulatur und reduziert das Sturzrisiko, und damit das Frakturrisko, insbesondere bei älteren Personen. Eine generelle Supplementation ist daher sinnvoll. Die Dosierung für einen ausreichenden Effekt auf das Skelettsystem sollte mindestens 800 IE Vitamin D pro Tag sein. Hinsichtlich der Gabe von Kalzium sind möglicherweise niedrigere Zielwerte von 700 bis 800 mg/Tag ausreichend. Kalzium als Monotherapie zur Prävention von Hüftfrakturen bei älteren Personen kann nicht mehr empfohlen werden.
Literatur: 2, 3, 13, 23

Dieses Kapitel verdanke ich Frau Professor Bischoff-Ferrari aus Zürich. Sie gehört zu den wenigen Wissenschaftlern im deutschsprachigen Raum, die eine intensive Forschung mit Vitamin D betreiben. Der Schwerpunkt ihrer Forschungsarbeit an der Züricher Universität liegt im Bereich der Auswirkungen von Vitamin D auf die Knochen und die Muskulatur. Daher ist sie prädestiniert dafür, dieses spezielle Kapitel zu schreiben.

Damit die Ausführungen auch für die ebenfalls angesprochenen Laien verständlich sind, habe ich den Text etwas an den Stil der übrigen Kapitel angeglichen. Die noch verbliebenen Fachausdrücke lassen sich bei Bedarf im Glossar im Anhang nachschlagen. Doch nun zum eigentlichen Text:

Frakturprävention bei älteren Personen: Sturzprävention gehört dazu!

Frakturen sind Ereignisse, die wesentlich zur Morbidität und Mortalität älterer Personen beitragen. In der Gruppe der 60-Jährigen wird das Risiko, an einer erlittenen Fraktur zu versterben, bei Frauen auf 44–65 % und bei Männern auf 25–42 % geschätzt (1–3).

Ab dem 75. Lebensjahr ist die Hüftfraktur die häufigste Fraktur, wobei bis zu 50 % der Betroffenen mit einer dauerhaften Behinderung rechnen müssen, 15 % bis 25 % droht der Eintritt in eine Pflegeinstitution, und bis zu 20 % versterben im ersten Jahr nach ihrer Fraktur (4–6).

Die exponentielle Zunahme der Hüftfrakturen führt zu einer geschätzten Häufigkeit von einer unter 3 Frauen, und einem unter 6 Männern mit einer erlittenen Hüftfraktur in der neunten Lebensdekade (7). Analog ist die durch Hüftbrüche verursachte Behinderung in der älteren Bevölkerung enorm und die geschätzten Kosten sollen allein in den USA von 7,2 Milliarden. Im Jahr 1990 auf 16 Milliarden im Jahr 2020 ansteigen (8).

Zentral für das Verständnis und die Behandlung von Frakturen bei älteren Personen ist der enge Zusammenhang von Muskelschwäche (9) und erhöhtem Sturzrisiko (10). Über 90 % aller Frakturen treten aufgrund eines Sturzereignisses auf, und Sturzereignisse sind in der älteren Bevölkerung häufig. Sturzraten nehmen pro Dekade etwa 10 % zu, wobei über 30 % aller zu Hause lebenden älteren Personen im Alter von 65 Jahren einmal pro Jahr stürzen.

Die Rate bei Gleichaltrigen im Pflegeheim beträgt sogar 50 % oder mehr (11). Schwere Verletzungen treten bei 10–15 % aller Stürze auf 10, 5 % davon sind Frakturen und 1–2 % sind Hüftfrakturen. Stürze sind ein unabhängiger Risikofaktor für Funktionsverlust und Behinderung bei älteren Personen (12) und 40 % aller Pflegeheimeintritte sind durch Stürze verursacht (5).

Vitamin D wirkt zweifach: Prävention von Stürzen und Frakturen

Vitamin D wurde bisher vorwiegend als „Knochen-Vitamin“ gesehen. In dieser klassischen Rolle fördert Vitamin D die Knochengesundheit bei jüngeren und älteren Erwachsenen (13), (14), und verhindert Frakturen bei älteren Personen (14), (15), (16).

In neueren Studien wird die Rolle von Vitamin D in der Muskelkrafterhaltung und Sturzverminderung hervorgestellt. Ein solcher Effekt ist von großem klinischem Interesse, weil Vitamin D dadurch ein einmaliges Wirkungsprinzip vorgibt, nämlich die kombinierte Verminderung von Stürzen und Frakturen (Abbildung 1).

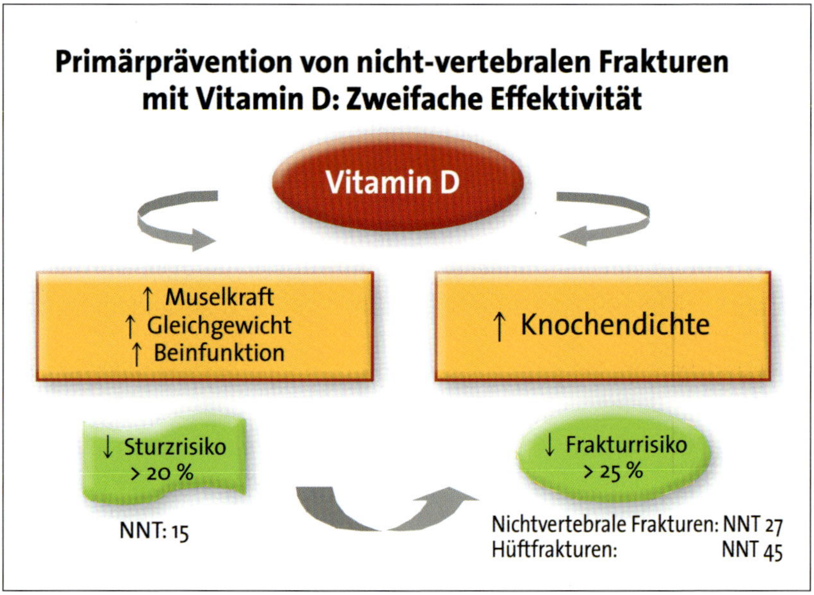

Abbildung 20: Doppelte Funktion von Vitamin D
(NNT = Anzahl der Patienten, die behandelt werden müssen, um ein „Ereignis" (Fraktur) zu verhindern).

Fraktur-Prävention durch Vitamin D

Eine 2005 publizierte Meta-Analyse hochqualitativer Primärpräventionsstudien (n = 9829) zeigte, dass 700–800 IE Vitamin D pro Tag das relative Risiko für eine Hüftfaktur um 26 % und jegliche Fraktur außerhalb der Wirbelsäulen um 23 % im Vergleich zu Kalzium oder Placebo (17) verringern. Hingegen war eine Dosis von nur 400 IE oder ein damit verbundener Anstieg des 25-Hydroxyvitamin D auf nur etwa 60 nmol/l nicht ausreichend für eine Risikominderung durch Vitamin D (17).

Der Anti-Fraktur-Effekt trat in einem Rechenmodell abhängig vom Vitamin D-Spiegel erst ab mindestens 74 nmol/l auf. Ein solcher Wert wurde nur in Behandlungsstudien mit 700-800 IE Vitamin D erreicht (17). Dazu passend zeigen epidemiologische Daten, dass die Knochendichte an der Hüfte bei jüngeren und älteren Personen (13) und die Beinfunktion bei älteren Personen (18) mit höherem Vitamin D-Spiegel steigt und eine optimale Knochendichte beziehungsweise Beinkraft zwischen 75 und 100 nmol/l erreicht wird.

Wie wichtig ist die Kombination mit Kalzium?

Verschiedene Studien, unter anderem zwei 2007 publizierte Meta-Analysen, lassen darauf schliessen, dass die Kombination aus Vitamin D und Kalzium das Frakturrisiko signifikant reduziert (16), (19). Beide Meta-Analysen haben jedoch keinen Schwerpunkt auf hochqualitative Studien gelegt, sondern auch nichtverblindete Studien in die Auswertung eingeschlossen.

Dies hat möglicherweise zu einer Überbewertung der Kombination mit Kalzium und einer Unterbewertung der Vitamin D-Dosierung beigetragen. So zeigte eine weitere Meta-Analyse mit einem Schwerpunkt auf hochwertigen Doppelblindstudien, dass Kalziumsupplemente alleine in einer Dosierung von 800–1.600 mg am Tag das Risiko für Frakturen außerhalb der Wirbelsäule nicht beeinflusst und das Hüftbruchrisiko um 64 % erhöht (20).

Eine mögliche Erklärung für den negativen Effekt einer ausschließlichen Gabe von Kalzium könnte sein, dass Kalziumgaben die Phosphat-Aufnahme hemmen (21). Falls nun Phosphat fehlt, wird das in den Knochen einzubauende Kalzium-Phosphatprodukt gestört. Da bei älteren Personen durch eine verminderte Eiweißaufnahme oft ein Phosphatmangel besteht, können so Kalziumsupplemente ohne Vitamin D bei älteren Personen zu einem Knochenabbau beitragen (21) und das Hüftbruchrisiko erhöhen.

Diese These bestätigt die neuste Meta-Analyse von 4 Doppelblindstudien, die Kalzium-Supplemente ohne Vitamin D gegen Placebo verglichen haben (20). In derselben Meta-Analyse wurden auch prospektive Kohortendaten zur gesamten Kalziumeinnahme bezüglich Hüftfrakturrisiko untersucht.

Da in Kombination mit Vitamin D eine gewisse Menge an Kalzium für die Knochengesundheit essentiell ist, sind besonders bei älteren Personen Milchprodukte als Kalziumquelle wertvoll, da über die Milchprdukte Kalzium plus Protein (und damit Phosphat) zugeführt wird. Für die Osteoporose-Prävention in der täglichen Praxis sind daher reine Vitamin-D-Supplemente interessant, die dann mit einer Kalzium- und proteinreichen Ernährung kombiniert werden können.

Zusammenhang von Vitamin D und Muskelkraft

Vitamin D scheint neben einer von den Rezeptoren unabhängigen Begünstigung des Kalziumeinstromes in die Muskelfaser auch durch eine direkte Bindung an den spezifischen intrazellulären Vitamin D-Rezeptoren in der Muskulatur eine Förderung der Proteinsynthese zu wirken (22).

In einer klinischen Studie mit aktivem Vitamin D über 3 Monate wurde diesbezüglich bei Frauen mit Osteoporose in den Wechseljahren eine relative Zunahme der Muskelfasern dokumentiert (19). Grundsätzlich ist eine proximale Muskelschwäche ein klinisches Zeichen einer schweren Vitamin D-Unterversorgung, die durch eine Vitamin D-Therapie beseitigt werden kann.

Zwei randomisierte Doppelblind-Studien bei älteren Personen weisen auf einen ursächlichen Zusammenhang zwischen Vitamin D und Muskelkraft/Gleichgewicht hin. Bei ambulant betreuten älteren Frauen in Deutschland führte eine 2-monatige Therapie mit Vitamin D (800 IE) plus Kalzium (1.200 mg/Tag) zu einer signifikanten 9-prozentigen Verbesserung des Gleichgewichts im Stehen verglichen zu Kalzium alleine (1.200 mg/Tag) (20).

In einer weiteren, ebenfalls randomisierten Doppelblind-Studie bei älteren Frauen in der Langzeitpflege in Basel ergab die gleiche Behandlung über 3 Monate eine bis zu 11 % verbesserte Funktion (21). Zudem zeigte sich eine 49 %ige Reduktion des Risikos zu stürzen.

Damit kommen wir zum Sturzrisiko.

Anti-Sturz-Effekt von Vitamin D

In einer 2004 publizierten Meta-Analyse (23), basierend auf 5 randomisierten Doppelblindstudien (n = 1237), reduzierte Vitamin D das Sturzrisiko älterer Person um 22 % im Vergleich zu Placebo oder Kalzium. Die bei der Beurteilung von Therapien immer sehr wichtige „Number needed to treat" (NNT) war 15, was bedeutet, dass 15 Personen therapiert werden müssten, um eine Person vor einem Sturz zu bewahren.

Die weitere Analyse der Daten ergab auch in diesem Zusammenhang wieder, dass die ausreichend hohe Dosierung von Vitamin D ganz wichtig ist. In einer Studie, die nur 400 IE Vitamin D untersuchte, kam es zu keiner Sturzreduktion (24), während in zwei Studien, die 800 IE Vitamin D plus Kalzium (1.200 mg/Tag) testeten, eine Verminderung des Sturzrisikos um 35 % auftrat (23). In neueren Studien reduzierte Vitamin D in einer Dosierung von 700–1.000 IE/Tag Stürze kurz- und längerfristig zwischen 35 und 65 % bei institutionalisierten und zuhause lebenden Personen (25), (26), (27).

Standortbestimmung Vitamin D-Status

Adäquate Vitamin D-Spiegel von mindestens 75 nmol/l werden nur von etwa 30 % der gesunden älteren Bevölkerung in den USA (13) und von weniger als 20 % älterer Personen in Europa erreicht (28), (29). In einer neuen Untersuchung bei 222 Hüftbruchpatienten in Zürich zeigten 60 % einen schwersten Vitamin D-Mangel (< 30 nmol/l) und weniger als 5 % erreichten 75 nmol/l (3). Bei Eintritt in das Akutspital waren nur 6 % mit 800 IE Vitamin D versorgt (3). Anhand internationaler und nationaler Richtlinien werden bei älteren Personen zur Fraktur- und Sturzprävention generell 800 IE Vitamin D empfohlen (30), (31).

Risikofaktoren für Vitamin D-Mangel

Mit dem Alter nimmt die Kapazität, Vitamin D zu produzieren, etwa 4fach ab (32). Ausserdem trägt eine vermehrte Hautpigmentierung zu einer verminderten hauteigenen Vitamin D-Produktion bei (32). In Zentral- und Südeuropa wird zudem bei jüngeren und älteren Personen in den Wintermonaten praktisch kein hauteigenes Vitamin D produziert (32).

Tatsächlich ist in unserer heutigen Zeit die Sonne keine verlässliche Vitamin D-Quelle und nicht ohne Risiko (Hautalterung und Melanomrisiko). Daher ist eine generelle Vitamin D-Supplementierung bei älteren Personen ab 60 Jahren von mindesten 800 IE Vitamin D pro Tag ganzjährig sinnvoll. Ideal ist eine Messung des 25-Hydroxyvitamin D-Spiegels im Serum 6-8 Wochen nach Therapiebeginn, um sicher den Zielwert von 75 nmol/l (30 ng/ml) zu erreichen.

Personen mit einem schweren Vitamin D-Mangel brauchen mehr Vitamin D (3), bei älteren Personen können intermittierende Gaben von oralem Vitamin D (wöchentlich oder monatlich in äquivalenter Dosierung) sinnvoll sein. Leider wird die intramuskuläre Injektion mit 300.000 Einheiten schlecht absorbiert und führt zu minimalen Anstiegen von 25-Hydroxyvitamin D im Blut.

Die Haut – unser Sonnensegel

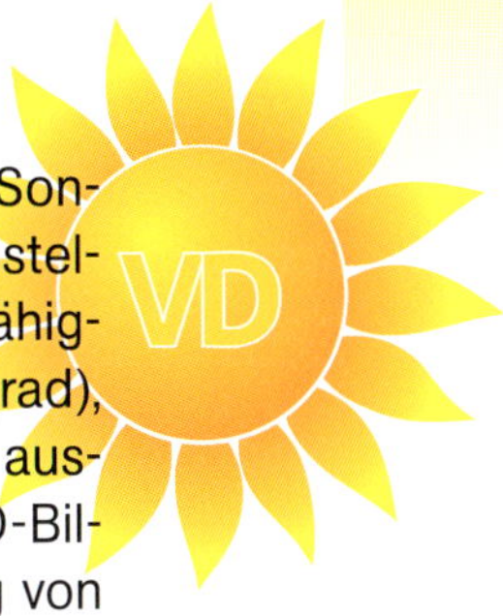

Die Fakten
Eigentlich ist unsere Haut in der Lage, mit Hilfe des Sonnenlichts genügend Vitamin D für den Körper herzustellen. Folgende Faktoren schränken jedoch diese Fähigkeit ein: Alter, Sonnenstand (Jahreszeit, Breitengrad), Hautfarbe und insbesondere unser Lebensstil. Eine ausgewogene Sonnenexposition ist für die Vitamin D-Bildung unerlässlich und hat selbst für die Entstehung von bösartigen Hauttumoren eher einen positiven Effekt.
Literatur: 1, 4, 6, 9

Wenn der Nachrichtensprecher im Fernsehen berichtet, dass die Astronauten im Weltraum ein Sonnsegel reparieren mussten, nicken wir verständnisvoll: „Ja, ja die Jungs brauchen doch Energie dort oben!" Dabei vergessen wir völlig, dass wir ebenfalls über ein Sonnensegel von fast 2 m^2 Fläche verfügen: unsere Haut! Anstatt sie bestimmungsgemäß zu nutzen, um Sonnenlicht für den Körper einzufangen, verstecken wir sie immer mehr unter Kleidern und Sonnencreme.

Auch in diesem Kapitel können nur einige Besonderheiten der Haut im Zusammenhang mit UV-Strahlung dargelegt werden, um den Überblick über die Bedeutung von Vitamin D für den menschlichen Körper nicht zu verlieren.

Wie bereits in Kapitel 3 „Der Sonnenkult" beschrieben, ist im Laufe der letzten Jahrzehnte aus dem verehrten Sonnengott für die meisten Menschen eine Bedrohung geworden, die uns den tödlichen Hautkrebs beschert. Damit unterschätzt diese Sorge völlig die Anpassungsfähigkeit des Menschen an seine Umgebung. Der Körper ist so angelegt, dass er sich auf die Effekte des Sonnenlichts einstellen kann – wenn wir damit richtig umgehen!

Beginnen wir mit der ultravioletten Strahlung des Sonnenlichts. Diese unterteilt sich in Abhängigkeit von ihrer Wellenlänge in UVA-, UVB- und

UVC-Strahlung. Letztere ist für uns ohne Bedeutung, da sie völlig von der Ozonschicht, die die Erde umgibt, weggefiltert wird. Je nach Witterung und Jahreszeit erreichen jedoch UVA- und UVB-Strahlen den Körper, wo sie unterschiedliche Wirkungen entfalten:

Durch UVA-Strahlung kommt es zur Faltenbildung in der Haut und, in extrem hohen Dosen, zur Verursachung von Melanomen (schwarzem Hautkrebs).

Durch die UVB-Strahlung kommt es zu Hautrötung und Pigmentbildung. Lang andauernde, intensive Einwirkung führt vermehrt zu weißem Hautkrebs (Basaliom). Kommt es durch zu viel UVB-Strahlung zum Sonnenbrand, kann dies ebenfalls zur Bildung von schwarzem Hautkrebs beitragen. Andererseits wird durch die UVB-Strahlung in der Haut die Reaktion ausgelöst, die zur Produktion von Vitamin D führt. Dies wiederum schützt den ganzen Körper vor bösartigen Tumoren. Selbst in der Haut hat das Sonnenhormon einen positiven Einfluss auf die Bösartigkeit der Tumore (1, 2).

Bis vor kurzem wurde von den Sonnenschutzmitteln nur die UVB-Strahlung abgeblockt. Da die Sonnenschutzmittel nur die UVB-Strahlen blokkierten, konnten die UVA-Strahlen ungehindert auf die Haut einwirken und Schaden anrichten (3)! Durch diesen Umstand könnten die Sonnenschutzmittel sogar das Gegenteil von dem bewirkt haben, was sie versprachen: anstelle eines Schutzes der Haut die Zunahme von Melanomen in der Bevölkerung, die sich in falscher Sicherheit wähnte (siehe auch Abbildung 21).

Bezeichnenderweise hat die Häufigkeit des bösartigen Hautkrebses bereits zugenommen, bevor das vielzitierte Ozonloch entstand (4). Dankenswerterweise hat die Forschung mittlerweile „Breitbandspektrum-Sonnenschutzmittel“ entwickelt, die sowohl gegen UVA- als auch UVB-Strahlen schützen.

Zu der Krebsentstehung in der Haut ist anzumerken, dass der schwarze und der weiße Hautkrebs ganz unterschiedliche Eigenschaften haben. Letzterer ist in der Tat der häufigste bösartige Tumor des Menschen und entsteht durch langfristige übermäßige Sonnenexposition. Allerdings tritt er in der Regel erst in höherem Alter auf, wächst sehr langsam und metastasiert praktisch nie. Er lässt sich darüber hinaus gut behandeln. Daher sterben auch nur 0,5 % der Betroffenen an diesem Tumor.

Der sehr bösartige schwarze Hautkrebs (malignes Melanom) verhält sich genau umgekehrt: Er tritt viel seltener auf als der weiße Hautkrebs, metastasiert dafür jedoch sehr rasch und führt in einem hohen Prozentsatz zum Tode. Als Ursache für den schwarzen Hautkrebs werden mehrere Faktoren diskutiert: mehrfacher Sonnenbrand insbesondere in der frühen Kindheit, intensive Sonnenexposition unter Sonnenschutzmitteln, die nur vor UVB-Strahlen schützten, wie bereits erwähnt, und eine erbliche Belastung, insbesondere bei Menschen mit vielen Muttermalen (Nävi).

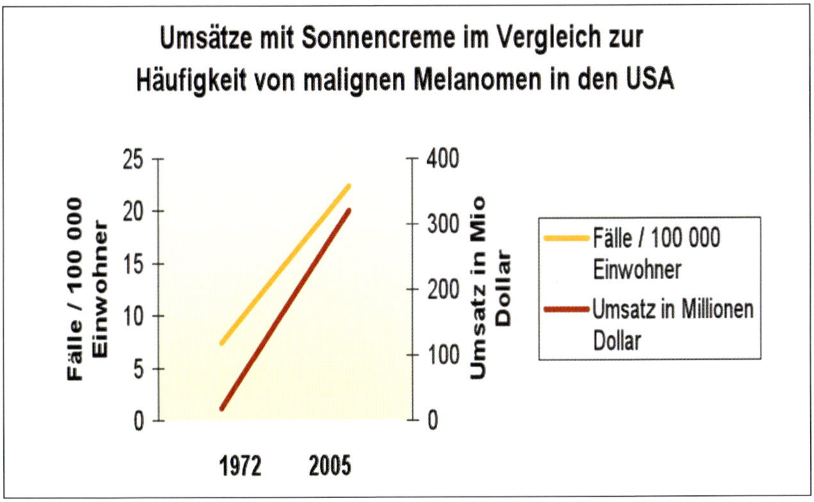

Abbildung 21: Entwicklung der Verkaufszahlen für Sonnenschutzmittel und Häufigkeit von schwarzem Hautkrebs (3). Der parallele Verlauf der Entwicklung ist sicherlich kein Beweis für einen ursächlichen Zusammenhang, stimmt jedoch zumindest nachdenklich!

Diese verschiedenen Ursachen erklären, warum Melanome auch bei Menschen auftreten, die sich nicht sonnen und an Körperstellen, die der Sonne gar nicht ausgesetzt sind. So fanden die beiden schon erwähnten Forscher Garland im Rahmen ihrer Untersuchungen von Angehörigen der amerikanischen Kriegsmarine, dass Soldaten, die auf den Flugzeugträgern über Deck arbeiteten, ein geringeres Melanomrisiko hatten als diejenigen, die unter Deck arbeiteten (5).

Somit bewahrheitet sich wieder eine der Weisheiten von Hippokrates, dem Altmeister der Medizin: „Die Dosis macht das Gift!" Die Haut verhält sich als Organ nicht anders als andere Organe im Körper. Wird sie mäßig und regelmäßig durch UV-Strahlung „belastet" und damit trainiert, reagierte sie darauf mit einer vermehrten Pigmentbildung.

Im Rahmen der menschlichen Entwicklungsgeschichte entwickeln sich diese Varianten der Pigmentierung bis hin zu der schwarzblauen Hautfarbe afrikanischer Völker in Äquatornähe, genauso wie vermehrt belastete Muskulatur mit vermehrter Muskelbildung oder ein trainiertes Gehirn mit vermehrten Nervenzellverknüpfungen reagiert. Hingegen führen kurzfristige Überbelastungen in allen Organsystemen zu Schäden – nicht nur in der Haut.

Welche Risikofaktoren sind nun dafür verantwortlich, dass die Vitamin D-Bildung in der Haut nicht ausreicht? Hier unterscheiden wir solche Faktoren, die wir nicht beeinflussen können, von den Faktoren, die mit unserem Lebensstil zusammenhängen und daher sehr wohl beeinflussbar wären. Zur ersten Gruppe von Faktoren zählt das Alter, da es mit zunehmenden Jahren dem Körper schwer fällt, Vitamin D mit Hilfe des Sonnenlicht zu gewinnen (6, 7).

Auch die Rasse eines Menschen lässt sich nicht ändern. So haben die Menschen afrikanischer Abstammung infolge des hohen Pigmentgehaltes in ihrer Haut Schwierigkeiten, ausreichend Vitamin D zu bilden. Wenn sie nicht mehr in ihrer ursprünglichen Heimat leben, scheint die Sonne in diesen Breitengraden nicht so intensiv wie am Äquator. Dadurch wird auch die vermehrte Anfälligkeit afroamerikanischer Bürger in den USA für Bluthochdruck, Diabetes und Herz-Kreislauf-Erkrankungen erklärt (8).

Ein wesentlicher Faktor, der nur mit größerem Aufwand beseitigt werden kann, ist die geographische Lage des Wohnortes. Wer nördlich des 40.–45. Breitengrades wohnt (das ist grob gesagt bei uns nördlich der Alpen) hat zwischen November und Februar selbst bei Sonnenschein keine Chance, Vitamin D in der Haut zu bilden. Im Winter ist das Sonnenlicht einfach nicht kräftig genug (9, 10).

Von größter Bedeutung ist jedoch der Lebensstil – unabhängig davon, ob er individuell gewählt oder durch die Zugehörigkeit zu einem besonderen Kulturkreis bedingt ist (siehe auch Kopftuchdebatte in Deutschland). Ebenso ist es für den Effekt ohne Bedeutung, ob der Mangel an Sonnenlicht dadurch entsteht, dass im Freien der gesamte Körper mit Kleidung verhüllt wird (11) (siehe auch Abbildung 5 in Kapitel 5) oder ob man den ganzen Tag drinnen vor dem Computerbildschirm oder dem Fernsehapparat verbringt (10).

Selbst regelmäßiger Freizeitsport garantiert nicht mehr, dass wir genügend Sonnenhormon bilden können. Exemplarisch seien Wasserski und Surfen im Neoprenanzug, Skilaufen in der „indoor"-Flutlichtanlage und „Mountainbiken in zünftiger Ausrüstung" genannt (Abbildung 22). Sollte doch noch ein Fleck der Haut unbedeckt bleiben, wird sie sorgfältig mit Sonnencreme abgedeckt.

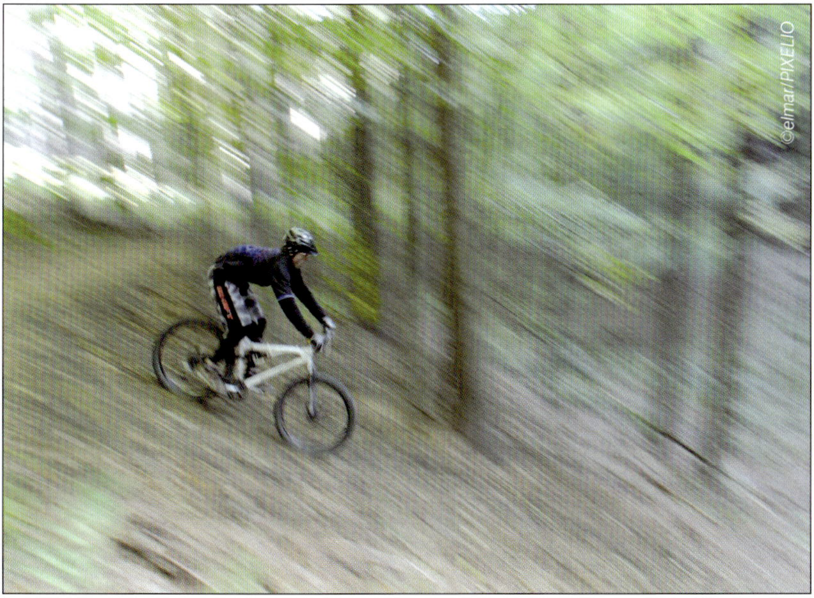

Abbildung 22: Eingepacktes Sonnensegel: Mountainbiken als Freizeitsport ohne UV-Einfluss

Untersuchungen von Professor Hollick ergaben, dass Sonnencreme mit einem Lichtschutzfaktor 8 die Vitamin D-Produktion bereits um 97,5 % reduziert und mit einem Lichtschutzfaktor 15 sogar um 99,9 % (5).

Eine Sonnenexposition von der Intensität, die zu einem Sonnenbrand führt, sollte allerdings unbedingt vermieden werden. Maßvolle, regelmäßige Sonnenexposition ist jedoch unsere Hauptquelle für Vitamin D. Vergleicht man unter diesen Vorzeichen das Risiko der Entstehung eines Hautkrebses mit dem Risiko, infolge eines Vitamin D-Mangels zahlreiche bösartige Tumoren in anderen Organen auszulösen (siehe Kapitel 6), wird klar, warum eine ausreichende Vitamin D-Versorgung für unsere Gesundheit so wichtig ist (12).

Neuesten Untersuchungen zufolge profitieren sogar Menschen mit einem schwarzen Hautkrebs von einem ausreichenden Vitamin D-Spiegel (1). So zeigen Patienten mit hohen Vitaminspiegeln im Blut ein günstigeres Stadium der bösartigen Tumore und ein langsameres Fortschreiten der Erkrankung. Menschen, die an einem bösartigen Tumor im Sommer operiert werden, haben eine bessere Überlebenschance als die im Winter operierten (13).

Dabei sind in dieser Rechnung nicht einmal die anderen positiven Auswirkungen des Sonnenhormons im Bereich der Knochen, des Immunsystems, des Nervensystems sowie des Herzens und der Gefäßerkrankungen berücksichtigt. Wie der einzelne (informierte) Mensch sich nun in Bezug auf die Vitamin D-Zufuhr im Rahmen seines individuellen Lebensstils und seiner Gesundheitsvorsorge entscheidet, bleibt seiner Verantwortung überlassen. Im Kapitel 27 „Allgemeine Präventionsregeln" im Anhang wird dies anhand des Beispiels Vitamin D erläutert.

Auch für die Schutzfunktion der Haut liefert Vitamin D seinen Beitrag. Kommt es im Rahmen einer Verletzung der Haut zum Eindringen von Bakterien, werden mithilfe von Vitamin D in den infizierten Zellen antimikrobielle Peptide (AMP) sozusagen als Antibiotika gegen die Eindringlinge hergestellt (14). Diese Eigenschaft gehört mit zu den bereits erwähnten Einflüssen, die Vitamin D auf das angeborene Immunsystem unseres Körpers hat (siehe Kapitel 11 „Störungen des Immunsystems").

Auf zwei weitere interessante Beziehungen zwischen Vitamin D und der Haut – die Schuppenflechte (15) und den Haarwuchs (16, 17) – kann ich aus Platzgründen an dieser Stelle nicht näher eingehen.

Zum Abschluss dieses Kapitels möchte ich jedoch nochmals über den Tellerrand schauen und den Blick weiten für den größeren Zusammenhang. So, wie wir gelernt haben, dass Vitamin D nicht nur für die Knochen da ist, müssen wir auch lernen, dass andere Stoffe im Körper ebenso eine viel größere und vielfältigere Bedeutung haben – unter anderem auch für die Haut – als wir dies lange Zeit geglaubt haben.

Als Beispiel nenne ich die sekundären Pflanzenstoffe und die essenziellen Fettsäuren, von denen wir bereits länger wissen, dass sie für die Gesundheit unseres Gefäßsystems eine Rolle spielen. Ihr Mangel führt zu chronischen Erkrankungen wie Arteriosklerose, Herzinfarkt und Schlaganfall. Die gleichen Substanzen haben auch für die Haut einen schützenden Effekt vor der UV-Strahlung (18, 19, 20).

Ein Mangel an diesen Substanzen bedeutet daher für den Körper nicht nur Probleme im Gefäßbereich, sondern auch eine erhöhte Empfindlichkeit der Haut für die UV-Strahlung. Daraus wiederum resultieren vermehrter Sonnenbrand und erhöhtes Krebsrisiko. In dem Kapitel „Das tödliche Quartett" werde ich diese organübergreifenden Zusammenhänge noch näher erläutern.

17 Der Haken an der Geschichte

Die Fakten

Gemessen an den positiven Effekten sind die Risiken einer gesteigerten Vitamin D-Zufuhr für den Körper minimal bzw. bei korrekter Vorgehensweise überhaupt fraglich. Die bisherigen oberen Grenzwerte der Zufuhr sind daher als überholt anzusehen und zu korrigieren.

Literatur: 1, 8, 9

„Wo viel Licht ist, ist auch viel Schatten....“ besagt ein altes Sprichwort. Bezogen auf Medikamente bedeutet dies in der Regel, dass ein hochwirksames Medikament auch ausgeprägte Nebenwirkungen haben kann. Als Beispiel seien die Antibiotika genannt, die nicht nur die eingedrungenen Entzündungskeime der Infektionskrankheiten vernichten, sondern zugleich auch die in unserem Darm benötigten Bakterien. Oder Krebsmittel, die zu Haarausfall und Blutarmut führen.

Es ist daher legitim, auch in Bezug auf Vitamin D nach möglichen Nebenwirkungen zu fragen. Denn auch hier gilt, wie überall im Leben: Eine erkannte Gefahr ist eine gebannte Gefahr. Doch gibt es so etwas überhaupt bei unserem Sonnenhormon? Schließlich wird es doch vom Körper selbst gebildet!

In der Tat ist es so, dass der Körper sich nicht selbst mit Vitamin D vergiftet. Dazu hat er verschiedene Techniken entwickelt: Zum einen lagert er Farbstoffe (Pigmente) in die Haut ein, die wie ein Sonnenschutzmittel die einfallende UV-Strahlung abfangen. Die dunkelhäutigen Bewohner äquatornaher Landstriche liefern dafür den eindrucksvollen Beweis.

Dauert die Sonneneinstrahlung zu lange, wird ein Teil des entstehenden Vitamin D durch die UV-Strahlung in der Haut gleich wieder zerstört. Und letztendlich produziert der Körper auch nicht die aktive Form des Sonnenhormons (Calcitriol), sondern seine Vorstufe, die erst dort, wo sie gebraucht wird – nämlich in den Zellen – nach Bedarf in die aktive Form umgewandelt wird.

Als einzige Maßnahme gegen einen Mangel an UV-Licht und einem daraus resultierenden Vitamin D-Mangel kann der Körper die Pigmente wieder aus der Haut entfernen und sie damit wieder empfindlicher für das UV-Licht machen. Das funktioniert kurzfristig aber nur für hellhäutige Menschen. Der ausgeprägte Vitamin D-Mangel der farbigen Bevölkerungsanteile in den weiter nördlich gelegenen Ländern wie den Vereinigten Staaten und Kanada – und auch in unserem eigenen Land – belegt, dass angeborene Pigmenteinlagerungen wohl erst nach vielen Generationen reduziert werden können.

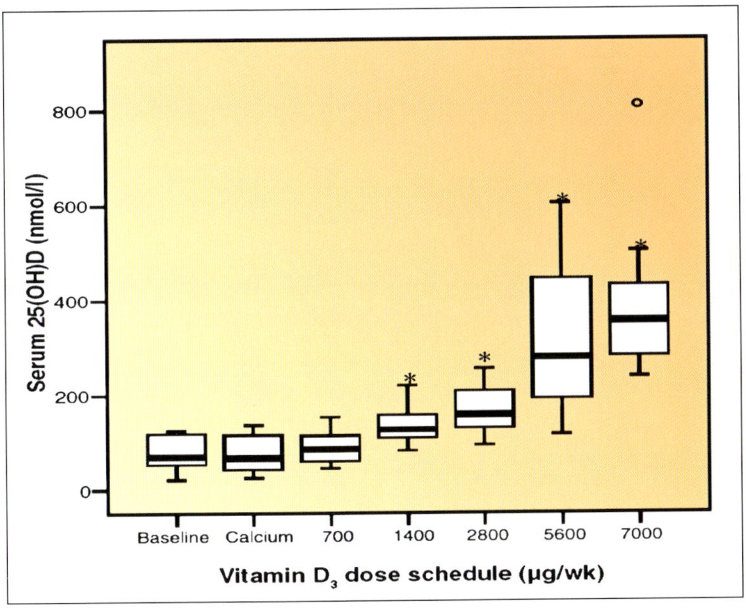

Abbildung 23: Anstieg des Vitamin D-Spiegels im Blut in Abhängigkeit von der verabreichten Dosis (1). (Die Zahlen der x-Achse geben die verabreichte Vitamin D-Menge in Mikrogramm/Woche an. 700–7000 Mikrogramm entsprechen 28.000–280.000 IE pro Woche!)

Anders sieht die Situation natürlich aus, wenn wir künstlich hergestelltes Sonnenhormon als Ergänzung zuführen (siehe auch nachfolgendes Kapitel). Doch auch hier sind die erforderlichen Mengen, um Nebenwirkungen auszulösen sehr hoch. Abgesehen von Kleinkindern mit ihrem geringen Körpergewicht wird daher nur sehr selten über Vitamin D-Vergiftungen berichtet.

Dabei handelt es sich meistens um eine irrtümliche Zufuhr von sehr hohen Dosen über einen längeren Zeitraum. Die Folge ist ein Anstieg des eigentlich sehr exakt geregelten Kalziumspiegels im Blut (2), der jedoch mit gezielten Maßnahmen rasch normalisiert werden kann (3, 4).

Andererseits ist ein erhöhter Kalziumspiegel im Blut keine direkte Kontraindikation für eine Vitamin D-Gabe. Vielmehr muss überprüft werden, ob die Erhöhung des Kalziumspiegels nicht sogar auf einen Vitamin D-Mangel zurückzuführen ist (5). In diesen Fällen wird nämlich durch die Gabe von Vitamin D der Kalziumspiegel im Blut wieder normalisiert.

Die immer wieder geäußerte Sorge, dass eine vermehrte Zufuhr von Vitamin D zu einer Verkalkung der Gefäße führen könnte, besteht ebenfalls nicht zurecht. Auch hier sind es lediglich extrem hohe Dosen und vor allen Dingen Gaben von Calcitriol, der aktiven Form von Vitamin D, die mit einer Kalkeinlagerung in den Gefäßen in Verbindung gebracht werden können (6, 7).

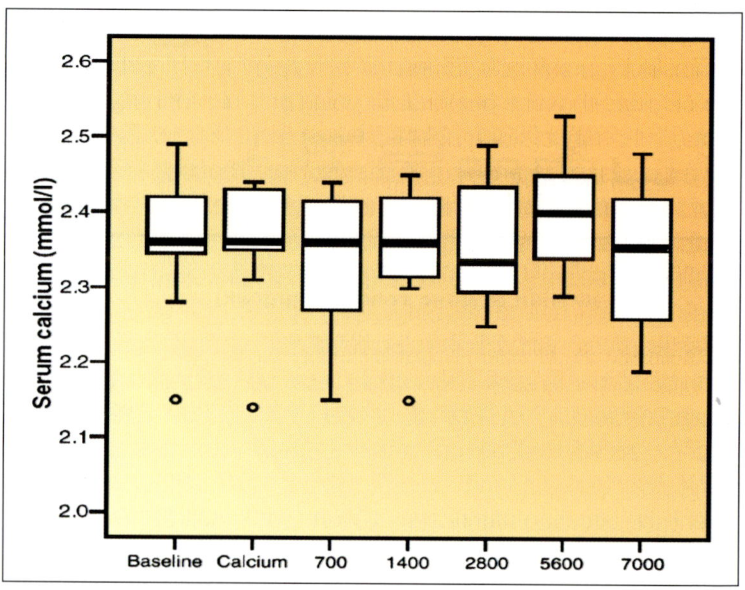

Abbildung 24: Fehlende Veränderung der Kalzium-Werte im Blut unter der Gabe von Vitamin D(1). (Die Zahlen der x-Achse geben die verabreichte Vitamin D-Menge in Mikrogramm/Woche an. 70–7000 Mikrogramm entsprechen 28.000–280.000 IE pro Woche!)

Doch, wie viel ist denn zu viel? Bis vor kurzem galten 2.000 IE täglich als oberer Grenzwert für die gefahrlose Zufuhr von Vitamin D. Angesichts des offenkundigen täglichen Bedarfs an dem Sonnenhormon, den ich im nächsten Kapitel eingehender besprechen werde, wurde in den vergangenen Jahren zunehmend klarer, dass der bisherige Grenzwert korrigiert werden muss.

Dazu wurden umfangreiche Untersuchungen durchgeführt, die zeigen konnten, dass selbst 10.000 IE Vitamin D täglich über einen längeren Zeitraum eingenommen nicht zu Komplikationen führen (8). Als ein Beispiel für diese Untersuchungen möchte ich die Ergebnisse eines Therapieversuchs an Patienten mit Multipler Sklerose erwähnen (1, Abbildung 23 und 24).

Es soll allerdings nicht verschwiegen werden, dass es einige wenige Publikationen gibt, die vor einer Fehleinschätzung des Sonnenhormons warnen. So diskutiert z. B. ein in 2008 erschienener Artikel eines australischen Kollegen die Möglichkeit, dass der allgemeine Zusatz von Vitamin D in Nahrungsmitteln zu einer Störung des Immunsystems und dies wiederum zur vermehrten Ausbildung von chronischen Erkrankungen führen könne (9).

Solche vorgetragenen Vorbehalte bedürfen sicherlich einer weiteren, sorgfältigen Abklärung. Angesichts der Fülle von positiven Aussagen zu den Auswirkungen des Sonnenhormons auf den menschlichen Körper überwiegen jedoch eindeutig die Vorteile der Beseitigung der Folgen des weit verbreiteten Vitamin D-Mangels gegenüber den potentiellen Nachteilen. Dies gilt sowohl für die Frage der möglichen Überdosierung durch künstlich hergestelltes Vitamin D als auch der möglichen negativen Effekte für die Haut durch das Sonnenlicht.

Das dazu passende Zitat von Hippokrates habe ich bereits zitiert:

„Die Dosis macht das Gift!“

Wie viel Sonnenhormon wir denn nun wirklich brauchen, werde ich im nächsten Kapitel besprechen.

18 Wie viel Vitamin D braucht der Mensch?

Die Fakten

Zur regelrechten Versorgung der Körperzellen sind Vitamin D-Spiegel im Blut von 32–100 ng/ml angezeigt. Um diese Spiegel zu erreichen, benötigt man täglich etwa 4.000 IE, die man entweder in der Haut mit Hilfe von UV-Strahlen selbst produzieren oder – ersatzweise künstlich hergestellt – zuführen muss. Falls stillende Mütter nicht etwa 6.000 IE zuführen, benötigen die gestillten Säuglinge zusätzlich 800 IE täglich.

Kinder und Jugendliche, die sich nicht genügend im Freien aufhalten, benötigen 1.000–2.000 IE täglich, je nach Körpergewicht. Wer sich über die Eigenproduktion nicht klar ist und individuell Vitamin D ergänzen möchte, sollte seinen Vitamin D-Spiegel im Blut als Berechnungsbasis bestimmen lassen.

Literatur: 3, 11, 12, 14, 16

Mit der Entwicklung der voll automatischen Labordiagnostik in den vergangenen beiden Jahrzehnten schien ein alter Wunschtraum der Medizin in Erfüllung zu gehen: mit geringem Aufwand aus einer Blutprobe eine umfassende Diagnose zu stellen. Wie sich zwischenzeitlich herausgestellt hat, war dieses Ziel aus zwei Gründen unrealistisch.

Zum Einen entziehen sich chronische Erkrankungen sehr lange dem Nachweis durch die Labordiagnostik. Ferner mussten wir lernen, dass die Festlegung von Referenz- oder Normalbereichen viel schwieriger ist, als wir gedacht hatten. Dabei ist die Definition des Normalbereichs allgemein akzeptiert: Die Laborwerte von 95 % der gesunden Bevölkerung liegen innerhalb dieses Bereiches.

Viel schwieriger gestaltet sich hingegen die Definition, welche Personen in der Bevölkerung als normal anzusehen sind und so für ein Normalkol-

lektiv infrage kommen. Denn die Werte dieser Auswahl ergeben anschließend den Normalbereich. Wähle ich zufälliger Weise eine Reihe von Personen aus, die unerkannt bereits erkrankt sind, verfälschen deren Ergebnisse meinen vermeintlichen Normalbereich.

Noch schwieriger wird die Situation, wenn es zu Veränderungen bestimmter Eigenschaften bei einem großen Teil der Bevölkerung kommt. Als aktuelles Beispiel können wir uns die Zunahme des Körpergewichtes anschauen. Deutschland ist im vergangenen Jahr zwar nicht Weltmeister im Fußball, dafür aber Europameister in der Fettsucht geworden!

Mehr als die Hälfte aller Deutschen ist übergewichtig. Wiegen wir heute eine repräsentative Anzahl von Menschen in Deutschland, so erhalten wir eine „Normalverteilung", die in keiner Weise mehr dem entspricht, was zum Beispiel vor 50 Jahren normal gewesen ist.

Genau dieses Problem findet sich wohl auch bei der Vitamin D-Bestimmung im Blut. Zu dem Zeitpunkt, als wir labortechnisch in der Lage waren, das Sonnenhormon im Blut exakt zu bestimmen, war es bei vielen Menschen bereits zu den Veränderungen im Lebensstil gekommen, die für den beschriebenen Vitamin D-Mangel verantwortlich sind. Entsprechend ergab sich ein relativ zu niedriger Normbereich bei den gemessenen, nur scheinbar „gesunden" Menschen.

In Unkenntnis dieser Zusammenhänge haben wir jahrelang mit diesem falschen, das heißt zu niedrigen Normbereich in der Medizin gearbeitet. Eine Korrektur erfolgte erst in den vergangenen beiden Jahren, als die zunehmende Zahl von wissenschaftlichen Untersuchungen den Verdacht erhärtete, dass der bisher verwendete Normalbereich zu niedrig sei.

Dabei zeigten die Untersuchungen von ganz unterschiedlichen Organen oder Erkrankungen mit steigenden Vitamin D-Spiegeln ganz klar Dosis abhängige Veränderungen bis zu einem „Schwellenwert" von etwa 100–110 nmol/l (siehe Abbildung 25).

Diese Befunde wurden bestätigt durch Messungen bei Personen, die ganzjährig im Freien in einger Gegend mit ausreichendem Sonnenschein arbeiten, wie z. B. die Bademeister in Florida. Hier fanden sich

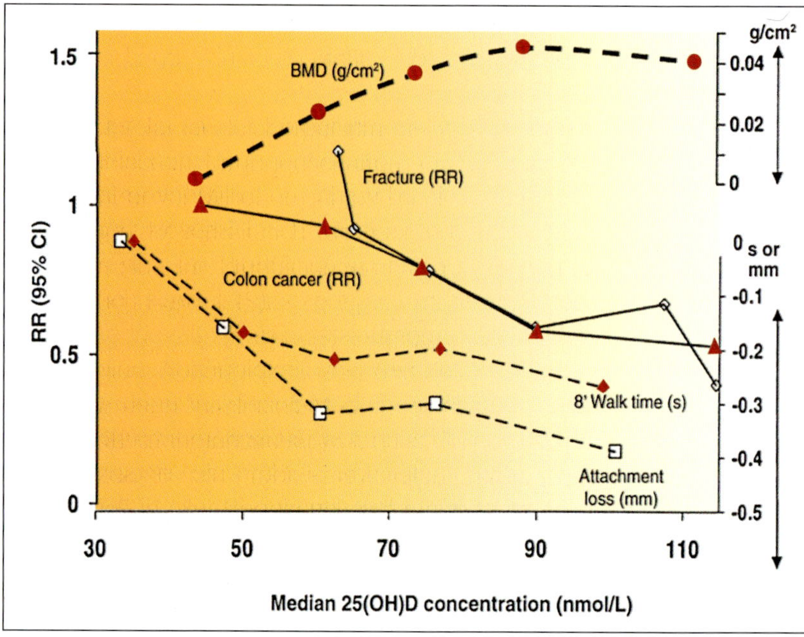

Abbildung 25: Darstellung der veränderten Wahrscheinlichkeit (RR, linke Achse) für verschiedene Eigenschaften und Erkrankungen des Körpers in Abhängigkeit von der Höhe des Vitamin D-Spiegels. (Kurvenbezeichnung in der Reihenfolge von oben nach unten: BMD: Knochenmineralgehalt, Fracture: Frakturrisiko, Colon cancer: bösartiger Darmtumor, 8' Walk time: Muskelkraft, Attachment loss: Verlust des Kieferknochens (1).

Werte für unser Sonnenhormon zwischen 120 bis 150 nmol/l im Blut (2). Dies entspricht etwa dem dreifachen dessen, was bis vor wenigen Jahren als „normal" angesehen wurde

Diese und zahlreiche weitere Veröffentlichungen haben zu den folgenden neu gefassten Beurteilungen des Vitamin D-Spiegels im Blut geführt, die in der Tabelle 6 dargestellt sind.

Wenn wir jetzt unsere Zielgröße für Vitamin D im Blut wissen (etwa 100 nmol/l) ergibt sich die Frage: „Wie viel Vitamin D brauche ich täglich, um diesen Spiegel aufrecht zu erhalten?" Diese Frage wird zwischenzeitlich von den Fachleuten weitestgehend übereinstimmend beantwortet: rund 4.000 IE pro Tag! Daran schließt sich natürlich gleich die nächste Frage an: „Und woher bekomme ich diese Menge?"

Vitamin D-Spiegel im Blut und ihre Beurteilung		
25 (OH) D Spiegel (ng/ml)	**25 (OH) D Spiegel (nmol/L)**	**Beurteilung**
<20	<50	Absoluter Mangel
20–32	50–80	Relativer Mangel
32–100	80–250	Regelrechte Versorgung
54–90	135–225	Normal in Sonnenländern
>100	>250	Übermaß
>150	>325	Intoxikation

Tabelle 6: Vitamin D-Spiegel im Blut und ihre Beurteilung
Angegeben ist jeweils der Messbereich in ng/ml und nmol/l, da die Ergebnisse verschiedener Labore unterschiedlich dokumentiert werden. Beide Angaben entsprechen sich jedoch mit einem (gerundeten) Umrechungsfaktor: ng/ml x 2.5 = nmol/l. (Modifiziert nach 3).

Dazu bieten sich verschiedene Möglichkeiten an (Tabelle 7). Eine ausreichende Aufnahme mit der Nahrung ist nur bei „Extremdiäten“ wie bei den Eskimos möglich, die stark nährstoffhaltige Innereien wie die Leber der erjagten Tiere verzehren. (Die älteren Mitbürger erinnern sich vielleicht noch an den täglichen Löffel mit dem scheußlichen Lebertran, den wir als Kinder gegen die Rachitis bekommen haben.)

Mögliche Maßnahmen zur Verbesserung des Vitamin D-Spiegels im Blut
1. Das maßvolle, regelmäßige Einwirken der Sonne auf die Haut
2. Der ausreichende Zusatz von Vitamin D zu Nahrungsmitteln
3. Individuelle Zufuhr von künstlichem Vitamin D
4. Das maßvolle, regelmäßige Einwirken künstlicher UVB-Strahlen

Tabelle 7: Maßnahmen zur wirkungsvollen Verbesserung des Vitamin D-Spiegels im Blut (5)

Unsere übliche Ernährung einschließlich der bislang eher zaghaften Versuche, einzelnen Nahrungsmitteln Vitamin D zuzusetzen, reicht bei weitem nicht aus, um die Versorgung des Körpers mit Vitamin D sicherzustellen. Entsprechend findet sich in den Referenzwerten für die Nährstoffzufuhr der Deutschen, Österreichischen und Schweizer Ernährungsgesellschaften aus dem Jahr 2001 (4) für Vitamin D lediglich eine Zufuhrempfehlung von 5–10 µg/Tag! Das entspricht 200–400 IE Vitamin D und reicht natürlich bei weitem nicht aus!

Jeder einzelne dieser Vorschläge ist zwar geeignet, eine korrekte Versorgung des Körpers mit Vitamin D sicherzustellen, sieht sich jedoch sogleich konfrontiert mit zahlreichen Bedenkenträgern. Gegen den Einsatz der UV-Strahlen (sowohl natürliches als auch künstliches Sonnenlicht) wenden sich vor allem die Hautärzte, die auf das Risiko der Entwicklung von bösartigen Hauttumoren verweisen (siehe auch Kapitel 16).

Einsichtige Dermatologen mahnen allerdings zur Vernunft: „Dermatologen und andere Kliniker müssen akzeptieren, dass es eine überzeugende Beweislage gibt, dass der nützliche Effekt der UV-Strahlung die schädlichen Folgen mehr als ausgleicht!“ (6).

Gegen den großzügigen Einsatz von Vitamin D in Nahrungsmitteln und/oder als individuelle Präparate stehen die derzeit gültigen Richtlinien. Diese begrenzen die offiziell festgelegte „gefahrlose Zufuhr“ für Vitamin D auf 2.000 IE täglich, um eine Überdosierung mit schädlichen Folgen für die Gesundheit zu verhindern.

Die wissenschaftlichen Grundlagen für den Grenzwert von 2.000 IE stehen jedoch auf recht wackligen Beinen und wurden durch fundierte Untersuchungen in den letzten Jahren widerlegt. Anstelle der 2.000 IE werden inzwischen 10.000 IE als Grenzwert genannt (7, 8, 9). Die Änderung von Grenzwerten ist allerdings bekanntlich ein schwieriger und langwieriger Prozess. Er muss dennoch jetzt angestoßen werden, um das Ausmaß der Vitamin D-Katastrophe baldmöglichst problemlos und nachhaltig durch Ergänzungsmaßnahmen verringern zu können.

Bei den Überlegungen zu Ergänzungsmaßnahmen ist jedoch zu differenzieren, ob eine ganze Bevölkerung, unabhängig von den individuellen Ausgangswerten, mit einer bestimmten zusätzlichen Menge an Vitamin D versorgt werden soll, oder ob im Einzelfall ein relativer oder absoluter Vitamin D-Mangel ausgeglichen werden soll. (10).

Ersteres, also die verbesserte Versorgung der allgemeinen Bevölkerung zum Beispiel durch den Zusatz von Vitamin D zu Nahrungsmitteln wird sich nur erreichen lassen, wenn die derzeit gültigen Richtlinien geändert werden (s. o.). Die zweite Lösung, das heißt die individuelle Verbesserung der Versorgung einer einzelnen Person mit dem Sonnenhormon, ist vergleichsweise leicht zu realisieren.

Dazu bieten sich grundsätzlich zwei Vorgehensweisen an: Bei der weniger aufwändigen, allerdings auch weniger genauen Vorgehensweise, wird anhand des individuellen Lebensstils geprüft, ob eine hohe, geringe oder keine Wahrscheinlichkeit für einen Vitamin D-Mangel besteht. Die Kriterien für die Einschätzung (Dauer der UV-Exposition, Tageszeit, Jahreszeit, Hauttyp, Breitengrad des Wohnortes etc.) sprengen wieder einmal den Umfang dieses Buches, werden jedoch in dem Buch von Professor Holick sehr eingehend beschrieben und lassen sich dort nachlesen (11).

Personen mit einer hohen Wahrscheinlichkeit für einen Vitamin D-Mangel, wie z. B. Bewohner eines Altenheims, Menschen mit einer dunklen Hautfarbe oder verhüllender Kleidung, können unter gelegentlicher Kontrolle des Kalziumspiegels im Serum ganzjährig mit 2.000 IE Vitamin D pro Tag versorgt werden (oder einmalig 60.000 IE pro Monat, um das Verfahren zu vereinfachen).

Liegt nur eine geringe Wahrscheinlichkeit für einen Vitamin D-Mangel vor, sollten zumindest in den Wintermonaten 1.000 IE pro Tag verabreicht werden. Wer sich regelmäßig mit zumindest zum Teil entblößter Haut im Sommer im Freien aufhält und dabei genügend Sonne abbekommt, benötigt wahrscheinlich selbst im Winter keinen künstlichen Nachschub.

Wer es genauer wissen will und sein Sonnenhormon im Rahmen seiner individuellen Präventionsmaßnahmen optimieren möchte, der kann zunächst den Wert im Blut als Ausgangsbasis für die nachstehende Berechnung bestimmen lassen (Tabelle 8). Verlaufskontrollen in mehrmonatigen Abständen (einschließlich des Kalziumspiegels) erlauben eine Anpassung der Dosis und eine Absicherung des Vorgehens (modifiziert nach 12).

Individuelle Dosierung von Vitamin D	
Ausgangsbasis	
1,0 µg führt zu einer Erhöhung im Blut von etwa	1,0 nmol/l
1,0 µg/Tag entspricht einer Einnahme von	40 IE/Tag
Berechnungsformel:	
Zielwert z. B. 100 nmol/l minus Ausgangswert im Blut in nmol/l	
= zusätzlicher Bedarf in nmol/l	
Bedarf x 40 IE= erforderliche Dosis in IE/Tag/70 kg Körpergewicht	
Korrektur für Körpergewicht:	
Individuelles Gewicht geteilt durch 70 kg = Korrekturfaktor	
Individuelle Dosis = erforderliche Dosis mal Korrekturfaktor	

Tabelle 8: Grundlagen für eine Berechnungsformel zur individuellen Dosierung von Vitamin D. Dabei ist zu berücksichtigen, dass eine eher vorsichtige Formel verwendet wurde und dass sich der angestrebte Zielwert bei dieser Vorgehensweise erst nach mehreren Monaten einstellt (modifiziert nach 12).

Allerdings ist beim Vergleich der inzwischen recht zahlreichen Publikationen zu diesem Thema festzustellen, dass die jeweils neueren Veröffentlichungen einen eindeutigen Trend zu immer höheren Normalbereichen und damit auch höheren individuellen und pauschalen Dosisempfehlungen zeigen.

So schlug die Arbeitsgruppe von Aloia im Juni 2008 folgendes Vorgehen vor: Liegt der Ausgangsspiegel für Vitamin D unter 55 nmol/l ist eine Gabe von 5.000 IE/Tag angezeigt. Bei einem Ausgangswert von mehr als 55 nmol/l genügen 3.800 IE (13).

In mehreren dieser aktuellen Veröffentlichungen stehen Säuglinge und Kinder im Vordergrund der Überlegungen. In der im Januar 2008 erschienen Ausgabe der „Expertenmeinung" empfehlen vier der führenden Spezialisten für Vitamin D in den USA bei gestillten Säuglingen die Gabe von 800 IE Vitamin D pro Tag. Der Hintergrund für diese Empfehlung: Bedingt durch den weit verbreiteten Vitamin D-Mangel in der Bevölkerung ist leider auch in der Muttermilch nicht mehr genügend Vitamin D vorhanden (14).

Diese Substitution bei den Säuglingen lässt sich vermeiden, wenn die Mütter während der Stillperiode 6.000 IE Vitamin D täglich einnehmen. Dann ist auch genügend Vitamin D in der mütterlichen Milch vorhanden (15).

Das auf den ersten Blick mehr als eindrucksvolle Ausmaß einer solchen Dosierung von 6.000 IE relativiert sich allerdings angesichts des bereits erwähnten täglichen Bedarfs von 4.000 IE und des zu erwartenden neuen oberen Grenzwertes von 10.000 IE/Tag. Ferner ist der Umstand zu bedenken, dass das Kind über die Muttermilch ebenfalls seinen Anteil erhält, der der Mutter damit verloren geht.

Für solche Säuglinge, die in der Regel angereicherte Flaschennahrung bekommen, werden zusätzlich 400 IE als ausreichend angesehen. Hier findet sich bereits ein Teil des benötigten Vitamin D in der künstlichen Nahrung. Kleine Kinder und Jugendliche, die sich nicht genügend in der Sonne aufhalten, sollten je nach Körpergewicht zwischen 1.000 und 2.000 IE Vitamin D täglich erhalten, um einem Defizit vorzubeugen (14).

Unmittelbar vor dem Druck dieses Buches im Dezember 2008 erhielt ich die elektronische Vorab-Veröffentlichung eines Artikels von 17 internationalen Wissenschaftlern, die darin unter anderem folgenden Vorschlag unterbreiten (16):

„Bis wir über bessere Informationen bezüglich der Dosierung von Vitamin D verfügen, die für einen optimalen Blutspiegel ohne Überdosierung erforderlich ist, sollten Kinder individuell dosiert werden. Dabei sind folgende Faktoren zu berücksichtigen: Körpergewicht, Fettgehalt des Körpers, Pigmentierung der Haut, Breitengrad des Wohnortes, Jahreszeit und individuelle Sonnenexposition.

Die Summe der Zufuhr von Vitamin D (selbst durch Sonnenexposition produziertes plus verabreichtes, künstliches Vitamin D) sollte zu einer dauerhaften Anhebung des Vitamin D-Spiegels im Blut auf einen Wert >50 ng/ml führen. In der Regel dürften Kinder ohne wesentliche Sonnenexposition eine Dosis von etwa 1.000 IE pro Tag und pro 11 kg Körpergewicht benötigen.

Kinder mit chronischen Krankheiten wie Diabetes, Autismus und häufigen Erkältungen sollten einen Spiegel von 65 ng/ml erreichen. Dazu werden einzelne Kinder eine etwas höhere und andere eine niedrigere Dosierung benötigen. Diese Spiegel sollten das ganze Jahr über aufrecht erhalten werden."

Klarer und konkreter kann man die Aufforderung zur Beseitigung des Vitamin D-Mangels bei Kindern wohl kaum formulieren. Der vom Robert Koch Institut in Berlin im Sommer 2008 veröffentlichte Bericht über den Mangel an Sonnenhormon bei 90 % unserer Kinder unterstreicht nochmals den dringenden Handlungsbedarf (siehe auch Kapitel 5), den wir auch in Deutschland haben!

Auf die besondere Bedeutung des Sonnenhormons für die Entwicklung und die spätere Gesundheit des ungeborenen Kindes werde ich in dem Kapitel 24 „Schwangerschaft" näher eingehen. Zuvor möchte ich jedoch den durch meine Darstellung vielleicht entstandenen Eindruck relativieren, dass Vitamin D eine Wunderdroge ist, die alles heilen kann!

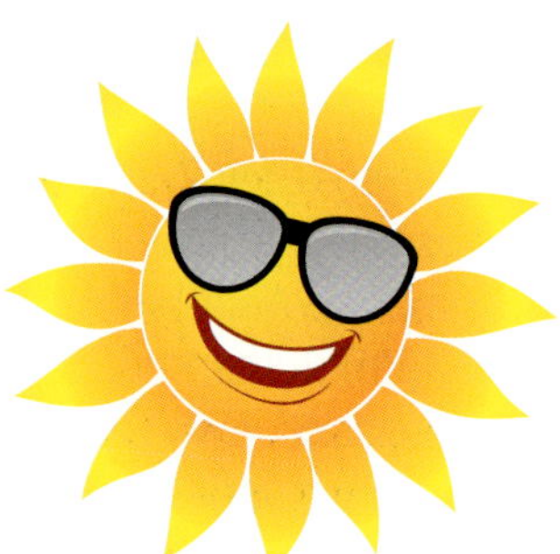

19

Vitamin D: Die neue Wunderdroge?

Die Fakten
Mit Vitamin D wurde keine neue Wunderdroge erfunden, sondern lediglich ein kleiner Teil dessen (wieder) entdeckt, was die Natur in immer noch unerreichter Weise in uns Menschen als „biochemisches Wunderwerk“ realisiert hat. Vitamin D wird zwingend im Körper benötigt, um einen regelrechten Zellstoffwechsel und damit unsere Gesundheit zu garantieren.
Außer Vitamin D sind derzeit noch drei weitere besondere Schutzfaktoren bekannt: körperliche Aktivität, essenzielle Fettsäuren und sekundäre Pflanzenstoffe.
Literatur: Siehe anschließende Kapitel

Fasst man die Vielfalt der positiven Eigenschaften von Vitamin D zusammen – was ich am Ende des Buches auch noch tun werde – ist man geneigt anzunehmen, dass wir mit dem Sonnenhormon eine neue Wunderdroge besitzen. In der Tat finden sich in der Literatur auch bereits Äußerungen, die von einer neuen „Vitamin-Ära“ sprechen.

An dieser Stelle ist es wichtig zu verstehen, dass wir mit dem Sonnenhormon eben keine neue Wunderdroge erfunden haben sondern lediglich einen kleinen Teil dessen (wieder) entdeckt und nachvollzogen haben, was die Natur in immer noch unerreichter Weise in uns Menschen als „biochemisches Wunderwerk“ realisiert hat.

Vitamin D eignet sich allerdings in idealer Weise für Maßnahmen der Verhältnisprävention, die die Verfügbarkeit des Hormons für die Menschen verbessern. So hat Vitamin-D in der Tat das Zeug, zum Schlüssel für neue Präventionskonzepte zu werden. Das Sonnenhormon ist daher einerseits ein sehr wichtiger, andererseits jedoch nur einer der Faktoren für die Erhaltung unserer Gesundheit.

Wie in dem Kapitel „chronische Erkrankungen" beschrieben, wirken ja sehr viele Einflüsse auf den Körper ein. Überwiegen die guten, bleibt uns die Gesundheit erhalten, mit der wir in der Regel auf die Welt gekommen sind. Überwiegen die negativen Einflüsse, werden wir krank. Die Abbildung 26 zeigt das Gleichgewicht von Schutz- und Schadfaktoren, in dem der Körper sich befinden sollte.

In der Vergangenheit war das wissenschaftliche Interesse vor allem auf die negativen Einflüsse, das bedeutet, die Belastungen durch Pestizide, Industrieabgase, Tabakmissbrauch, Elektrosmog und Ähnliches gerichtet. So berechtigt die Beachtung dieser Punkte auch gewesen sein mag, so ist es dennoch nicht ausreichend, nur die eine Seite der Waage zu betrachten, und die (fehlenden) positiven Faktoren und Einflüsse außer Acht zu lassen.

Meine Analyse der Situation unserer Gesundheit führt daher zu einem besonderen Zusammenhang, der jedoch leicht nachvollziehbar ist: Der Mensch wäre nie in der Lage gewesen, den Erdball vom Äquator bis nach Grönland zu besiedeln, wenn sein Körper nicht über ungeheuere Anpassungs- und Ausgleichsfähigkeiten verfügen würde.

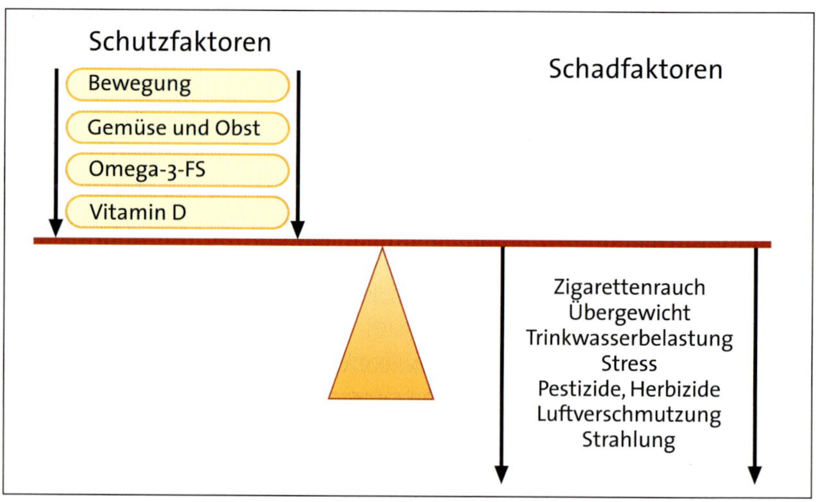

Abbildung 26: Das Gleichgewicht von schädlichen und nützlichen Faktoren ist entscheidend für die menschliche Gesundheit. Vitamin D ist einer der bisher bekannten, nützlichen Faktoren.

Es mag übertrieben klingen, doch was sind ein paar Schadstoffe im Vergleich zu der klimatischen Herausforderung der sengenden Sonne Afrikas oder der eisigen Kälte Alaskas? Wie bereits erwähnt, sollen damit nicht die Umweltgefahren verharmlost, sondern vielmehr auf die enorme Leistungsfähigkeit des Körpers verwiesen werden, den ich eingangs bereits als „biochemisches Wunderwerk“ bezeichnet habe.

Unabdingbare Voraussetzung für diese Leistung des Körpers ist allerdings, dass er optimal mit allen nötigen Nährstoffen versorgt wird, um den hoch komplizierten Stoffwechsel seiner Zellen ohne Probleme sicherzustellen! Zur Untermauerung dieser These sollen die nachstehenden Ausführungen dienen.

Die Entwicklung des Körpers hat vor Millionen von Jahren bereits Dinge realisiert, von denen wir „modernen“ Menschen glauben, sie gerade erst erfunden zu haben. Ein Beispiel ist das „Outsourcing“, das heißt, die Verlagerung von Teilen der Produktion auf Zulieferer, um auf diese Weise die Fertigungskapazität des eigenen Unternehmens zu optimieren.

Für den Körper ist der Zulieferer die Natur. Eine enorme Fülle von Substanzen, die ihm die Natur sozusagen als „Fertigprodukte“ mit der üblichen Nahrung regelmäßig zur Verfügung gestellt hat, wurden und werden vom Körper übernommen und für den eigenen Stoffwechsel genutzt. Lediglich in der Nahrung nicht verfügbare spezielle Moleküle werden von ihm selbst hergestellt.

Genau wie ein modernes Unternehmen betreibt er also „Outsourcing“ – Verlagerung auf Zulieferer. Das hat Vorteile, kann aber auch deutliche Nachteile haben – wie wir in unserer Wirtschaft in den vergangenen Jahren gesehen haben, wenn in einem Unternehmen die Lieferung der Teile von einem oder mehreren Zulieferern ausfällt.

Auch dieses Risiko hat die Natur wohl berücksichtigt und sich nur dann für eine solche Lösung entschieden, wenn sie sich aufgrund der langen, entwicklungsgeschichtlichen Erfahrung sicher war, dass die Zufuhr dieser Substanzen nie ein Problem darstellen würde. Durch die wesentliche Veränderung unseres Lebensstils innerhalb weniger Jahrzehnte haben wir jedoch diese Rechnung durchkreuzt.

Dabei ist es wichtig zu wissen, dass der Körper dreifach abgesichert ist. Das bedeutet, Mangelzustände und daraus resultierende Funktionseinbußen irgendeines Organs machen sich erst dann bemerkbar, wenn zwei Drittel der Funktion verloren gegangen sind. Für ein Industrieunternehmen unvorstellbar! Die Produktion steht nach kürzester Zeit still, wenn irgendein Zulieferer Probleme hat. Der Körper hingegen kann einen solchen Mangel über lange Zeit kompensieren. Leider hat der Körper weder ein Warnsystem für die mangelnde Zufuhr dieser Substanzen noch für die daraus resultierenden Schäden seiner Zellen.

Man fühlt sich daher subjektiv wohl und auch objektiv ist mit den gängigen medizinischen Untersuchungsmethoden wenig nachweisbar, obwohl zum Beispiel nur noch 50 % der Organfunktion vorhanden sind. Und das ist fatal, weil wir erst aufmerksam werden, wenn wir Krankheitssymptome entwickeln und es eigentlich zu spät ist, noch wirkungsvoll gegenzusteuern.

So habe ich in meinem Institut zahlreiche Patienten untersucht, die ein um 60–70% verengtes Herzkranzgefäß hatten, ohne bei der höchsten Belastungsstufe des Fahrradergometers subjektiv Beschwerden oder objektiv eine Störung der Muskeldurchblutung aufzuweisen! Der Körper hatte die Gefäßverengung durch die Ausbildung von Kollateralgefäßen bereits kompensiert.

Bezeichnenderweise gibt es das Problem des fehlenden Warnsystems nicht bei der Energiezufuhr. Die muss wohl immer schon für den Körper schwierig gewesen und entsprechend engmaschig kontrolliert worden sein! Hier meldet sich der kleine oder große Hunger umgehend, wenn die Zufuhr nicht ausreicht.

Und so haben auch wir uns in den vergangenen Jahrzehnten darauf konzentriert, die Energiezufuhr sicherzustellen, ohne auf andere Bedürfnisse des Körpers zu achten. Dieses einseitige Interesse hat dazu geführt, dass wir nicht nur das eingehend besprochene Defizit im Vitamin D-Haushalt übersehen haben, sondern noch drei weitere Defizite bei wichtigen Schutzfaktoren „pflegen" (siehe Tabelle 9).

Jeder einzelne Faktor führt in Abhängigkeit vom Ausmaß des Defizits be-

Schutzfaktoren für die Gesundheit	
Vitamin D	Körperliche Aktivität
Essenzielle Fettsäuren	Sekundäre Pflanzenstoffe

Tabelle 9: Derzeit bekannte, besondere Schutzfaktoren für die Gesundheit (siehe auch Abbildung 26).

reits zu bestimmten gesundheitlichen Beeinträchtigungen und langfristig zu einer Förderung der Entwicklung chronischer Erkrankungen. Kommen jedoch mehrere Defizite zusammen, nimmt das Unheil einen übleren Verlauf. Diese Besonderheit werde ich im Kapitel 23 „Das tödliche Quartett" erläutern.

Die eingehende Besprechung dieser drei weiteren Defizite und ihrer gesundheitlichen Folgen in der gleichen Art wie für das Vitamin D füllt jeweils ein ganzes Buch und sprengt damit bei weitem den Rahmen dieses Buches.

Andererseits ist eine gewisse Kenntnis dieser Faktoren für das Verständnis einer ganzheitlichen Gesundheitsvorsorge von wesentlicher Bedeutung, zumal diese Faktoren alle geeignet sind für den Einsatz im Rahmen von Maßnahmen zur effektiven und nachhaltigen Verhältnisprävention. Mit entsprechenden Ersatzmaßnahmen lässt sich nämlich die Verfügbarkeit der Schutzstoffe deutlich erhöhen, wenn nicht sogar normalisieren. Im Kapitel 31 werde ich auf diesen Aspekt nochmals gesondert eingehen.

Mit den nachfolgenden Kapiteln kommen wir dann zum zweiten Teil des Buches. Hier gebe ich zunächst eine kurze, orientierende Darstellung der positiven Eigenschaften des jeweiligen Schutzfaktors für den Körper und der Folgen eines einzelnen Defizits. Anschließend erläutere ich dann – wie bereits angekündigt – den Zusammenhang unserer derzeitigen Gesundheitskatastrophe mit dem gleichzeitigen Auftreten mehrerer Defizite, dem tödlichen Quartett des Defizit-Syndroms.

20 Körperliche Aktivität

Die Fakten

Die Bedeutung der Muskulatur für die Gesundheit des Körpers geht weit über den Zusammenhalt der Knochen und die Fortbewegung hinaus. Die Muskulatur ist am Zucker- und Fettstoffwechsel und damit an der Verhinderung von Diabetes, Arteriosklerose, Demenz, Krebs und Herzinfarkt beteiligt. Sie hat einen positiven Einfluss auf den Blutdruck und das Skelettsystem sowie nach neuesten Daten sogar als endokrines Organ auf das Immunsystem.

Anzustreben ist eine mäßige körperliche Belastung für 30 Minuten an 5 Tagen pro Woche sowie ein zusätzliches Krafttraining zweimal pro Woche.

Literatur: 1, 3, 17, 18

Die Veränderung des Lebensstils hat uns nicht nur unser Sonnenhormon gekostet, sondern auch zum weitgehenden Verlust der körperlichen Aktivitäten geführt. Beide Aspekte gingen früher Hand in Hand: Unsere Vorfahren waren täglich bis zu 20 km unterwegs (auf ihren Beinen und nicht im Auto), meist einfach, um etwas zu Essen zu finden. Dies führte zu reichlicher Vitamin D-Bildung durch die Sonnenstrahlen in der eher unbedeckten Haut und zu ebenso reichlicher Muskelbildung unter der Haut durch die Bewegung.

Viele Jahre lang war die Wissenschaft der Meinung, dass wir die Muskulatur ausschließlich genau zu dieser Bewegung benötigen. Inzwischen ist jedoch klar geworden, dass die Muskulatur ein sehr stoffwechselaktives Organ ist. Hier werden nicht nur durch die Verbrennung von Kohlenhydraten und Fett Wärme erzeugt, sondern auch Botenstoffe für den Körper gebildet. Auf die Bedeutung solcher Botenstoffe für die richtige Steuerung des Körpers habe ich bereits an verschiedenen Stellen des Buches hingewiesen.

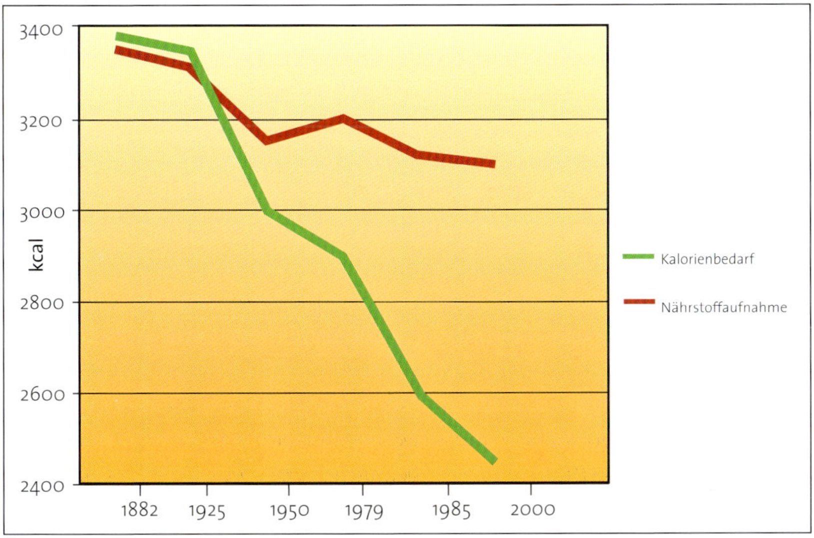

Abbildung 27: Abnahme der körperlichen Belastung ohne adäquate Reduktion der Kalorienzuführ in den letzen 100 Jahren (nach 1)

Leider ist es durch unseren veränderten Lebensstil zu einer Entkoppelung des so überaus wirkungsvollen Zusammenspiels von Muskulatur und Nahrungsbeschaffung gekommen. Der Einkauf im Supermarkt mit dem Auto in der Tiefgarage oder auf dem Parkplatz davor erfordert zwar Geld, jedoch so gut wie keine Muskulatur mehr. Das nötige Geld wiederum verdienen sich die meisten Menschen heutzutage mit einer sitzenden Tätigkeit, die die Muskulatur allenfalls fehlbelastet, jedoch nicht trainiert.

Das Problem ist zwar hinlänglich bekannt, aber bei weitem nicht gelöst. Eine aktuelle Umfrage im Jahr 2008 (2) zeigt, dass selbst von den deutschen Jugendlichen nur 59,3 % regelmäßig mehrmals pro Woche Sport treiben. Für alle Altersgruppen zusammen ergeben sich lediglich 27,4 %. Besondere Sportmuffel sind die Menschen ab 50. Von ihnen betreibt noch nicht einmal jeder Fünfte (18,5 %) regelmäßig eine Sportart. Über ein Drittel (35,7 %) der ab 50-jährigen gibt sogar zu, gar keinen Sport zu machen.

Der Körper ist nun so ausgelegt, dass er alles, was er nicht benötigt, abbaut. Dies trifft für die Muskulatur genauso zu wie für das Gehirn. Der passenden Spruch dazu: Wer rastet, der rostet! Und nun kommt das Problem: Würde die Muskulatur nur zur Bewegung benötigt, wäre der Verlust für uns schon tragisch genug. Mit schwindender Muskulatur verringern sich jedoch auch die erwähnten Stoffwechseleigenschaften und damit nimmt das Schicksal seinen Lauf!

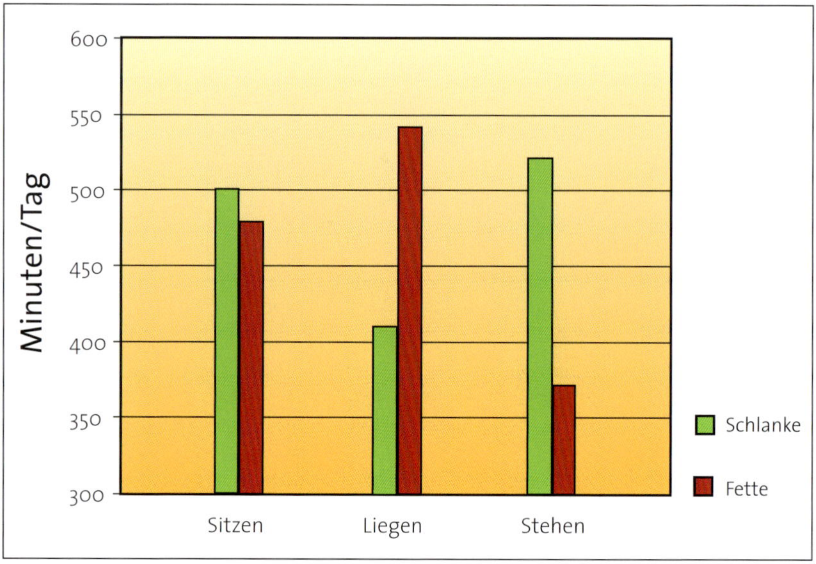

Abbildung 28: Beziehung von Bewegung und Übergewicht. Da der Kalorienverbrauch nicht nur von der Bewegung, sondern auch von der Körperposition abhängt, sind die (auch sichtbaren) Folgen vorprogrammiert (nach 1).

Aus Platzgründen kann ich die vielfältigen Aspekte der Bewegung nicht eingehend darstellen. Zusammenfassend hat jedoch eine regelmäßige körperliche Aktivität mit einer entsprechend trainierten Muskulatur folgende positiven Eigenschaften, die in wissenschaftlichen Untersuchungen dokumentiert sind (3), (siehe Tabelle 10 rechts).

Umgekehrt führt, wie bereits erwähnt, ein Defizit an körperlicher Aktivität zum Verlust dieser positiven Eigenschaften und zu einem erhöhten Risiko nicht nur für Übergewicht, sondern auch für die in diesem Buch immer wieder erwähnten chronischen Erkrankungen (Herzinfarkt, Schlaganfall, Diabetes, Alzheimer Demenz, Osteoporose und Krebserkrankungen etc. 4, 5, 6, 7, 8, 9, 10, 11, 12, 13, 14, 15, 16).

Auswirkungen von körperlicher Aktivität auf die Gesundheit	
Lebenserwartung	▲▲▲
Risiko von kardiovaskulären Erkrankungen	▼▼▼
Blutdruck	▼▼
Risiko, an Darmkrebs zu erkranken	▼▼
Risiko, an Diabetes mellitus 2 zu erkranken	▼▼▼
Beschwerden durch Arthrose	▼
Knochendichte im Kindes- und Jugendalter	▲▲▲
Risiko altersbedingter Stürze	▼▼
Kompetenz zur Alltagsbewältigung im Alter	▲▲
Kontrolle des Körpergewichtes	▲
Angst und Depressionen	▼
Allgemeines Wohlbefinden und Lebensqualität	▲▲

Tabelle 10: Übersicht über die Auswirkungen der körperlichen Aktivität auf die Gesundheit (3)

Als Konsequenz aus den langjährigen Forschungsbemühungen hat die Amerikanische Gesellschaft für Kardiologie folgende Empfehlungen in Bezug auf die körperliche Aktivität zur Erhaltung der Gesundheit formuliert (17):

Ausdauertraining für Erwachsene (18–65 Jahre) (Erläuterungen im Anschluss an die Tabelle) a) Mäßige Intensität (3–6 METs) 5 x 30 Min./Woche (Beispiel: Strammes Gehen) b) Intensive Intensität (> 6 METs) 3 x 20 Min./Woche (z. B. Joggen) c) Kombinationen von a) und b) sind möglich Eine Aufteilung des Trainings in Abschnitte > 10 Min. ist möglich
Krafttraining für Erwachsene a) 2 x pro Woche b) je 8–10 Wiederholungsübungen für die großen Muskelgruppen an nicht aufeinander folgenden Tagen

Tabelle 11: Empfehlungen der Amerikanischen Herzgesellschaft zum Bewegungstraining nach dem Motto: „Lerne und Lebe!“ (17)

Erläuterung: 1 *MET (Maß der körperlichen Aktivität) entspricht einem Kalorienverbrauch von 1 kcal je Kilogramm Körpergewicht pro Stunde in Ruhe. 3 MET bezeichnen somit eine Tätigkeit, bei der dreimal mehr Kalorien verbraucht werden als in Ruhe. Eine Tätigkeit mit 6 MET ist daher deutlich anstrengender für den Körper, so dass er entsprechend sechsmal mehr Kalorien verbraucht. Die angegebene Beispiele (3 MET entsprechen strammem Gehen) und (6 MET entsprechen Joggen) verdeutlichen den Zusammenhang.*

Fasst man alle diese positiven Eigenschaften zusammen, könnte man die Muskulatur glatt als Gesundheitsmaschine bezeichnen (18). Das Ausmaß der positiven Aspekte der Bewegung für den menschlichen Körper ist durchaus vergleichbar mit den positiven Eigenschaften des Vitamin D. Umgekehrt hat ein langdauernder Mangel an Bewegung vergleichbar katastrophale Folgen für uns wie ein Vitamin D-Mangel.

Im nachfolgenden Kapitel soll ein weiterer, chronischer Mangelzustand dargestellt werden, den wir uns ebenfalls durch unseren Lebensstil beziehungsweise durch die Folgen der Urbanisierung und Industrialisierung eingehandelt haben.

Vitamine und sekundäre Pflanzenstoffe

21

Die Fakten
Die Vitamine und sekundären Pflanzenstoffe müssen in großer Vielzahl täglich mit der Nahrung aufgenommen werden (mindestens 5 Portionen Gemüse und Obst). Diese Vorgabe wird nicht einmal von 20 % der Bevölkerung umgesetzt!
Ein Mangel führt zu Beeinträchtigungen des Zellstoffwechsels im gesamten Organismus und damit langfristig zu Störungen in praktisch allen Organsystemen. Zu den Folgen gehören unter anderem Störungen des Immunsystems, bösartige Tumore, Herz-Kreislauf-Erkrankungen, degenerative Gehirnerkrankungen und Schlaganfall.
Literatur: 4, 7, 15, 17, 21, 29,

Ein weiteres Defizit ist der Mangel an sekundären Pflanzenstoffen (SPS) und Vitaminen aus Gemüse und Obst und Samen. Dabei gelten nicht nur für Deutschland, sondern in praktisch allen Industrienationen die gleichen katastrophalen Zahlen wie beim Mangel an Bewegung und Vitamin D. Und dies, obwohl auch hier seit Jahren Aufklärungskampagnen versuchen, Abhilfe zu schaffen.

Die deutsche Aktion „5 am Tag“ (1), die seit einigen Jahren den Verzehr von mindestens 5 Portionen Obst und Gemüse pro Tag fordert, bringt es bei einer Anfrage in „Google“ auf mehr als 3 Millionen Einträge. Die in Amerika bereits vor über 15 Jahren gestartete Kampagne „5aDay“ (2) bringt es in „Google“ gar auf 38 Millionen Einträge.

Dabei gilt diese Forderung nach fünf Portionen ausdrücklich für gesunde Erwachsene und nicht für Personenkreise, die aufgrund der besonderen Situation ihres Körpers einen erhöhten Bedarf haben (Schwangere, Kinder, ältere Menschen, chronisch Kranke). Zählt man diese Gruppen zusammen, müssten etwa 3/4 der Einwohner der Bundesrepublik mehr als fünf Portionen Gemüse und Obst täglich essen, um gesund zu bleiben.

Die Realität sieht allerdings ganz anders aus: Wir schaffen im Mittel allenfalls 2–3 Portionen täglich, etwa ein Fünftel der Bevölkerung gar nur eine Portion in der Woche!

Neben zahlreichen anderen Studien spricht der vor kurzem vom Robert-Koch-Institut veröffentlichte „Gesundheits Survey" der Bundesregierung (3), eine beredte Sprache (siehe Abbildung 29). Hier wird am Beispiel der Kinder zwischen sechs und 17 Jahren das deutliche Defizit im Gemüseverzehr dokumentiert. Lediglich 3 % der Kinder essen täglich die erforderlichen Portionen Obst und Gemüse (4)!

Wenn man den Folsäurespiegel im Blut als repräsentativ für den Verzehr von grünem Blattgemüse ansieht, dann zeigen die 2007 in der Zeitschrift „Ernährungsumschau" publizierten Ergebnisse bei den Erwachsenen ebenfalls keine besseren Verhältnisse: Lediglich 10 % der Frauen und 16 % der Männer erreichten die vorgegebenen Werte (5).

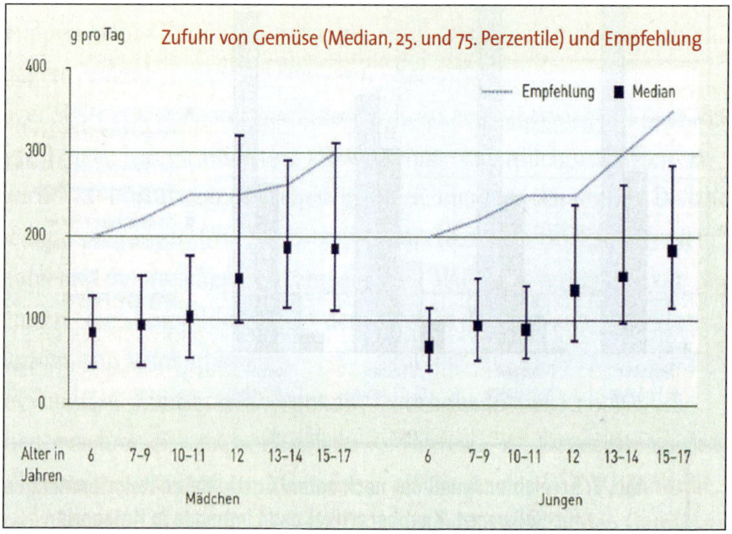

Abbildung 29: Aktuelle Nährstoffversorgung (aus Gemüse) von Kindern und Jugendlichen in Deutschland (3). Die erhobenen Werte liegen für Mädchen und Jungen in allen Altersstufen unter den Empfehlungen!

Dabei steht Deutschland mit diesen Zahlen nicht alleine da! Alle Industrienationen sind von diesem Phänomen betroffen. So berichtete vor einem Jahr A. Sanchez in der Internationalen Zeitschrift für Präventive Medizin, dass in Amerika lediglich 12 % der Kinder zwischen 11 und 15 Jahren die benötigte Menge an Obst und Gemüse verzehren (6). Angesichts der zitierten Millionen von Einträgen im „Google" versagt hier offensichtlich selbst die Macht des Internets!

Was ist nun so besonders an Obst und Gemüse, dass wir diese Mengen essen sollen, um gesund zu bleiben? Neben den altbekannten 13 Vitaminen sind es vor allem die sekundären Pflanzenstoffe, deren Bedeutung erst vor einigen Jahren entdeckt wurden. Hierunter versteht man eine Vielzahl (wahrscheinlich bis zu 100.000) verschiedene Substanzen, die in Obst, Gemüse und Samen enthalten sind (7). Allenfalls 10.000 verschiedene Stoffe wurden bisher analysiert.

Das grundsätzliche Prinzip der Wirkungsweise dieser Substanzen ist hingegen bereits wissenschaftlich untersucht und abgeklärt worden. Es handelt es sich dabei z. B. um Schutzstoffe der Pflanzen wie Antioxidanzien oder Aroma- und Farbstoffe, deren spezielle biochemische Eigenschaften sich der menschliche Körper zunutze macht. Die Einzelheiten sprengen den Rahmen dieses kurzen Kapitels, können jedoch in zahlreichen Büchern und Schriften nachgelesen werden (8), (9), (10), (11), (12), (13), (14)).

Die sekundären Pflanzenstoffe müssen täglich mit der Nahrung aufgenommen werden – was unseren Vorfahren nicht schwer gefallen ist. Sie waren viele Stunden auf den Beinen, um Essbares im weiten Umkreis ihrer Wohnstätte zu sammeln. Diese niedrigkalorische Pflanzenkost musste in großen Mengen verzehrt werden, um dem Körper die benötigten Kalorien (etwa das Doppelte gegenüber heute!) zur Verfügung zu stellen.

Und in dieser „natürlichen Pflanzenmasse" waren automatisch hinreichende Mengen sekundärer Pflanzenstoffe enthalten, derer sich der Körper bedienen konnte. Ferner unterscheidet sich diese Nahrung deutlich von den heutigen industriell hergestellten Nahrungsmitteln in Bezug auf die Zusammensetzung der Makronährstoffe und Fettsäuren, das Säure-

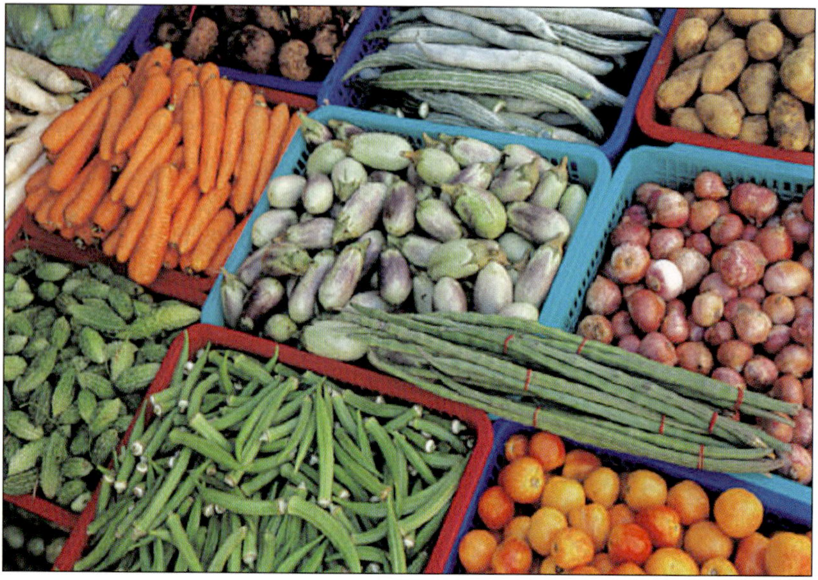

Abbildung 30: Selbst die Vielfalt der Formen und Farben der dargestellten Gemüsesorten lässt das ganze Ausmaß der enthaltenen unterschiedlichen sekundären Pflanzenstoffe allenfalls erahnen.

Basen Gleichgewicht, den glykämischen Index, den Gehalt an Ballaststoffen und das Verhältnis von Natrium zu Kalium (15).

Bedingt durch die ungeheure Vielfalt der sekundären Pflanzenstoffe und ihre zahlreichen Aufgaben im Körper, führt ein Mangel nicht zu einzelnen, definierten Krankheitsbildern, wie sie vom akuten Vitaminmangel her bekannt sind (z. B. Vitamin C-Mangel zu Skorbut oder Vitamin A-Mangel zu Blindheit), sondern zu einer Beeinträchtigung des Zellstoffwechsels im gesamten Organismus und häufig erst langfristig zu Störungen, dafür aber in praktisch allen Organsystemen.

Irgendwann – unter Umständen erst nach vielen Jahren – kann der Körper diese Störungen nicht mehr kompensieren und wird dann „plötzlich" mit ganz verschiedenen Symptomen „chronisch" krank. An welcher Stelle im Körper dies geschieht, ist abhängig von der erblichen Belastung des einzelnen Menschen, das heißt seinen genetischen Schwachstellen sowie seiner epigenetischen Belastung (siehe auch Kapitel 24 und 25).

Zu den Betroffenen der Entwicklung gehört meist und vor allem das Immunsystem unseres Körpers (16), dessen Störungen für die unterschiedlichsten Erkrankungen verantwortlich sind. Das Spektrum reicht von den multiplen Allergieformen wie Heuschnupfen, Asthma und Neurodermitis über Gelenk- und Schilddrüsenerkrankungen bis hin zu Parodontitis (17).

Aber auch die gefürchteten bösartigen Tumore werden durch die Inhaltsstoffe von Obst und Gemüse in ihrem Wachstum gehemmt, wie verschiedene Studien zeigen (18, 19, 20, 21).

Ein weiterer, wichtiger Komplex sind die Herz-Kreislauf-Erkrankungen, weil unter anderem bei einem Mangel an SPS auch der Fettstoffwechsel negativ beeinflusst wird. Dabei entsteht vermehrt oxidiertes Cholesterin, das unter anderem die sehr kompliziert ablaufende Entstehung der Arteriosklerose fördert. Die primitive Vorstellung, dass sich ein Zuviel an Cholesterin einfach in den Gefäßwänden ablagert, hat man längst verlassen müssen (22, 23, 24).

Als letzte große Gruppe seien die degenerativen Gehirnerkrankungen genannt (z. B. Demenz). So weisen die Befunde auf einen Zusammenhang zwischen einem Mangel an SPS und der Entstehung bzw. Progression der Erkrankungen hin (25, 26, 27, 28). Darüber hinaus finden sich nunmehr zunehmend Hinweise, dass auch die deutliche Zunahme der Frequenz depressiver Krankheitsbilder Folge einer langjährigen Fehlernährung ist (29).

Letztendlich wurde auch für den Schlaganfall als Vertreter der Gefäßerkrankungen die Beziehung zwischen dem Obst- und Gemüseverzehr und dem Risiko der Erkrankung nachgewiesen (30). Dabei zeigte sich, dass das Risiko, einen Schlaganfall zu erleiden, mit jeder weiteren Portion Obst und Gemüse weiter reduziert werden kann. Bis zu 26 % der Schlaganfälle ließen sich so vermeiden.

Auch wenn nur eine begrenzte Anzahl von Studien und Krankheitsbildern hier besprochen werden konnte, so hoffe ich doch verdeutlicht zu haben, welche Tragweite ein Mangel an diesen Vitalstoffen in Obst und Gemüse für unsere Gesundheit haben kann.

Im folgenden Kapitel geht es um einen weiteren Nahrungsbestandteil, der im Zusammenhang mit der Ernährung der Vorfahren in diesem Kapitel bereits erwähnt wurde: die ungesättigten Fettsäuren. In den letzten Jahrzehnten wurden sie im Rahmen der allgemeinen „Fetthysterie" sprichwörtlich wie das Kind mit dem Bade ausgeschüttet.

Erst ganz allmählich nehmen die Schul- und Ernährungsmedizin von der zum Teil vorbeugenden, zum Teil jedoch auch schädlichen Bedeutung dieser speziellen Fettsäuren für die Gesundheit der Menschen Notiz.

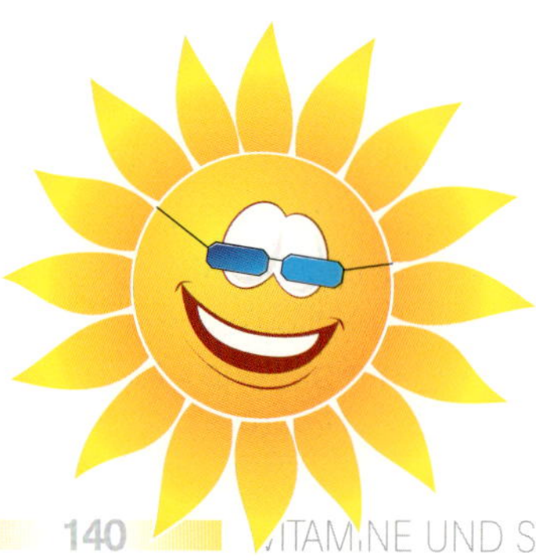

22

Nahrungsfette in neuem Licht

Die Fakten

Fett ist nicht gleich Fett! Cholesterin ist zwar an der Entstehung der Arteriosklerose beteiligt, jedoch als Betroffener, und nicht als Verursacher. Eine besondere Bedeutung im Stoffwechsel kommt den essenziellen Omega-3- und Omega-6-Fettsäuren zu. Sie bestimmen nicht nur die Qualität der Zellwände, sondern werden auch zu Botenstoffen umgebaut, die u. a. unser Immunsystem beeinflussen. Das derzeit vorherrschende Übermaß an Omega-6-Fettsäuren führt zu übermäßigen Entzündungsreaktionen im Körper, die den Boden bereiten für die chronischen Erkrankungen des Herz-Kreislauf-Systems, die Entwicklung und Ausbreitung von Krebszellen, Ablagerungen in den Gehirnzellen, Allergien und vieles Andere mehr.

Literatur: 5, 8, 13, 17

Auch heute noch lautet eine der gängigen Empfehlungen für eine gesunde Ernährung: „Fettarm und möglichst kein Cholesterin!“ Mit dieser Maßnahme soll das Risiko für die Arteriosklerose und den Herzinfarkt verringert werden. Leider hat sich die simple „Cholesterin Story“ als nicht haltbar erwiesen. Cholesterin ist zwar an diesem Krankheitsgeschehen beteiligt, jedoch als Betroffener und nicht als Verursacher.

Die Cholesterinzufuhr mit der Nahrung ist nämlich nur ein ganz kleines Rädchen in diesem großen Stoffwechselgeschehen. Viele Menschen bilden selbst mehr Cholesterin in ihrem Körper als sie je mit der Nahrung aufgenommen haben. Zudem ist Cholesterin der Ausgangspunkt für zahlreiche weitere Substanzen im Körper, unter anderem für die Sexualhormone und auch für unser Sonnenhormon Vitamin D.

Cholesterin an sich ist also nichts Schlechtes. Das Problem beginnt, wenn zu viel davon da ist, weil wir infolge Inaktivität nicht genügend Energie verbrauchen. Dann „hängt das ungenutzte Cholesterin in den Gefäßen herum“ und wird dort oxidiert, weil wir nicht über genügend Antioxidanzien aus den sekundären Pflanzenstoffen verfügen, es zu schützen. Oxidiertes Cholesterin ist jedoch für den Körper unbrauchbar und giftig. Dann muss es durch Fresszellen beseitigt werden, die ihrerseits in die Gefäßwand einwandern.

Richtig ist und bleibt somit, dass das Cholesterin in den Gefäßwänden abgelagert wird. Aber dies ist nur Teil eines entzündlichen Vorganges, der die Gefäßwände betrifft und zerstört, aber auch andere Gewebe im Körper. Die neuesten Forschungsergebnisse sprechen dafür, dass diese chronischen Entzündungen praktisch allen Zivilisationskrankheiten mehr oder minder zugrunde liegen. Man sagt auch: „Die Entzündung ist die Mutter aller Krankheiten"! (1, 2, 3, 4, 5).

In den entsprechenden Kapiteln über die Entzündung und das Sonnenhormon habe ich bereits darauf hingewiesen, dass es sich bei Entzündungen nicht nur um bakterielle oder virale Infekte handelt. Vielmehr nutzt der Körper die Entzündungsreaktionen, um beschädigtes Gewebe zu reparieren oder eben auch eingedrungene Keime zu beseitigen. Damit dies alles richtig funktioniert, hat er eine hochkomplexe Steuerung entwickelt: unser Immunsystem.

Eine kurze Übersicht über die Struktur des Immunsystems haben wir schon in Kapitel 11 besprochen. An der Steuerung des Systems sind zahlreiche Faktoren beteiligt. Auch die Bedeutung des Sonnenhormons für das Immunsystem habe ich bereits dargelegt. Weitere Faktoren für die Steuerung sind bestimmte Botenstoffe, die der Körper aus bestimmten Fettsäuren herstellt, die er selbst nicht oder nur schlecht produzieren kann. Er muss sie mit der Nahrung aufnehmen. Sie werden daher als essenzielle Fettsäuren bezeichnet.

Und damit sind wir bei unserem Thema! Der letzte – bisher bekannte – Mangel betrifft nämlich ebenfalls die Ernährung, und zwar den Fettverzehr. Wir haben in den vergangenen Jahren gelernt, dass es nicht so sehr auf die Gesamtmenge des verzehrten Fettes, sondern auf die Zusammensetzung der Fette ankommt, die wir zu uns nehmen. Auch hier kann ich wieder nur eine kurze Zusammenfassung geben und empfehlen, sich im Interesse der eigenen Gesundheit mit diesem Thema näher zu befassen (5, 6, 7).

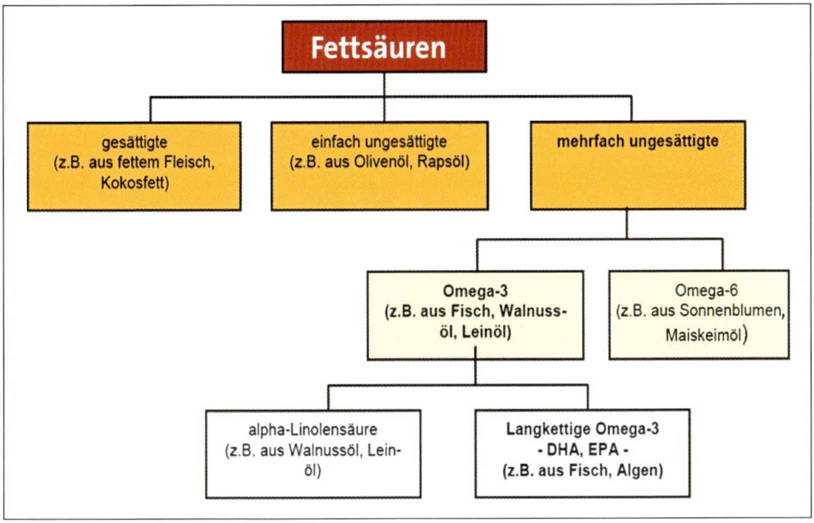

Tabelle 12: Einteilung der Nahrungsfette.

Die Nahrungsfette werden also grob in folgende Klassen unterteilt: gesättigte Fettsäuren, einfach ungesättigte Fettsäuren und mehrfach ungesättigte Fettsäuren. Die unterschiedlichen chemischen Eigenschaften führen auch zu unterschiedlichen physikalischen Eigenschaften. Gesättigte Fettsäuren haben in der Regel bei Raumtemperatur eine feste Konsistenz (z.B. Butter), die ungesättigten Fettsäuren sind flüssig (z. B. Olivenöl).

Fette finden sich überall in unserer Nahrung, im Fleisch, in der Milch sowie in Nüssen und Samen. Fette haben daher immer schon zur Nahrung des Menschen gehört. Problematisch wurde es erst, als die industrielle Herstellung und Verarbeitung begann. Das Angebot an Fetten wird nämlich nicht mehr wie früher vom natürlichen Vorkommen in der Nahrung bestimmt, sondern von den (kostengünstigsten) Herstellungsprozessen in der Industrie.

Wäre nun Fett gleich Fett, könnten uns die Ambitionen der Industrie egal sein. Leider ist dem nicht so, sondern die verschiedenen Fette werden im Körper für ganz unterschiedliche Zwecke gebraucht. Ein Teil wird als Energie „verbrannt", ein Teil für den Aufbau der Zellwände genutzt, ein

Teil in den Depots für die schlechten Zeiten gespeichert und wiederum ein anderer Teil zu Botenstoffen und Hormonen verarbeitet (8, 9, 10, 11, 12).

Mit dieser letzten Besonderheit der Fette, der Umwandlung zu Botenstoffen, müssen wir uns vertraut machen, um die Zusammenhänge bei der Entstehung der chronischen Krankheiten zu verstehen. Dabei spielen zwei Fette eine ganz besondere Rolle: die Omega-3-Fettsäuren und die Omega-6-Fettsäuren. Sie sind die Gegenspieler in einem komplizierten Steuerungssystem (13, Abbildung 31).

Die Abbildung soll nicht dazu dienen, diese Stoffwechselwege zu erläutern, sondern nur die Komplexität aufzeigen. Wichtig hingegen ist zu wissen, dass die Omega-3-Fettsäuren Entzündungsvorgänge im Körper bremsen, während die Omega-6-Fettsäuren die Entzündungen fördern. Dieses System kann nur funktionieren, wenn die beiden Fettsäuren in einem ausgeglichenen Verhältnis zueinander im Körper vorhanden sind.

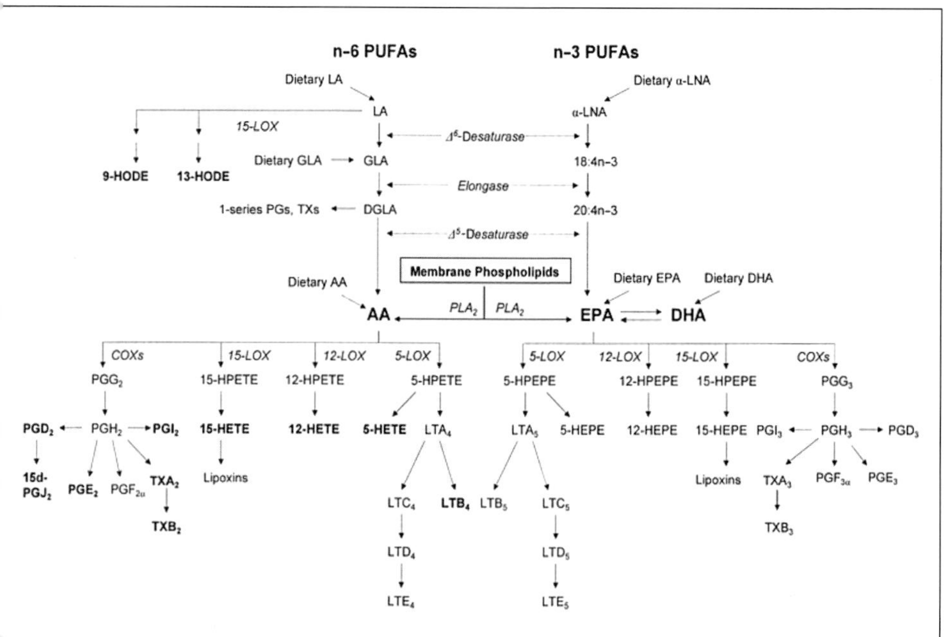

Abbildung 31: Komplizierte Stoffwechselwege der Omega-3- und Omega-6-Fettsäuren im Körper des Menschen (nach 13)

Da der Körper diese Fettsäuren selbst nicht herstellen kann, ist er auf ihre Zufuhr angewiesen, wie bereits gesagt. Und hier bewahrheitet sich einmal mehr der Spruch: „Der Mensch ist, was er isst“! Im Idealfall – und in den Anfängen der menschlichen Entwicklungsgeschichte war dies wohl so – ergibt sich durch die Nahrung ein Verhältnis von einem Teil Omega-3-Fettsäuren und drei bis fünf Teilen Omega-6-Fettsäuren. In den Industrieländern hat sich dieses Verhältnis jedoch zu Gunsten der Omega-6-Fettsäuren auf 1:15 bis 1: 20 verschoben.

Hierfür gibt es einen doppelten Grund. Zum einen verzehren wir zu viele Omega-6-haltige Pflanzenöle (z. B. das „gesunde“ Sonnenblumenöl) oder Produkte, die mit diesen Ölen hergestellt sind. Dies gilt auch für das Fleisch von Tieren, die mit Omega-6-haltigem „Kraftfutter“ gemästet werden, statt karges Gras oder Heu zu fressen. Nicht nur das Fleisch, sondern auch die Milch und die Eier dieser Tiere enthalten dann entsprechend reichlich Omega-6-Fettsäuren.

Andererseits führen wir dem Körper nicht mehr genügend essentielle Omega-3-Fettsäuren zu, die vor allem in fettem Seefisch, aber auch in verschiedenen Samen und Nüssen enthalten sind, oder im Fleisch von Tieren, die ausschließlich Gras fressen und in Milch und Käse von diesen Tieren (14, 15). Aber wo gibt es so etwas heute noch?

Wie sehr sich die Zeiten ändern können, zeigt ein Dienstbotenvertrag aus dem Rheinland des 18. Jahrhunderts: „Es darf den Dienstboten nicht zugemutet werden, mehr als dreimal pro Woche Lachs zu essen“! Welch eine „Zumutung“ aus heutiger Sicht! Ferner war es in vielen ländlichen Gegenden üblich, billige Salzheringe unter das Schweinefutter zu mischen. Dabei ist anzumerken, dass Lachs und Hering zu den „Toplieferanten“ für Omega-3-Fettsäuren zählen.

Das Defizit im Fischverzehr ist seit Jahrzehnten bekannt. Nicht wegen der Omega-3-Fettsäuren – die kannte man damals noch nicht – sondern wegen des hohen Jodgehaltes im Fisch, der für die Schilddrüsenfunktion wichtig ist. Dennoch wird heute genauso wenig Fisch in Deutschland verzehrt, wie vor 40 Jahren. Das erinnert sehr an die frustranen Bemühungen der Aktion „5 am Tag“. Abgesehen davon, dass mittlerweile die Weltmeere bereits weitgehend leer gefischt sind!

Pflanzenöle	Linolsäure = Omega 6	Alpha-Linolensäure = Omega 3
Distelöl	75 %	
Maiskeimöl	56 %	
Sonnenblumenöl	65 %	
Walnussöl	62 %	9 %
Sesamöl	59 %	13 %
Sojaöl	57 %	8 %
Leinöl		57 %
Rapsöl		9 %

Tabelle 13: Diverse Pflanzenöle und ihr Gehalt an Omega-3- und Omega-6-Fettsäuren (Die Tabelle erhebt keinen Anspruch auf Vollständigkeit und dient nur der Darstellung der großen Unterschiede der einzelnen Öle in Bezug auf den Omega-3- und Omega-6-Gehalt).

Doch zurück zu dem, was in unserem Körper vorgeht. Als Folge des Übergewichts der Omega-6-Fettsäuren verstärken sich die Entzündungsreaktionen und beginnen, ein Eigenleben zu führen, da die Omega-3-Fettsäuren als Gegenspieler fehlen. Diese Entzündungsreaktionen bereiten den Boden für nahezu alle chronischen Erkrankungen mit Schäden in den Wänden der Arterien, Förderung der Ausbreitung von Krebszellen, Ablagerungen in den Gehirnzellen und vieles Andere mehr (16, 17, 12, 18, 19, 20, 21, 22, 23).

Damit schließt sich der große Bogen, den ich mit der Aufzählung weitere Defizite schlagen wollte. Im folgenden Kapitel werde ich darstellen, was passiert, wenn unser Lebensstil nicht nur ein einzelnes, sondern mehrere oder gar alle bisher bekannten Defizite aufweist.

23

Das tödliche Quartett des Defizitsyndroms

Die Fakten

Das Defizitsyndrom und die von ihm verursachten multiplen chronischen Krankheiten sind die Folge der massiven Veränderungen unseres Lebensstils. Diese Veränderungen haben zum Verlust wesentlicher Ressourcen des Körpers (Bewegung, Vitamin D, essenzielle Fette, sekundäre Pflanzenstoffe) geführt, die er zur Aufrechterhaltung eines regelrechten Zellstoffwechsels benötigt.
Ein einzelnes Vitamin oder ein wenig Bewegung reichen zur Kompensation nicht aus. Im breiten Spektrum der Mechanismen des Defizitsyndroms sind Entzündung und Immunschwäche die wesentlichsten Faktoren.
Literatur: 1, 7

Bei wissenschaftlichen Darstellungen sollte man eigentlich Übertreibungen vermeiden, um glaubwürdig zu bleiben. Doch die Bezeichnung „tödliches Quartett" trifft für die beschriebenen vier Defizite in der Versorgung unseres Körpers zu. Im wahrsten Sinn des Wortes!

Zwar wird die Bezeichnung „tödliches Quartett" im medizinischen Bereich bereits für das Zusammentreffen der vier Symptome „bauchbetontes Übergewicht, erhöhte Blutfettwerte, Bluthochdruck und erhöhter Blutzuckerspiegel" verwendet. Der Fachausdruck dafür lautet „Metabolisches Syndrom", das in den Industrienationen heute als entscheidender Risikofaktor für den Herzinfarkt, die Todesursache Nummer eins, angesehen wird.

Diese Beschreibung ist jedoch für die Schulmedizin in typischer Weise lediglich auf die Symptome bezogen und hilft uns wenig, wenn wir das Übel an der Wurzel packen wollen. Das geht nur, wenn wir die wahren Ursachen erkennen und sie beseitigen. Ersteres habe ich in den vorangegangenen Kapiteln getan. Letzteres werde ich in den folgenden Kapiteln und im dritten Teil des Buches besprechen.

Das Defizitsyndrom und Möglichkeiten zur Kompensation			
Änderung des Lebensstils	**Effekte auf den Körper**	**Resultierende Krankheiten**	**Präventions-maßnahme**
Von der Bewegung zum Sitzen	Verlust von Muskulatur	Fettsucht, Herzinfarkt, Diabetes, Krebs, gestörtes Immunsystem	Bewegungsergänzung
Von draußen nach drinnen, Gebäude, Auto	Verlust von Vitamin D	Osteoporose, Krebs, Herzinfarkt, Diabetes, neurologische Erkrankungen, gestörtes Immunsystem	Ergänzung von Vitamin D
Moderne Nahrungsmittelherstellung	Verlust von Vitalstoffen	Osteoporose, Krebs, Herzinfarkt, Diabetes, neurologische Erkrankungen, gestörtes Immunsystem	Ergänzung von Vitalstoffen
Moderne Nahrungsmittelherstellung	Verlust von Omega-3-Fettsäuren	Herzinfarkt, Krebs, neurologische Erkrankungen, Allergien, gestörtes Immunsystem	Ergänzung von Omega-3-Fettsäuren
Wesentliche Änderungen des Lebensstils	**Defizitsyndrom**	**Chronische Erkrankungen, generelle Immunschwäche**	**Ausgleichende Ersatzmaßnahmen**

Tabelle 14: Zusammenfassende Darstellung der vier Defizite, ihrer Folgen für den Körper und die Möglichkeiten zur Kompensation (unabhängig bzw. zusätzlich zur Änderung des Lebensstils)

Jedes der vier besprochenen Defizite belastet den gesamten Körper bei der Aufrechterhaltung der verschiedenen Funktionen seiner Organe. Je nachdem wie ausgeprägt ein einzelnes Defizit ist, kann es bereits Krankheitssymptome auslösen. Zusammen bilden sie jedoch das effektive, überaus „tödliche Quartett“ des Defizitsyndroms. Dieses ist nicht nur für die Herzinfarkte, sondern für die Entwicklung praktisch aller chronischen Erkrankungen ganz wesentlich mit verantwortlich.

Wie die Tabelle 14 zeigt, ist nahezu bei allen Defiziten das Immunsystem betroffen. Daraus resultiert offensichtlich eine fatale Multiplikation der schädlichen Effekte, so wie sie in der Interheart-Studie für die Entstehung des Herzinfarktes bereits dokumentiert wurde (siehe Kapitel 2). Jedes einzelne Defizit ist für den Körper bitter genug. Dank seiner Kompensationsfähigkeit kann er jedoch manches lange Zeit ausgleichen.

Wie wir ihn dabei unterstützen können, habe ich in der letzten Spalte der Tabelle 14 angegeben. Der regelmäßige Hinweis auf die Ergänzungsmaßnahmen zur Prävention bedeutet nicht, dass eine Verbesserung unseres Lebensstils dadurch überflüssig wird. Die Einzelheiten für ein sinnvolles und effektives Vorgehen werde ich in späteren Kapiteln und im dritten Teil des Buches erläutern.

Doch zunächst möchte ich zum besseren Verständnis für die Folgen der vier Defizite im Körper einen Vergleich aus dem Bereich der Technik anführen: vier Reifen eines Autos, die zu wenig Luft haben. Ein einzelner Reifen mit zu niedrigem Luftdruck führt bei einem Auto schon zu einer eingeschränkten Richtungsstabilität. Mit zwei „Plattfüßen" kommt ein Auto bekanntlich nicht mehr weit. Der Körper schon! Aber mit vier platten Reifen kann er halt auch nicht mehr seinen Kurs halten und sein Ziel erreichen.

Der Vergleich macht deutlich, warum nur das Prinzip einer ganzheitlichen Gesundheitsvorsorge in der Lage ist, eine nachhaltige Besserung im Körper zu bewirken. Denn mit ein paar einzelnen Vitaminen oder ein wenig Bewegung alleine gelingt es nicht, die Folgen der Defizite effektiv auszugleichen. Vielmehr brauchen wir alle Faktoren und in ausreichendem Maß: die Bewegung, die zahllosen sekundären Pflanzenstoffe, unser Sonnenhormon und die Omega-3-Fettsäuren, um wieder richtig fit zu werden – oder zu bleiben!

Dieses Prinzip erklärt auch, warum zahlreiche bekannte "Vitaminstudien" mehr oder minder misslungen sind (1, 2, 3, 4, 5, 6) oder gar einen schädlichen Effekt zeigten. Es nutzt dem Körper wenig, wenn man – wieder bildlich gesprochen – in einen Reifen (mit ein oder zwei Vitaminen) ein wenig Luft pumpt, die übrigen Reifen jedoch (durch die fortbestehenden anderen Defizite) weiterhin platt sind.

In einer aktuellen Arbeit wird zudem gezeigt, dass in der Tat nicht nur die verschiedenen sekundären Pflanzenstoffe sich im Zellstoffwechsel gegenseitig benötigen, sondern auch ganze Substanzgruppen miteinander reagieren. Die Abbildung 32 demonstriert sehr eindrucksvoll, wie sowohl die Folsäure als auch die Omega-3-Fettsäuren in einem komplizierten Miteinander die Entstehung der Alzheimer Erkrankung beeinflussen (7).

Für mich stellte sich an dieser Stelle die Frage, warum der Körper sich wohl von der Zufuhr dieser Substanzen abhängig gemacht hat. Wenn er denn wirklich so genial in seiner Konstruktion ist, dann müsste er eigentlich in der Lage sein, auch diese Substanzen selbst herzustellen.

Nun, in der Tat ist der Körper um ein Vielfaches genialer konstruiert als alle technischen Errungenschaften, die wir uns je ausgedacht haben. Und so ist er vor Millionen Jahren bereits auf die Idee des „Outsourcing" gekommen. Er verhält sich wie ein modernes großes Industrieunternehmen, das einzelne Produktionen auslagert und an andere Firmen vergibt (siehe auch Kapitel 19).

Damit keine Abhängigkeit von der Zulieferung entsteht, hat sich die Natur nur dann für dieses Modell entschieden, wenn sie sich aufgrund der langen Erfahrung sicher war, dass die externe Versorgung mit diesen Substanzen nie ein Problem darstellen würde. Und das hat in der Vergangenheit in aller Regel auch gut funktioniert.

Aber genau diese Situation haben wir mit der Änderung unseres Lebensstils in den vergangenen Jahrzehnten massiv verändert. Der Körper wird nicht nur durch neue Schadstoffe zusätzlich belastet, sondern ihm fehlen wesentliche Substanzen, die er für seinen Stoffwechsel dringend benötigt.

B. Ames, einer der Pioniere der Wissenschaft der Antioxidanzien, hat dazu eine interessante These publiziert (9). Eine zu niedrige Aufnahme von Vitalstoffen zwingt den Körper, eine Entscheidung zu treffen, wie er mit dem Mangel umgeht. Um einen akuten Verlust in der Energieversorgung der Zellen zu vermeiden, werden jene Strukturen vernachlässigt (z. B. Erbsubstanz im Kern), die für das langfristige Überleben und die Reproduktion der Zelle verantwortlich sind.

Dies bedeutet die Beschleunigung degenerativer Veränderungen innerhalb der Zellen und damit den Vorschub chronischer Erkrankungen. Subjektiv bemerkt man davon nichts, da die Zelle zunächst ja ihre Energie behält und sie ihre Aufgaben vorab weiter erfüllen kann. Erst langfristig wird sich wegen der Zellveränderungen auch die Funktion der Organe verschlechtern. Diese Entwicklung verläuft so lange unbemerkt, bis die reduzierte Funktion zu Symptomen führt. Dann erst wird der Vorgang als „chronische Krankheit" diagnostiziert.

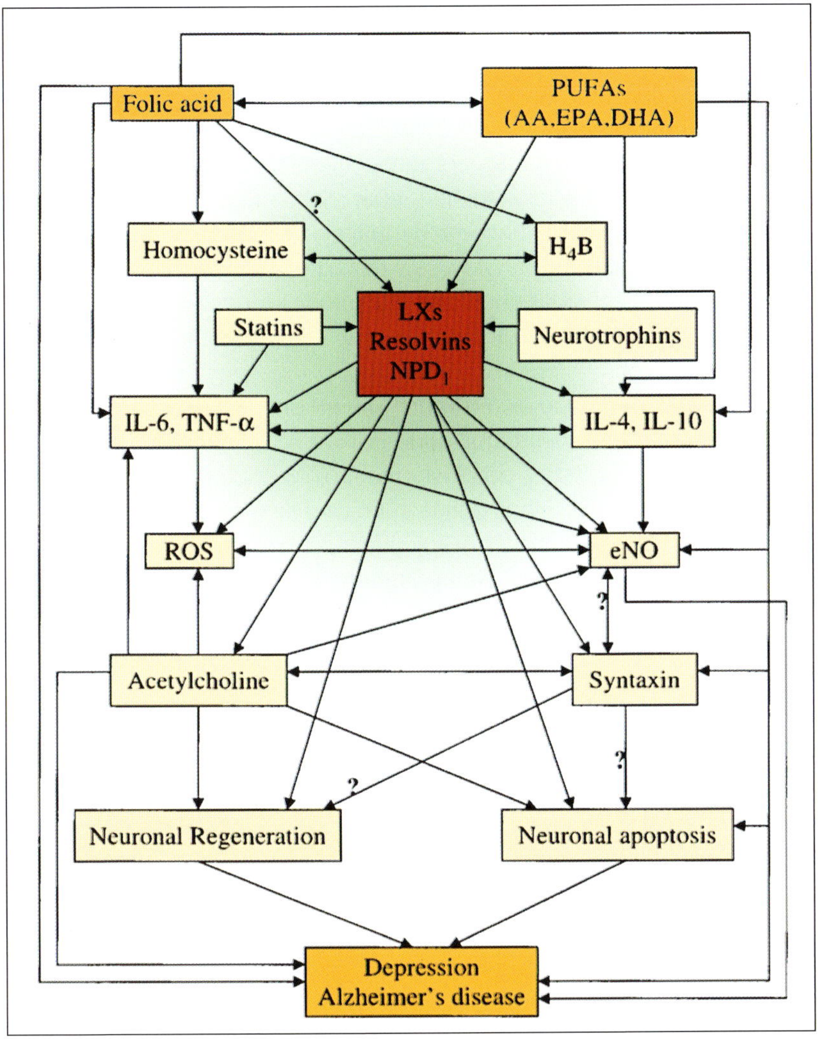

Abbildung 32: Zusammenspiel von Vitalstoffen und Fettsäuren bei der Entstehung der Alzheimer Demenz. Die Grafik soll nicht näher erläutert werden, da es weniger auf die einzelnen chemischen Stoffe als vielmehr auf die deutlich sichtbaren, zahlreichen Reaktionen der Substanzen untereinander ankommt (7, 8).

Zum besseren Verständnis will ich einen weiteren Vergleich aus dem täglichen Leben anführen. Die Situation im Körper lässt sich mit dem Bau eines Hauses vergleichen: Hier genügt es nicht, große Mengen an Steinen und Sand zur Verfügung zu haben, sondern man benötigt auch ausreichend große Mengen an Zement, um einen dauerhaft haltbaren Mörtel herzustellen.

Wird der Mörtel mit zu wenig Zement angemischt, betreibt man Pfusch am Bau. Der Mörtel wird zwar hart, aber nicht widerstandsfähig genug, um der Belastung auf Dauer standzuhalten. Der Absturz z. B. des Balkons ist vorprogrammiert. Genauso betreiben wir Pfusch am Körper, wenn wir ihm nicht die benötigten Nährstoffe in ausreichender Menge liefern.

Wichtig bei diesem Vergleich ist auch die Erkenntnis, dass der zum Beispiel nach 20 Jahren herabstürzende Balkon nicht ein isoliertes Ereignis ist, sondern nur die Spitze des Eisberges, ein Symptom für den Zustand des Mörtels im ganzen Haus darstellt! Es wird also nicht bei dem Absturz des Balkons bleiben sondern nach und nach werden weitere Schäden auch an anderen Gebäudeteilen auftreten.

Damit wäre eigentlich jetzt alles über Vitamin D und die weiteren Defizite im Lebensstil berichtet, gäbe es nicht noch zwei weitere und ganz entscheidende aktuelle Aspekte zur Entstehung der chronischen Krankheiten, die beide mit dem Beginn des Lebens zu tun haben: die frühkindliche Prägung und das epigenetische Phänomen. Da diese Themen ebenfalls unser Sonnenhormon betreffen, werde ich sie in den beiden nächsten Kapiteln vorstellen.

24

Die Schwangerschaft

Die Fakten

Schwangerschaft ist zwar keine Krankheit, bedeutet aber eine besondere, zusätzliche Belastung für den weiblichen Organismus. Dies kann ausreichen, vorbestehende, relative Defizite zu verschärfen und den Stoffwechsel der Mutter zur Dekompensation zu bringen. Schwangerschaftskomplikationen wie Bluthochdruck, Diabetes und Frühgeburten sind die Folge. Aber auch die zukünftige Gesundheit des Kindes wird durch die Defizite beeinflusst. Diese frühkindliche (Fehl-) Programmierung erhöht das Risiko für das Kind, im späteren Leben Osteoporose, Fettsucht, Diabetes, Allergien und Anderes mehr zu entwickeln.

Literatur: 2, 6, 11, 13, 21, 17

In diesem Kapitel möchte ich am Beispiel der Schwangerschaft aufzeigen, wie rasch es zur Dekompensation eines eigentlich gesund erscheinenden und auch in der Regel noch recht jungen Organismus kommen kann. Schwangerschaft ist zwar keine Krankheit, bedeutet aber eine besondere, zusätzliche Belastung für den weiblichen Organismus.

Schwangere Frauen fragen häufig, ob sie denn nun für zwei essen müssten, da das Baby ja auch versorgt werden soll. Die beschwichtigende Antwort der Kollegen lautet dann in der Regel: „Kein Problem, wenn Sie sich normal und gesund ernähren, bekommt Ihr Kind alles, was es braucht! Außerdem wollen wir ja in der Schwangerschaft kein Übergewicht als zusätzlichen Risikofaktor!". Gut gedacht, aber schlecht gemacht!

Basierend auf den Ausführungen der letzten Kapitel müssen wir von ganz anderen Voraussetzungen ausgehen. Zahlreiche Mütter haben heutzutage nicht nur den immer wieder beklagten, jedoch längst nicht beseitigten Mangel an Folsäure (1).

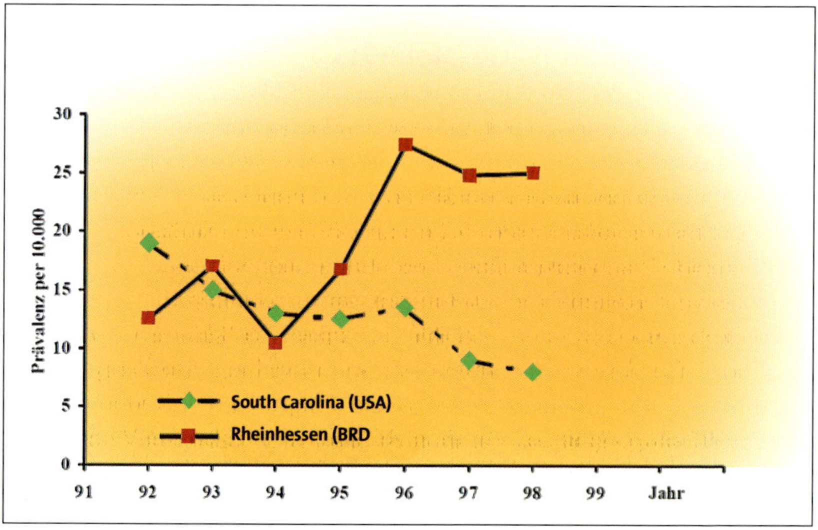

Abbildung 33: Vergleich der Häufigkeit von Neuralrohrdefekten in den USA und in Deutschland (Rheinhessen) in der Zeit von 1992 bis 2004 (Quelle: Internetseite der Universitätskinderklinik Mainz; http://www.klinik.uni-mainz.de/index.php?id=2525)

Sie gehen vielmehr mit mehreren bestehenden Defiziten in der Versorgung ihres Körpers in die Schwangerschaft hinein. Fordert dann das Kind sein Recht (auf Nährstoffe zum Aufbau seines Körpers), droht durch die Zusatzbelastung einmal mehr die Dekompensation des Systems: bekannte Schwangerschaftskomplikationen wie Bluthochdruck, Diabetes und vorzeitige Geburt!

Sie meinen, das sei nur graue Theorie und Schwarzmalerei? Mitnichten!

Aktuelle Zahlen aus Deutschland belegen, dass bei Frauen infolge der zusätzlichen Belastung des schwangeren Körpers durch Rauchen jedes Jahr 28 % zusätzliche Frühgeburten auftreten. Die schwierige „Aufzucht" dieser Kinder im Brutkasten kostet je nach Klinik 40 bis 70 Millionen Euro pro Jahr (2).

Das Geld ist, ungeachtet der Größenordnung, jedoch nicht das eigentliche Problem. Etwa 30 % der Kinder sind im Alter von 4–6 Jahren dauerhaft geschädigt. Bei einem Geburtsgewicht von weniger als 1.000g ist jedes zweite Kind im Alter von acht Jahren lernbehindert (3). Mit 12 Jahren finden sich ebenfalls noch defekte Strukturen und Störungen der Gehirnleistung (4, 5). Für die späteren Lebensjahre fehlen bislang eingehende Nachuntersuchungen.

Sie meinen, die negativen Folgen des Rauchens seien eine ganz andere Sache als keine ausreichende Zufuhr von Vitaminen und Nährstoffen aus Gemüse und Obst?

Falsch gemeint! Die Fakten sprechen eine andere Sprache. Rauchen führt zu 28 % mehr Frühgeburten, wie gesagt. Der Ausgleich von Ernährungsdefiziten durch Multivitamin-Präparate während der Schwangerschaft hat ganz wesentliche positive Effekte. So kommt es unter anderem zu einer Reduzierung der Frühgeburten um 40 % (6, 7) sowie zu einer Verminderung von angeborenen Fehlbildungen (8) und bösartigen kindlichen Tumoren (9).

Diese Erfahrungen wurden auch in anderen Bereichen der Ernährung gemacht. Professor Koletzko, Chefarzt der Kinderklinik der Universität München, untersucht seit einigen Jahren mit einer internationalen Forschergruppe die Bedeutung der Ernährung in der Schwangerschaft. Die Europäische Union hat ihm dazu einen Etat von 15 Millionen Euro zur Verfügung gestellt, was die Bedeutung des bearbeiteten Problems unterstreicht.
Als erstes Ergebnis der Forschungsbemühungen erschien Ende letzten Jahres die Empfehlung an die werdenden Mütter, in der Schwangerschaft Omega-3-Fettsäuren als Nahrungsergänzung einzunehmen, wenn nicht mindestens zwei Portionen fetter Seefisch pro Woche gegessen werden (11).

Kinder von „fischreichen“ Frauen sind einfach besser drauf als ihre Altersgenossen! (12). Wieso? Die Omega-3-Fettsäuren werden unter anderem für den Aufbau des Gehirns gebraucht. Hat die Mutter zu wenig, kommt es deswegen zwar noch nicht zu einem gestörten Geburtsverlauf, jedoch das Gehirn dieses Kindes ist mit weniger Fettsäuren eben weniger fit als mit mehr Fettsäuren! Darüber hinaus haben die Botenstoffe aus diesen Fettsäuren einen positiven Einfluss auf die Steuerung des Immunsystems – nicht nur der Mutter, sondern auch des Kindes.

www.metabolic-programming.org

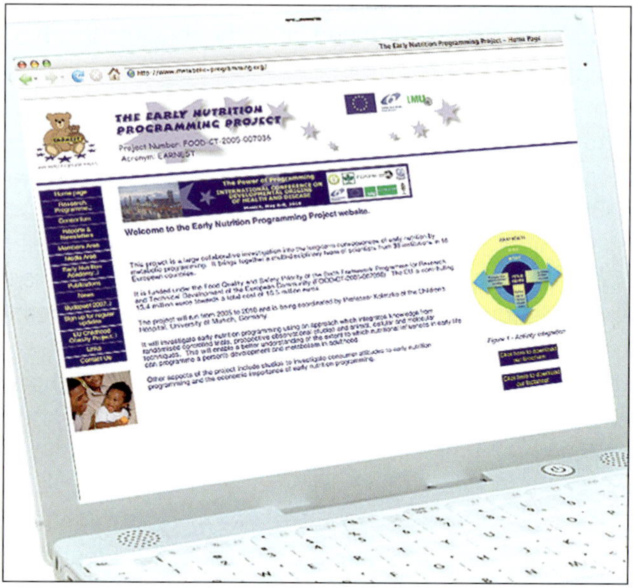
THE EARLY NUTRITION PROGRAMMING PROJECT
Welcome to the Early Nutrition Programming Project website.

Abbildung 34: Internetportal des Programms zur Erforschung der Zusammenhänge von mütterlicher Ernährung in der Schwangerschaft und späterer Entwicklung des Kindes (10).

Wohl gemerkt, es handelt sich bei diesen Kindern nicht um eine „vererbte", wohl aber um eine angeborene Veranlagung oder Erkrankung, die sich jedoch vermeiden lässt, wenn die Schwangerschaft nicht von Defiziten im Lebensstil der Mutter geprägt ist. Der englische Fachausdruck für diese Zusammenhänge lautet „Fetal Imprinting" (13). Das bedeutet soviel wie „Frühkindliche Programmierung".

An diesem Phänomen sind zahlreiche Faktoren beteiligt (14, 15, 16). Die meisten dieser Veröffentlichungen sind erst seit wenigen Jahren in der internationalen wissenschaftlichen Literatur erschienen. Ihre Zahl hat jedoch in diesem Jahr noch deutlich zugenommen (siehe letzter Absatz dieses Kapitels), woraus sich ein großes allgemeines Interesse an diesem Thema ableiten lässt.

So wird (natürlich!) auch unser Sonnenhormon in der Schwangerschaft benötigt. Steht nicht genügend davon zur Verfügung, was z. B. in einer

Studie aus den USA bei 47 % der weißen und 83 % der farbigen Mütter der Fall war (17), kommt es doppelt so häufig zu Komplikationen während des Verlaufs der Schwangerschaft und zu Frühgeburten (18). Typischerweise zeigt die Häufigkeit der Komplikationen eine Abhängigkeit von der Jahreszeit: im Winter sind sie am häufigsten und im Sommer deutlich seltener (19).

Fehlt Vitamin D bei der Mutter im Blut, fehlt es auch in der Muttermilch und damit bei den Kindern. Dadurch werden nicht nur deren Knochen weich und brüchig (20, 21), sondern auch das Immunsystem nicht richtig ausgebildet, und sie leiden vermehrt an Allergien (22). Bereits geringe Substanzmengen eines Allergens, das der Körper üblicherweise mit einem „Achselzucken" quittiert hätte, können dann zu erheblichen und zum Teil schädlichen Reaktionen führen, die den Körper akut oder chronisch belasten.

In der KIGGS Studie des Robert-Koch-Instituts in Berlin lässt sich nachlesen, dass in Deutschland bei den 13–17jährigen Kindern bereits etwa 30% an solchen Allergien und atopischen Erkrankungen leiden (23). Gegenläufig zu der mit dem Alter der Kinder zunehmenden Häufigkeit allergischer Erkrankungen nimmt der Vitamin D-Gehalt im Blut der Kinder ab (24)! Das mag ein Zufall sein. Gezielte Studien werden daher diesen Zusammenhang noch belegen müssen. Das Gesamtbild spricht jedoch für sich!

Dazu passend wird auch die Neigung zur kindlichen Zuckererkrankung mit einem Vitamin D-Mangel in der Schwangerschaft und im ersten Lebensjahr in Verbindung gebracht, wie ich im Kapitel 13 „Zuckererkrankungen" bereits gezeigt habe. Aber auch Übergewicht und Diabetes der Mutter führen zu einem erhöhten Risiko für einen Diabetes beim Kind (25).

Diese Liste ließe sich nach Belieben verlängern. Eine Suche in der PubMed Datenbank mit den zugehörigen Stichworten ergab alleine für das erste Halbjahr 2008 mehr als 450 Einträge zum Thema Schwangerschaft und zukünftige Entwicklung des Kindes (26).

Es kommt mir jedoch nicht so sehr auf die Aufzählung aller dieser Risikofaktoren an, sondern auf die grundsätzlichen Konsequenzen aus diesen neuesten Studienergebnissen. Dazu mehr im nächsten Kapitel.

25 Akzeleration – Das Beschleunigungsphänomen

Die Fakten

Das Beschleunigungsphänomen (Akzeleration) ist ein Teufelskreis, der zu einer zunehmenden Verschlechterung der Gesundheit unserer Bevölkerung führt. Der Motor dieses Teufelskreises ist die frühkindliche Prägung als Teil eines epigenetischen Phänomens in der Schwangerschaft. Dieses führt zur Ausbildung von Fettsucht und chronischen Krankheiten, bereits in der Jugend, und nicht erst im Erwachsenenalter.

Als Folge unseres „modernen" Lebensstils könnte der seit zwei Jahrhunderten stetige Anstieg der Lebenserwartung bald zu Ende gehen. Es sei denn, wir lösen das epigenetische Problem mit Hilfe der Forschung – oder durch die Optimierung unseres Lebensstils.

Literatur: 1, 4, 9, 16, 17

Die Folgen der zuvor beschriebenen gesundheitlichen Probleme im Rahmen der Schwangerschaft sind für jedes einzelne betroffene Kind schon Katastrophe genug, für die ganze Bevölkerung jedoch umso mehr, als es durch die frühen kindlichen Schäden offensichtlich zu einem Prozess kommt, den ich „Akzeleration" nennen möchte; zu deutsch: das Beschleunigungsphänomen.

Dies ist ein Teufelskreis, an dem zwar primär einzelne Personen beteiligt sind, der jedoch zu einer zunehmenden Verschlechterung der Gesundheit unserer gesamten Bevölkerung führt. So hat S. Ludwig aufgrund seiner Erfahrungen mit übergewichtigen Kindern im Kinderkrankenhaus in Boston und als Professor an der Harvard Universität Ende letzten Jahres eine düstere Prognose gestellt: „Die Kinder jeder folgenden Generation scheinen verdammt zu sein, fetter zu werden als ihre Eltern und an noch mehr Krankheiten leiden zu müssen" (1)!

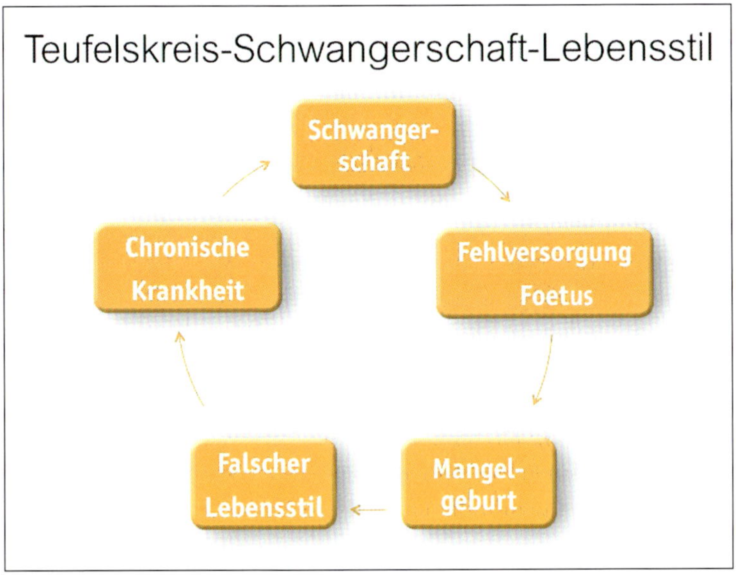

Abbildung 35: Akzeleration durch den Teufelskreis-Schwangerschaft – Lebensstil

Der diesem Phänomen zugrunde liegende Mechanismus lässt sich wie folgt beschreiben: Chronische Krankheiten, die früher erst im Alter auftraten, ereignen sich jetzt bereits bei Jugendlichen und Kindern. Das hat nichts mit Vererbung zu tun, sondern unter anderem mit den Geschehnissen während der Schwangerschaft, die im vorangegangenen Kapitel als „frühkindliche Programmierung" beschrieben wurden.

Die frühkindliche Programmierung ist Teil eines „epigenetischen Phänomens", das zurzeit Gegenstand intensiver Forschung ist. Man versteht darunter ein Geschehen, das sich im Individuum auf die bereits vorhandenen erblichen Veranlagungen aufpflanzt und später das Leben des Menschen mit prägt (2, 3, 4, 5). Defizite im Stoffwechsel der Mutter während der Schwangerschaft führen nicht nur zu Defiziten und Schäden beim Kind, sondern auch zu einer Anpassungsreaktion an den Steuerungsfaktoren der Gene des Kindes.

Selbst wenn die Schwangerschaft ohne auffällige Komplikationen beendet werden kann, ist der Körper des heranwachsenden Kindes deutlich stärker vorbelastet und für die Ausbildung von weiteren Krankheiten anfälliger. Dieses gilt vor allem, wenn die Faktoren des „tödlichen Quartetts", bedingt durch unseren falschen Lebensstil, dann bereits in der Jugend intensiv auf der Fehlprogrammierung oder den Vorschäden aus der Schwangerschaft aufsetzen (Abbildung 35).

Als Beispiel kann das aktuelle Thema des Übergewichts im Kindesalter dienen. Übergewicht führt bekanntlich zu Diabetes Typ 2 und dieser wiederum zu Herz-Kreislauf-Erkrankungen. Herzinfarkt und Schlaganfall sind die häufigste Todesursache in Deutschland. Zwei Drittel aller Menschen sterben an ihnen.

Wenn Risikofaktoren für diese Erkrankungen bereits im Kindesalter vorhanden sind, werden sie mit großer Wahrscheinlichkeit auch bereits in diesem Alter oder im frühen Erwachsenenalter zu den entsprechenden Folgeerkrankungen führen (6, 7). Solche Fälle stellen bereits keine Seltenheit mehr dar: „Altersdiabetes" Typ 2 mit 6 Jahren und Herzinfarkt mit 19 Jahren!

Übergewicht und Diabetes zählen neben dem Rauchen aber auch zu den Risikofaktoren für einen gestörten Schwangerschaftsverlauf (siehe Kapitel 24). Je größer die Zahl übergewichtiger, schwangerer Diabetikerinnen wird, umso größer wird die Zahl der Schwangerschaften mit Komplikationen werden. In der Tat hat sich die Zahl der schwangeren Diabetikerinnen z. B. in den USA in der Zeit von 1999 bis 2005 um 100 % erhöht (8)!

Und damit wächst automatisch die Zahl der Kinder mit angeborenen Schäden und Fehlprogrammierung. Veränderungen, die dem Kind äußerlich nicht unbedingt anzusehen sind, jedoch Störungen im Stoffwechsel zur Folge haben. Diese werden ihrerseits immer frühzeitiger durch die zusätzlichen Defizite des Lebensstils dekompensieren und dann zum Beispiel zu Übergewicht führen (9).

Dabei sind Übergewicht, Diabetes und Rauchen lediglich die bereits allgemein „aktenkundigen" Risikofaktoren in der Schwangerschaft, zu denen ich aufgrund der in den vorangegangenen Kapiteln geschilderten Fakten nun auch noch den Vitamin D-Mangel und die weiteren Faktoren des tödlichen Quartetts hinzu zählen muss (siehe Kapitel 20–24).

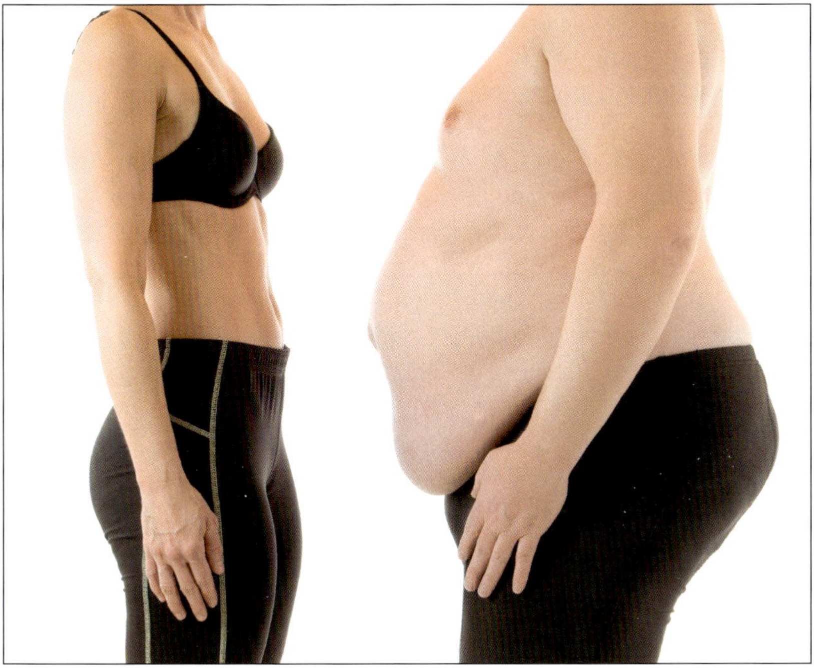

Abbildung 36: Die Deutschen – Extreme Esser.

Diese ganzheitliche Betrachtung legt es nahe, noch einen Schritt weiter zurück zu gehen, in die Zeit vor einer Schwangerschaft. Hier werden Ei- und Samenzelle bereitgestellt. Hat der Körper Versorgungsprobleme, betreffen diese natürlich auch die Produktion der Fortpflanzungszellen (10, 11, 12, 13). Mit Sicherheit sind Gründe für die zunehmende Zahl der Paare mit unerfülltem Kinderwunsch auch in diesem Umfeld zu finden. Die Folge davon ist dann der erhebliche Aufwand, zu einer künstlichen Befruchtung zu gelangen.

Damit dreht sich das Rad weiter: Die hohe Komplikationsrate bei künstlich herbeigeführten Schwangerschaften ist bekannt, wird jedoch in der Regel mit der Manipulation im Rahmen der künstlichen Befruchtung, und nicht mit der schon vorhandenen „minderwertigen Qualität" von Ei und Samenzellen in Verbindung gebracht. Jede Schwangerschaftskomplikation hat wiederum gesundheitliche Folgen für das Kind im Sinne der frühkindlichen Prägung.

„Dank des medizinischen Fortschritts“ erreichen auch diese Kinder das Erwachsenalter und werden ihrerseits wieder Kinder bekommen, wenn auch unter Umständen wieder nur mit medizinischer Hilfe. Und so nimmt das Schicksal seinen Lauf! Die finanzielle staatliche Förderung der Geburtenrate ändert an diesem Akzelerationsphänomen nichts. Von wirksamer Gesundheitsvorsorge sind wir in diesem wie in allen anderen Bereichen unseres Lebens weit entfernt!

Eine Lawine rollt hier auf uns zu! Ich fürchte, dass selbst die pessimistischsten Hochrechnungen bezüglich der zukünftigen Probleme unseres Gesundheitswesens (14, 15) zu kurz greifen, weil diese Aspekte noch nicht berücksichtigt wurden.

Wer solche Gedanken als Schwarzmalerei ansieht, der möge einen Blick über den großen Teich nach Amerika werfen. Vor einigen Jahren haben wir noch mit dem Finger auf die dicken Amerikaner gezeigt. Seit letztem Jahr sind wir Deutschen selbst Europameister in der Fettsucht. Die Amerikaner sind uns somit lediglich um einige Jahre in der Entwicklung der Probleme voraus (Abbildung 36). Ein Vergleich der Kostenentwicklung im Gesundheitswesen macht es deutlich sichtbar (Abbildung 37).

Wie das sozialmedizinisch derzeit dort drüben ausschaut und damit in einigen Jahren auch bei uns ausschauen dürfte, verdeutlicht eine Studie, die im Auftrag des „Nationalen Amerikanischen Institutes für geistige Gesundheit“ (NIMH) durchgeführt und Ende 2007 veröffentlicht wurde (16).

Die repräsentative Befragung von knapp 10.000 amerikanischen Bürgern ergab, dass mehr als jeder zweite Amerikaner (52 %) im Mittel an 32 Tagen pro Jahr an einer körperlichen oder geistigen Behinderung leidet, die es ihm nicht erlaubt, seiner gewohnten Tätigkeit nachzugehen! Zusammengerechnet führt dies zu 3,7 Milliarden „Ausfalltagen“ pro Jahr, davon 1,3 Milliarden oder 35 % wegen einer geistigen Behinderung! Eine grausige Perspektive! Bereits im Jahr 2005 erschien eine erste Veröffentlichung, die davor warnte, dass der seit zwei Jahrhunderten stetige Anstieg der Lebenserwartung bald zu Ende gehen könnte (17).

Ich würde mir wünschen, dass sich aufgrund der Informationen in diesem Buch die Ärzte aller Fachrichtungen, vor allem jedoch Kinderärzte

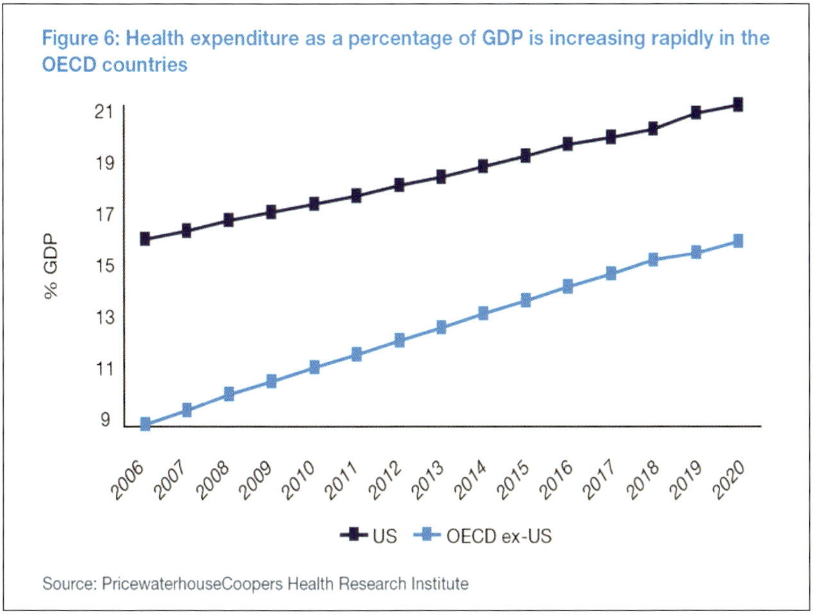

Abbildung 37: Entwicklung der Kosten für das Gesundheitswesen in Prozent des Bruttosozialproduktes. Die Kosten der übrigen OECD Länder „hinken" lediglich 10–15 Jahre hinter denen der USA her (Modifiziert nach Price Waterhous Coopers Health Reserach Institute)

und Frauenärzte umgehend und intensiv für die Prävention engagieren. Dazu müssten allerdings auch die Politiker in diesem Lande ihrer Verantwortung gerecht werden und die entsprechenden Rahmenbedingungen schaffen – anstatt Sonntagsreden zu halten! Dann könnten wir nicht nur das Akzelerationsphänomen nachhaltig reduzieren, sondern auch die Gesundheitskatastrophe positiv beeinflussen.

Ich habe das Buch mit einem Zitat aus der Zeitschrift „The Lancet" des Jahres 2005 begonnen und möchte mit einem aktuellen Zitat der gleichen Zeitung vom Januar 2008 diesen Abschnitt auch schließen (18):

The Lancet, Jan. 2008: Prevention of chronic disease: A call to action!

- Chronische Erkrankungen sind die führende Todesursache in der Welt und dennoch kaum beachtet.

- Eine konsequente Prävention würde im Jahr 2015 den Tod von 36 Millionen Menschen verhindern und erhebliche finanzielle Einsparungen zur Folge haben.

- Dieses Ziel ist nicht nur möglich, sondern realistisch und mit vorhandenen Mitteln zu erreichen.

- Es besteht daher dringender Handlungsbedarf von der WHO über die Welthandelsbank und Regierungsorganisationen bis hin zu Privatunternehmen und dem einzelnen Bürger.

Handeln Sie bitte entsprechend, wenn Sie sich – so wie ich – von diesem Aufruf angesprochen fühlen!

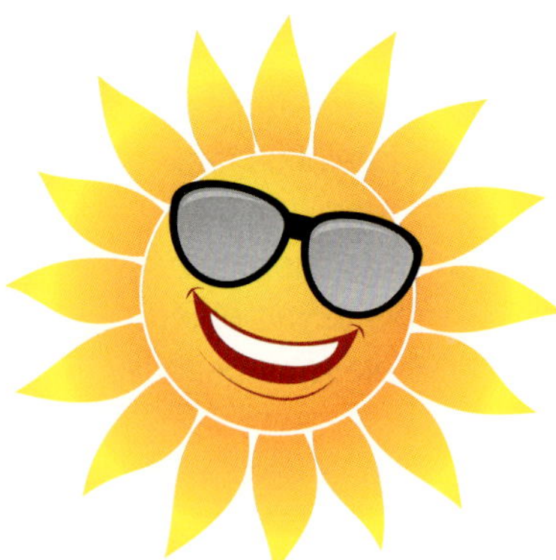

Zusammenfassung der Fakten

26

Für die Neugierigen oder Eiligen, die sich nicht durch alle vorangegangenen Kapitel durcharbeiten wollen oder können, habe ich die Fakten auf den nachfolgenden Seiten nochmals komprimiert dargestellt. Um das ganze Ausmaß der Bedeutung des Vitamin D-Defizits und der übrigen, ebenfalls dargestellten Defizite, für die Gesundheit zu erfassen, sei die eingehende Lektüre der jeweiligen Kapitel jedoch dringend empfohlen.

Ebenso wichtig ist mir nochmals die Feststellung, dass dieses Buch keine Anleitung zur Selbstbehandlung darstellt. Es soll vielmehr das Verständnis für die Zusammenhänge zwischen Lebensstil und Gesundheit herstellen und vertiefen. Denn bedingt durch die ausgeprägten Veränderungen unseres Lebensstils ist auch das Thema Gesundheitsvorsorge sehr komplex geworden.

Nicht zuletzt unter dem Aspekt, dass die Medien jeden Monat „eine neue Sau durch das Präventionsdorf jagen", empfiehlt sich die Investition in eine gute fachliche Beratung. Wie überhaupt jede Investition in die Gesundheit in der heutigen Zeit sehr sinnvoll ist: Die Rendite wird persönlich lebenslang ausgezahlt und ist garantiert steuerfrei! Einige Hinweise, wie so etwas aussehen kann, gebe ich in den „Überlegungen zur praktischen Umsetzung" der nachfolgenden Kapitel.

Doch zurück zum Thema! Vitamin D ist keine neue Wunderdroge, sondern ein Hormon, das der Körper mithilfe des Sonnenlichts in der Haut selbst herstellen kann – seit Millionen von Jahren! Mit dem Nachweis von Vitamin D-Rezeptoren in nahezu allen Zellen des Körpers wurde deutlich, dass dieses Hormon eine weitreichende Wirkung für unsere Gesundheit hat.

Die intensiven Forschungsarbeiten der letzten beiden Jahre ergaben folgende Eigenschaften im Zusammenhang mit bösartigen Tumoren: Vitamin D bewirkt eine Unterdrückung des Tumorwachstums, Abschwächung der Signale zur Metastasierung, gesteigerte Veranlassung des Zelltodes, Differenzierung der Zellen (in Richtung Gutartigkeit) und Reduzierung der Gefäßneubildung im Tumor. Dadurch wird das Risiko, zum Beispiel einen der häufigsten bösartigen Tumore des Menschen (im Dickdarm oder der weiblichen Brust) zu entwickeln, auf etwa ein Drittel reduziert und das Risiko einer späteren Metastasierung halbiert.

Auch wenn die Zahlen für andere Tumorarten (z. B. Blase, Lunge, Magen, Niere, Bauchspeicheldrüse, Speiseröhre und mehrere Blutkrebse) nicht ganz so günstig sind beziehungsweise zum Teil umfangreichere Untersuchungen noch fehlen, so lässt sich dennoch fast immer ein positiver Einfluss des Sonnenhormons nachweisen.

Aber die positive Wirkung von Vitamin D ist nicht auf die bösartigen Tumore beschränkt. Im Bereich der Herz-Kreislauf-Erkrankungen, die bekanntlich die führende Todesursache auch in Deutschland sind, wurden folgende Eigenschaften nachgewiesen: Es senkt den Blutdruck, verbessert die Funktion von Herz- und Skelettmuskulatur, verringert das Risiko für Typ 1- und Typ 2-Diabetes sowie für die Arteriosklerose. Als Beispiel für die zahlreichen beteiligten Gefäßerkrankungen sei der positive Effekt bei den peripheren Verschlusserkrankungen angeführt.

Ferner hat Vitamin D eine ausgeprägte Schutzfunktion für die Nervenzellen des Gehirns. Der positive Einfluss wird für folgende Krankheitsbilder beschrieben: Multiple Sklerose, Schizophrenie und Depression. Für die Multiple Sklerose liegen bereits erfolgreiche Therapieberichte mit Vitamin D vor. Für andere Erkrankungen wie Morbus Parkinson und die Alzheimer Demenz wird der Einfluss noch diskutiert.

Ganz wichtig ist die vielschichtige und entscheidende Wirkung von Vitamin D im Immunsystem: Es hemmt überschießende und damit für den Körper schädliche Immunreaktionen und verhindert oder mäßigt dadurch Autoimmunerkrankungen wie Colitis ulcerosa, Morbus Crohn, Diabetes Typ 1, Multiple Sklerose etc.

Des Weiteren regt Vitamin D die Produktion von körpereigenen Antibiotika an (Defensine und antimikrobielle Proteine), mit denen eingedrungene Bakterien und Viren bekämpft werden: Dies betrifft sowohl „schwere" Infektionskrankheiten wie die Tuberkulose als auch „banale" virale Infekte der oberen Luftwege mit erheblichen Konsequenzen für den Alltag.

Auch im Bereich des Skelettsystems, das lange Zeit als exklusiv für die Wirkung von Vitamin D angesehen wurde, hat sich einiges getan: Das Sonnenhormon stärkt nicht nur die Knochen, und das bereits im Mutterleib, sondern kräftigt die Muskulatur und reduziert das Sturzrisiko, und damit das Risiko für Frakturen, insbesondere bei älteren Personen.

Eigentlich ist unsere Haut in der Lage, mit Hilfe des Sonnenlichts genügend Vitamin D für den Körper herzustellen. Folgende Faktoren schränken jedoch diese Fähigkeit ein: Alter, Sonnenstand (Breitengrad), Hautfarbe und insbesondere unser Lebensstil. Und genau hier beginnt unser Problem. Weltweit ist es in den Industrieländern durch die Urbanisierung und die damit einhergehende Veränderung des Lebensstils zu einem Mangel an Vitamin D in der Bevölkerung gekommen.

Näherungsweise lässt sich sagen, dass etwa zwei Drittel aller Menschen, die in unseren nördlichen Breiten leben, zumindest in den Wintermonaten einen mehr oder minder ausgeprägten Vitamin D-Mangel aufweisen. Aber selbst im sonnigen Florida und in Indien ist der Vitamin D-Mangel aktenkundig. Bei älteren Menschen erhöht sich dieser Anteil auf 90 %–100 %, insbesondere wenn sie in Heimen leben. Auch stillende Mütter sind besonders gefährdet, da sie nicht nur sich selbst, sondern über die Milch auch ihr Kind mit Vitamin D versorgen müssen.

Zur regelrechten Versorgung der Körperzellen sind Vitamin D-Spiegel im Blut von 32–100ng/ml angezeigt. Dies ist deutlich mehr als wir bis vor kurzem angenommen haben. Unterhalb von 32 ng/ml beginnt bereits der Mangelbereich, der mittel- bis langfristig zu den geschilderten chronischen Krankheiten führt. Um diese Spiegel zu erreichen und aufrecht zu erhalten, benötigt man täglich etwa 4.000 IE Vitamin D, die man entweder in der Haut mit Hilfe von UV-Strahlen produzieren oder als Supplement ergänzen muss.

Falls stillende Mütter nicht täglich bis zu 6.000 IE Vitamin D zuführen, benötigen die gestillten Säuglinge zusätzlich 800 IE täglich. Kinder und Jugendliche, die sich nicht genügend im Freien aufhalten, benötigen 1.000–2.000 IE täglich, je nach Körpergewicht. Wer sich über die Eigenproduktion nicht klar ist und individuell Vitamin D ergänzen möchte, sollte seinen Vitamin D-Spiegel im Blut als Berechnungsbasis bestimmen lassen.

Gemessen an den positiven Effekten sind die Risiken einer gesteigerten Vitamin D-Zufuhr für den Körper minimal bzw. bei korrekter Vorgehensweise zu vernachlässigen. Der bisherige obere Grenzwert für die tägliche Aufnahme (2.000 IE/Tag) ist daher als überholt anzusehen und bedarf der Korrektur.

Es gibt auch bereits Zahlen, welche Konsequenzen sich durch eine Gabe von Vitamin D nicht nur in Bezug auf die Gesundheit, sondern auch auf die finanzielle Situation des Gesundheitswesens ergeben: In den USA würde eine Steigerung des Vitamin D-Spiegels in der Bevölkerung um 10 bis 20 ng/ml Kosten in Höhe von 10 Milliarden $ verursachen. Diesen Kosten stehen Einsparungen in Höhe von 181 Milliarden $ und eine Reduktion an Todesfällen um -14 % (358.000 Personen) gegenüber! Im Finanzjargon bedeutet dies einen beispiellosen „return on invest" von 18:1!

Die Bezeichnung „Katastrophe" im Zusammenhang mit dem Vitamin D-Mangel ist somit sicherlich nicht übertrieben. Und dennoch ist sie nur ein Teil der noch viel größeren Gesundheitskatastrophe!

Daher möchte ich nochmals betonen, dass Vitamin D, ungeachtet seiner zahlreichen positiven Eigenschaften, nicht die „Zauberdroge" ist, die alle gesundheitlichen Probleme lösen kann. Wir haben lediglich einen kleinen Teil dessen (wieder) entdeckt, was die Natur in immer noch unerreichter Weise in uns Menschen als „biochemische Wunderwerke" realisiert hat. Vitamin D wird zwingend im Körper benötigt, um einen regelrechten Zellstoffwechsel und damit unsere Gesundheit zu garantieren.

Außer Vitamin D sind jedoch bereits seit Längerem noch drei weitere, ebenfalls besonders wichtige, Schutzfaktoren bekannt: körperliche Aktivität, essenzielle Fettsäuren und sekundäre Pflanzenstoffe.

Fehlen dem Körper diese Faktoren als Folge der massiven Veränderungen unseres Lebensstils, kommt es zur Ausbildung multipler chronischer Krankheiten. Ich habe das Zusammentreffen des Verlustes dieser Schutzfaktoren das „Defizitsyndrom" genannt. Im breiten Spektrum der Mechanismen des Defizitsyndroms sind Entzündung und Immunschwäche die wesentlichsten Faktoren. Hier findet sich auch die Erklärung für die zunehmenden Komorbiditäten, das heißt, das gleichzeitige Auftreten mehrerer chronischer Erkrankungen.

Besonders tragisch wird die Situation, wenn das Defizitsyndrom mit einer Schwangerschaft zusammentrifft. Schwangerschaft ist zwar keine Krankheit, bedeutet aber eine besondere, zusätzliche Belastung für den weiblichen Organismus. Dies kann ausreichen, vorbestehende, relative Defizite zu verschärfen und den Stoffwechsel der Mutter zur Dekompensation zu bringen.

Schwangerschaftskomplikationen wie Bluthochdruck, Diabetes und Frühgeburten sind die Folge. Aber auch die zukünftige Gesundheit des Kindes wird durch die Defizite beeinflusst. Es erfolgt eine frühkindliche (Fehl-)Programmierung, die das Risiko für das Kind deutlich erhöht, im späteren Leben Osteoporose, Fettsucht, Diabetes, Allergien und Anderes mehr zu entwickeln.

Die frühkindliche Prägung in der Schwangerschaft als Teil eines epigenetischen Phänomens ist nicht nur Gegenstand ganz aktueller Forschungen, sondern auch der Motor eines Teufelskreises, den ich das Beschleunigungsphänomen (Akzeleration) genannt habe. Es führt durch die Ausbildung von Fettsucht und chronischen Krankheiten bereits in der Jugend zu einer zunehmenden Verschlechterung der Gesundheit unserer Bevölkerung, deren Folgen wahrscheinlich selbst die düstersten Prognosen noch übertreffen werden.

Bedingt durch die drastischen Veränderungen unseres „modernen" Lebensstils könnte sich daher der seit zwei Jahrhunderten in den Industrienationen stetige Anstieg der Lebenserwartung bald umkehren.

Es sei denn, wir lösen die Probleme mit Hilfe aufwändiger Forschungsvorhaben – oder einfacher, durch ganzheitliche Prävention. Einige Regeln und Hilfestellungen zur Umsetzung der Prävention im täglichen Leben habe ich im dritten Teil dieses Buches aufgeführt.

Dem Sonnenhormon Vitamin D kommt dabei die im Buchtitel angekündigte Schlüsselrolle zu, da es ideale Voraussetzungen bietet, um einen einfachen Einstieg in eine ganzheitliche Gesundheitsvorsorge zu ermöglichen.

27 Allgemeine Präventionsregeln

Ich wäre ein schlechter Arzt, könnte ich nur die Diagnose stellen und hätte keine Hilfe anzubieten! Die Bestandsaufnahme zeigt jedoch, dass die bisherigen, gängigen Konzepte zur Gesundheitsvorsorge, insbesondere im Bereich Ernährung, mehr oder minder zum Scheitern verurteilt sind. Selbst öffentliche Einrichtungen wie der „aid“ in Bonn kamen im Jahr 2006 zu dem Schluss: „Ernährungskommunikation – genial daneben!“

Laut Technikerkrankenkasse, Report 2006/7, wissen 95 % der Befragten, wie sie sich gesund zu ernähren haben, aber die Hälfte der Befragten gab unumwunden zu, dass sie an der Umsetzung scheitern. So hat z. B. die bereits erwähnte, jahrelange Aktion „5 am Tag“, die von allen wissenschaftlichen Fachgesellschaften für Ernährung und vom Staat unterstützt wird, nicht zu einem nennenswert vermehrten Verzehr von Obst und Gemüse geführt.

In einem der Lehrbücher von Professor Hurrelmann fand ich den für mich seinerzeit neuen Begriff der Verhältnisprävention. Ich denke, hier liegt ein weiterer Schlüssel für zukünftige Lösungsmöglichkeiten in der Gesundheitsvorsorge.

Verhaltensprävention bedeutet, sich in einer bestimmten Situation so zu verhalten, dass ein Unglück oder eine Krankheit vermieden wird. Dazu bedarf es immer wieder der Anstrengung eines jeden einzelnen Menschen in einer solchen Situation, um dieses Ziel zu erreichen.

Die Verhältnisprävention hingegen ändert grundsätzlich die jeweiligen Umstände, so dass das Unglück oder die Krankheit sich nicht ereignen können beziehungsweise vermieden werden. Der Aufwand des einzelnen Menschen, sein individuelles Verhalten zu verändern, verringert sich dadurch deutlich.

Wie einige erfolgreiche Beispiele zeigen (Deckel auf den Brunnen im Dorf für die spielenden Kinder, Stahlkappen im Schuh für den Metallarbeiter, Leitplanken und Airbags für die Autofahrer ist Verhältnisprävention jedoch immer mit Aufwand verbunden.

Dieser Aufwand muss jedoch als initiale Investition und damit Garant für den Erfolg angesehen werden. Die Abbildung 38 zeigt den Rückgang der Todesfälle im deutschen Straßenverkehr. Dies wurde nicht mit Hilfe einer verbesserten Ausbildung zum Führerschein oder einer Verbesserung des Fahrverhaltens erreicht. Vielmehr erfolgten enorme Investitionen in den Straßenbau und die Entwicklung der passiven Fahrzeugsicherheit (Leitplanken, Airbag, ABS, ESP etc.). Die Zahlen verdeutlichen, welchen Effekt die Verhältnisprävention haben kann.

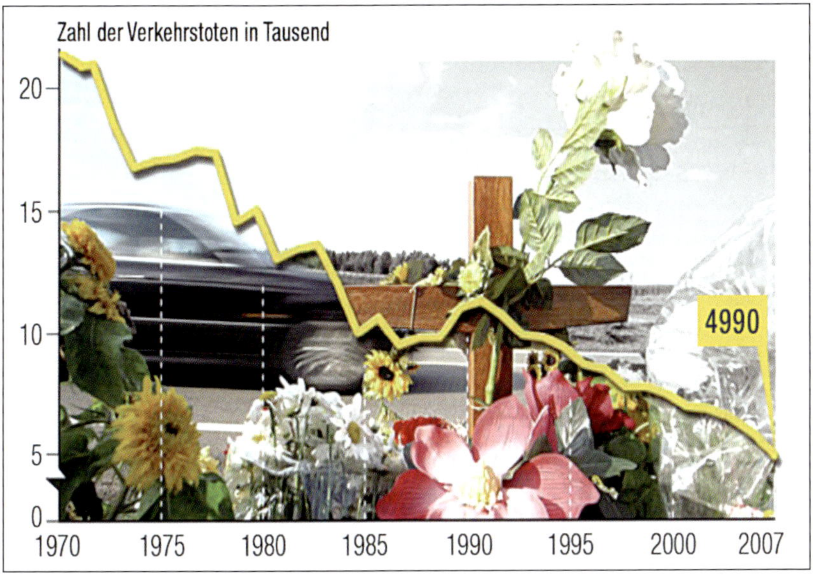

Abbildung 38: Effizienz der Verhältnisprävention im Straßenverkehr zur Verhinderung von tödlichen Unfällen (ADAC Motorwelt, 2008)

Genau auf eine solche Veränderung der Verhältnisse zielt auch der Slogan der Weltgesundheitsorganisation (WHO) zur Förderung der Bewegung: „Make the healthy choice the easy choice!" (Mach die Entscheidung für ein gesundes Verhalten zu einer leichten Entscheidung).

Dies bedeutet zum Ausgleich des Bewegungsmangels, die Verfügbarkeit von Bewegungsmöglichkeiten zu erhöhen. Und das geht nur mit entsprechend erhöhten Investitionen für Spielplätze, Radfahrwege und Sportplätze. Was für die Bewegung gilt, dürfte auch für die Ernährung und andere Bereiche des Lebensstils gelten.

Angesichts der ungeheueren Problematik der chronischen Erkrankungen werden wir diesen Aufwand betreiben müssen – nicht nur seitens des Staates, sondern vorzugsweise auch seitens der einzelnen Menschen. Voraussetzung ist allerdings, dass genügend Menschen diese Zusammenhänge verstehen und lernen, Prävention in eigener Verantwortung umzusetzen.

Ich habe daher überlegt, wie ich allen an der Prävention Beteiligten diese Zusammenhänge verdeutlichen kann. Als Lösung dienen die nachstehenden, von mir geschaffenen Präventionsregeln.

Allgemeine Präventionsregeln
1. Prävention ist keine Frage des Geldes, sondern eine Frage der persönlichen Verantwortung für die eigene Gesundheit.
2. Der Aufwand für die Gesundheitsvorsorge lässt sich beschreiben als ein Produkt aus den Faktoren Zeit und Mittel (letztere können Arbeitsmittel, Werkzeuge oder auch Geld sein).
3. Die beiden Faktoren verhalten sich reziprok zueinander.
4. Effektive Gesundheitsvorsorge begnügt sich nicht mit Maßnahmen der Verhaltensprävention sondern bedient sich zusätzlich der Verhältnisprävention.
5. Die Nachhaltigkeit der Maßnahmen steigt mit dem Anteil an Verhältnisprävention.
6. Der Nutzen durchgeführter Präventionsmaßnahmen verhält sich reziprok zum Alter des Individuums.

Tabelle 15: Allgemeine Präventionsregeln. Nähere Erläuterung: siehe nachfolgenden Text.

Diese Regeln werde ich zum besseren Verständnis zum Teil mit Hilfe einiger Abbildungen erläutern. Die erste Regel bedeutet ganz einfach, dass wir die Verantwortung für unseren Körper nicht einfach abtreten können, auch wenn uns dies von den Politikern immer wieder als „Wahlkampfgeschenk" versprochen wurde. Letztendlich treffen positive wie negative Reaktionen unseres Körpers ausschließlich uns selbst – abgesehen von den Kosten, die in immer geringerem Maße von der „Solidargemeinschaft" getragen werden können.

Wird einer der Faktoren Mittel oder Zeit gekürzt, muss der andere zum Ausgleich erhöht werden, damit der Aufwand und damit der Effekt (= Gesundheit) erhalten bleibt. Zur Veranschaulichung nehme ich das Beispiel unserer Vorfahren, der Jäger und Sammler: Sie hatten wenig Mittel (Werkzeuge und schon mal gar kein Geld), aber dafür den ganzen Tag Zeit für Bewegung und dadurch Gelegenheit, dem Körper gesunde Nährstoffe mit der Nahrung zuzuführen. Grafisch lässt sich das wie folgt darstellen (Abbildung 39).

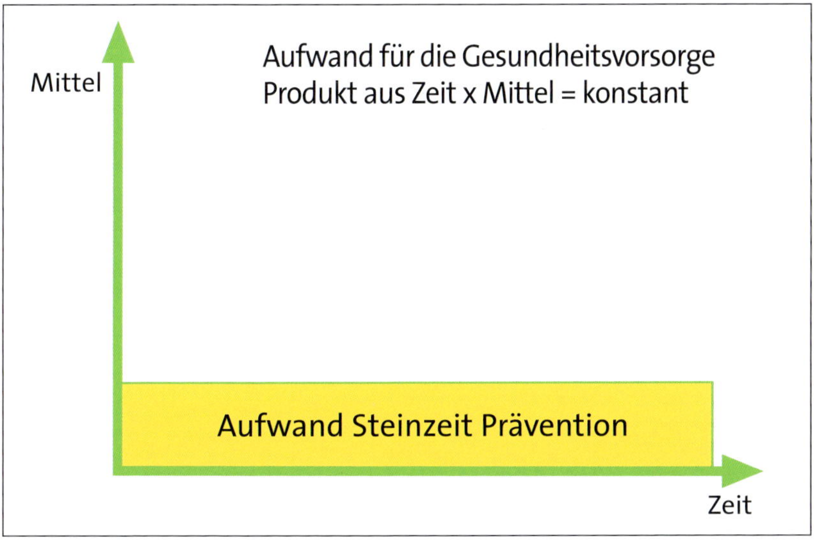

Abbildung 39: Aus den beiden Faktoren Zeit und Mittel ergibt sich eine Fläche als Aufwand für die Gesundheit der Steinzeitmenschen.

In unserer modernen Kultur verwenden viele Menschen kaum noch Zeit für die Bewegung und Ernährung, aber auch nur wenig Mittel für gesunde Komponenten zum Ausgleich. Konsequenterweise reduziert sich damit die Fläche des Gesundheitsaufwandes erheblich (Abbildung 40), und chronische Krankheiten resultieren. Dieser Zusammenhang wurde in umfangreichen wissenschaftlichen Studien gesichert.

Soll hier Abhilfe geschaffen werden, müssen entweder wieder erheblich mehr Zeit für die Gesundheit aufgewendet oder mehr Mittel (Geld) bereitgestellt werden. Der bedeutende Vorzug an diesem Konzept ist, dass (in einem gewissen Rahmen) niemandem im Einzelnen vorgeschrieben wird, was er tun muss, da viele Wege nach Rom führen, man muss sie nur gehen!

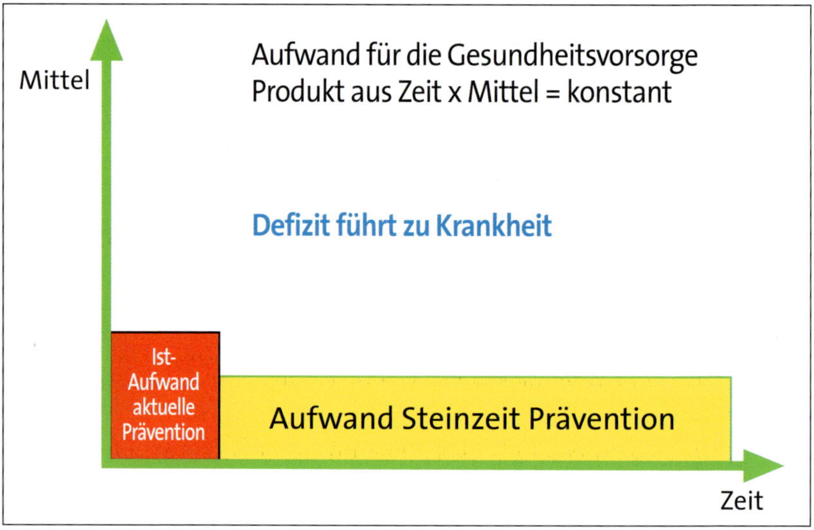

Abbildung 40: Der moderne Lebensstil führt zu einem ungenügenden Aufwand (wenig Zeit und wenig Geld) für die Gesundheitsvorsorge.

Dazu nochmals zwei (extreme) Beispiele: Der Arbeitslose ohne Geld kann im Sommer im Wald Holz hacken und Pilze sowie Beeren sammeln – das kostet nichts außer Zeit, und die hat er ja! Und auch im Winter ist ihm mit den gesammelten Dingen gut gedient.

Der leitende Angestellte mit 60 Stunden Arbeitszeit pro Woche wird andere Wege gehen müssen, und zumindest einen Teil des wohlverdienten Geldes (zeitsparend) für hochwertige Nahrung und Bewegung (gegebenenfalls auch als Ergänzung) aufbringen, damit auch für ihn das Produkt „Vorsorgeaufwand“ ausreichend groß ist (Abbildung 41).

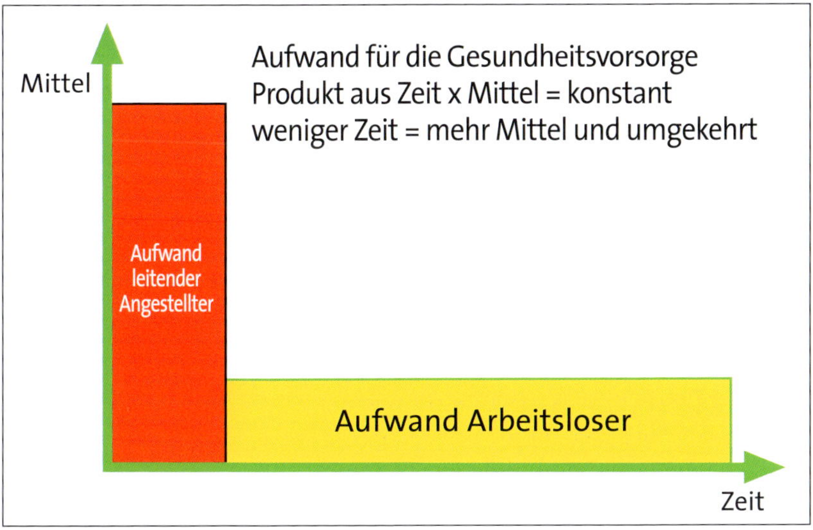
Aufwand für die Gesundheitsvorsorge
Produkt aus Zeit x Mittel = konstant
weniger Zeit = mehr Mittel und umgekehrt
Mittel
Aufwand leitender Angestellter
Aufwand Arbeitsloser
Zeit

Abbildung 41: Unterschiedliche Lösungen für unterschiedliche Bevölkerungsgruppen (Extrembeispiel)

Wissenschaftlich abgesicherte Ergänzungsmaßnahmen bei Bewegung und Ernährung kommen nicht nur dem Hang der modernen Menschen nach „Convenience" (Annehmlichkeit, Bequemlichkeit) entgegen, sondern sind Werkzeuge der Verhältnisprävention und in der Lage, auf die Herausforderungen kurzfristig zu reagieren.

Dies gilt auch und gerade für den Vitamin D-Mangel, der aktuell nachgewiesen wurde. Eine gezielte Vitamin D-Substitution könnte die Probleme der „sonnenarmen" Freizeitgesellschaft kurzfristiger und weitaus effektiver lösen als dies durch eine Änderung des Freizeitverhaltens – zum Beispiel auch für die Kinder – im Zeitalter der Elektronik herbeizuführen ist.

Wenden wir nun meine allgemeinen Präventionsregeln auf den „Spezialfall Vitamin D" an, so zeigt sich ganz eindeutig, welche Vorteile und Flexibilität der Einsatz dieser Regeln in der Gesundheitsvorsorge bietet (Tabelle 15, nächste Seite).

Ich bin mir klar darüber, dass solche Ergänzungsmaßnahmen in „Fachkreisen" derzeit nicht „in" sind und zum Teil auch nur ein Behelf sein kön-

Individuelle Prävention
Beispiel: Vitamin D-Mangel
● 3x-4x/Woche für 0,5 Std. in die Sonne
● Kostet kein Geld, dafür reichlich Zeit
● 1x-2x/Woche auf die Sonnenbank
● Kostet Geld, dafür weniger Zeit
● 1x/Woche 1 Kps. Vitamin D schlucken
● Kostet Geld, dafür keine Zeit
● Das Ziel einer ausreichenden Versorgung mit Vitamin D wird in jedem Fall erreicht.

Tabelle 16: Einsatz der Präventionsregeln für die Versorgung mit dem Sonnenhormon Vitamin D. Drei ganz unterschiedliche Konzepte führen alle zum angestrebten Ziel.

nen in einem langfristig angelegten Gesamtkonzept zur Änderung unseres Lebensstils. Im Kapitel 31 „Ersatzmaßnahmen“ werde ich auf das Für und Wider unter verschiedenen Aspekten eingehen.

Entscheidend für ein Gelingen der Prävention ist in meinen Augen, dass wir den Menschen nicht nur Verhaltensregeln predigen, sondern ihnen auch praktikable Lösungsmöglichkeiten im Rahmen einer gezielten Verhältnisprävention anbieten. Die zweitbeste, praktikable Lösung ist besser als die beste, nicht realisierbare Wunschvorstellung.

Zurzeit bin ich dabei, mit der Unterstützung der Fachbereiche für Gesundheitsökonomie der Universität Nürnberg/Erlangen und der Europa-Fachhochschule Fresenius in Idstein zu überprüfen, welche finanziellen und gesundheitlichen Vorteile den Kosten solcher Ergänzungsmaßnahmen gegenüberstehen.

Das Ergebnis wird hoffentlich für zukünftige fachliche und gesundheitspolitische Entscheidungen hilfreich sein. Für den persönlichen Bereich zählt jedoch, dass jede Investition in die eigene Gesundheit mit einer hohen Rendite belohnt wird: Körperliches und geistiges Wohlbefinden infolge reduzierter chronischer Erkrankungen – nicht erst im Alter – von den finanziellen Vorteilen gar nicht zu reden!

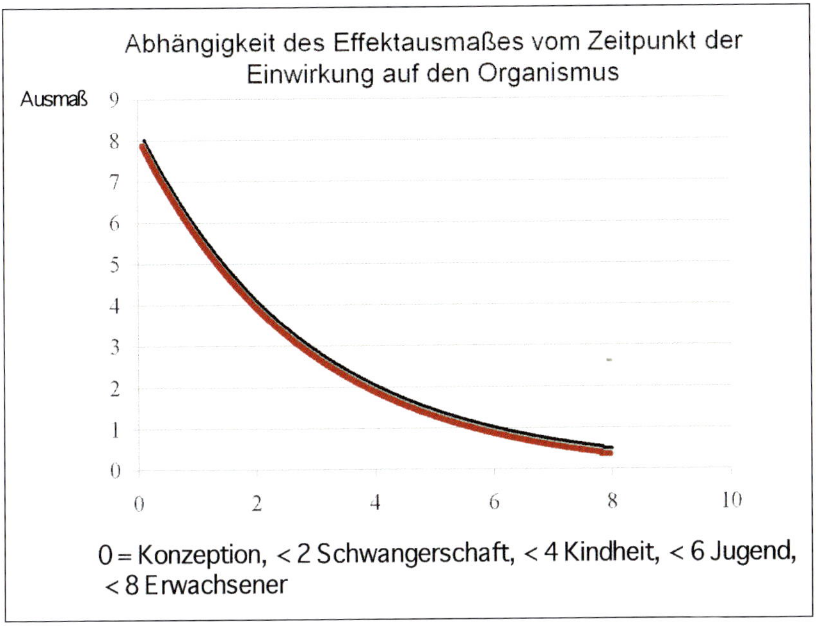

Abbildung 42: Der Kurvenverlauf verdeutlicht das reziproke Verhältnis von Effektausmaß der Präventionsmaßnahme und Zeitpunkt der Intervention. Je früher eine Präventionsmaßnahme erfolgt, desto größer ist der Vorteil, der daraus für die Gesundheit resultiert bzw. der Nachteil, wenn die Maßnahme unterbleibt.

Dabei ist es wichtig zu wissen, dass auch hier wohl die klaren Regeln der Finanzwirtschaft gelten: Je früher die Investition getätigt wird, umso größer ist die spätere (gesundheitliche) Rendite (Abbildung 42)!

Als Beispiele möchte ich einerseits den achtzigjährigen Raucher anführen, der sicherlich gesundheitlich nicht allzu viel von der Beendigung seines „Lasters" zu erwarten hat. Andererseits hat der Verzicht auf das Rauchen während der Schwangerschaft einen im wahrsten Sinn des Wortes riesigen Effekt für die Gesundheit des heranwachsenden Kindes!

Im folgenden Kapitel werde ich aufzeigen, wie sich diese Überlegungen praktisch umsetzen lassen.

28 Integrale Prävention – Ganzheitliche Gesundheitsvorsorge

Unter Prävention wird landläufig in der Medizin die Früherkennung insbesondere von bösartigen Erkrankungen verstanden. Dies entspricht jedoch nicht den eigentlichen Begriffsinhalten, denn Prävention bedeutet Vorbeugung, das heißt Verhinderung der Entstehung einer Erkrankung.

Wie zahlreiche Beispiele der Vergangenheit und der Gegenwart zeigen, entspricht der erzielte positive Effekt solcher Früherkennungsmaßnahmen häufig nicht den Erwartungen, und steht daher nicht im Verhältnis zu dem betriebenen Aufwand.

Wer die Ausführungen in diesem Buch zu Vitamin D und den übrigen Risikofaktoren für die Entwicklung chronischer Krankheiten verstanden hat, dem fällt es nicht schwer, den Grund für das Versagen der Früherkennungsprogramme zu verstehen. Selbst so genannte „Mikro-Karzinome" sind in der Regel über mehrere Jahre hin entstanden und haben dabei häufig bereits Metastasen bewirkt.

Ein anderes Beispiel liefert die kürzlich als Neuerung hochgelobte, nicht invasive Darstellung von Verkalkungen in den Herzkranzgefäßen mit Hilfe der Computertomografie (CT). Wer Kalk in den Wänden seiner Arterien hat, ist mit großer Sicherheit seit vielen Jahren oder gar Jahrzehnten gefäßkrank!

Diese Form der Prävention kann somit nicht unser Ziel sein. Vielmehr gilt es, bereits bei den Ursachen für die Entstehung chronischer Krankheiten anzusetzen. Der dazu passende Spruch lautet:

„Vorbeugen ist besser als heilen"!

Diese Aussage gilt unabhängig davon, ob man bereits erkrankt ist oder nicht, und in welchem Stadium einer Krankheit die Vorsorgemaßnahmen unternommen werden sollen. Ist eine Krankheit bereits eingetreten, spricht man von „Sekundärprävention". Die eigentlichen Vorsorgemaßnahmen sind jedoch prinzipiell die gleichen wie bei nicht erkrankten Menschen.

Außerdem ist jede Sekundärprävention bei einer bereits eingetretenen Erkrankung gleichzeitig eine Primärprävention für noch nicht eingetretene Erkrankungen. Es lohnt sich also doppelt! Und die Maßnahmen in der Primär- und Sekundärprävention unterscheiden sich nicht, da sie in beiden Fällen darauf abzielen, die Ressourcen des Körpers zu verbessern.

Das Ziel einer ganzheitlichen Gesundheitsvorsorge ist es, einen artgerechten Lebensstil möglichst in allen Bereichen zu entwickeln. Dieser erlaubt es dem Menschen, am Ende seiner Zeit in Würde im eigenen Bett einzuschlafen, statt die letzten Jahre in Krankenhäusern und Pflegeheimen zu verbringen. Als mahnendes Beispiel mag die Situation manch einer „schwergewichtigen Persönlichkeit" in unserer Republik dienen (Abbildung 43):

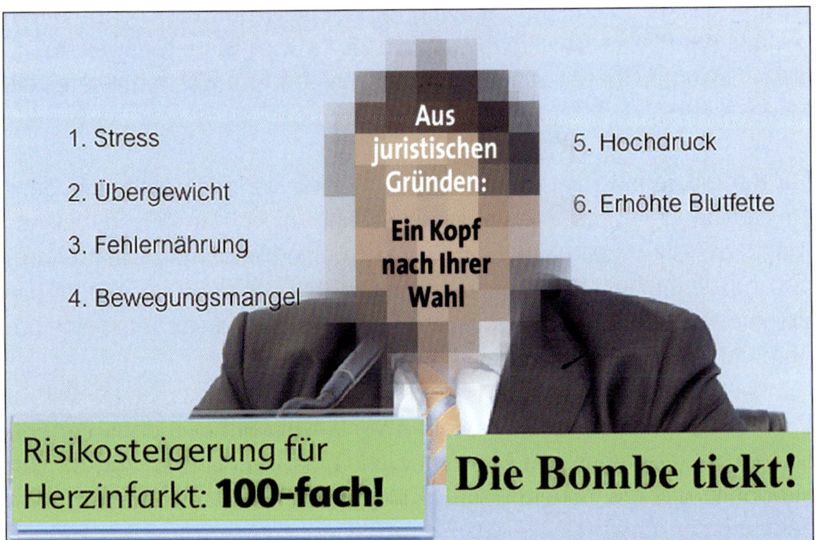

Abbildung 43: Auch wenn man sich subjektiv gesund fühlt und das eine oder andere angeführte Symptom (noch) nicht zutrifft – der Lebensstil fordert seinen Tribut – früher oder später. Die Grundlagen für diese Überlegungen wurden in Kapitel 2 beschrieben.

Um das langfristige Ziel eines artgerechten Lebensstils zu erreichen, sind kurzfristig zur Motivation der Menschen außer der bisher betriebenen Aufklärung zusätzlich finanzielle Anreize zu schaffen. Es ist einfach aberwitzig und weltfremd, im Gesundheitswesen die allgemein gültigen Gesetzmäßigkeiten der Wirtschaft zu ignorieren.

Wer Gesundheit in politisch unverantwortlicher Weise als Wahlkampfmunition missbraucht, der muss sich nicht wundern, wenn Gesundheitsleistungen – da vermeintlich gratis – kritiklos konsumiert werden! Schlimmer noch – der Volksmund sagt: „Was nichts kostet taugt auch nichts!"

Wir werden daher eine nachhaltige Veränderung des Gesundheitswesens erst dann erreichen, wenn sich ein gesundheitsbewusstes Verhalten (Gesundheitsvorsorge = Prävention) für den einzelnen Bürger auch finanziell lohnt. Dazu müssen in der gesetzlichen Krankenversicherung Tarife geschaffen werden, die entsprechende finanzielle Anreize setzen.

Das politisch vielleicht opportune, jedoch sachlich dumme Geschwätz von den dadurch benachteiligten sozialen schwächeren Gruppen der Gesellschaft ist im Zusammenhang mit der ärztlichen Versorgung ohnehin fehl am Platze! Der Staat kann diesen Gruppierungen die erforderlichen Gesundheitsleistungen in gleicher Weise ermöglichen, wie er die Miete, Kleidung und Wohnungseinrichtung bezahlt!

Für den „Normalverbraucher" muss es jedoch klar ersichtlich sein, dass ein gesundheitliches Fehlverhalten für ihn nicht nur ein „nebulöses Krankheitsrisiko" beinhaltet, sondern auch eine klare finanzielle Mehrbelastung! Jeder, der sich ein Auto mit mehr PS kauft, weiß, dass er für das größere Risiko, das mit der höheren PS Zahl verbunden ist, auch eine höhere Versicherungsprämie zahlt!

Das ist das Grundprinzip einer jeden Versicherung. Es ist dann die Entscheidung des einzelnen Menschen, welchen Aufwand er für die Gesundheitsvorsorge betreibt (siehe „Allgemeine Präventionsregeln"), um seine persönlichen Risiken abzusenken. Der nachstehende Fragebogen kann ihm dabei helfen. Denn es gilt:

„Eine erkannte Gefahr ist eine gebannte Gefahr!"

Fragen zu individuellen Risiken des Lebensstils

1. Leiden Sie bereits an einer der folgenden chronischen Erkrankungen (Herzinfarkt, Arteriosklerose, Schlaganfall, Diabetes, Osteoporose, Arthrose, Depression, Demenz, Rheuma, bösartiger Tumor)?

a) Nein	1 Punkt
b) Ja	3 Punkte

2. Wie groß ist Ihr Bauchumfang? (Bitte in Nabelhöhe messen!)

Frauen: weniger als 80 cm	1 Punkt
Männer: weniger als 90 cm	1 Punkt
Frauen: 80 cm bis 85 cm	2 Punkte
Männer: 90 cm bis 95 cm	2 Punkte
Frauen: mehr als 85 cm	3 Punkte
Männer: mehr als 95 cm	3 Punkte

3. Wieviel Alkohol trinken Sie regelmäßig täglich?

Frauen: 0 bis 1, Männer 0 bis 2 Getränke tgl.	1 Punkt
Frauen: mehr als 1, Männer: mehr als 2 tgl.	2 Punkte
Frauen: mehr als 2, Männer: mehr als 3 tgl.	3 Punkte

4. Haben Sie einen erhöhten Blutdruck?

Nein	1 Punkt
Ja, behandelt und wieder normal	2 Punkte
Ja, unbehandelt bzw. weiterhin erhöht	3 Punkte

5. Haben Sie vermehrt negativen Stress?

Nein	1 Punkt
Ja, gelegentlich	2 Punkte
Ja, regelmäßig	3 Punkte

Summe der Punkte ________ Punkte

Übertrag: _______ Punkte

6. **Wie viele Portionen fetten Fisch essen Sie pro Woche?**

Regelmäßig 2 – 3 Portionen pro Woche	1 Punkt
Regelmäßig 1 Portion pro Woche	2 Punkte
Kein regelmäßiger Fischverzehr	3 Punkte

7. **Wie häufig betreiben Sie eine körperliche Aktivität pro Woche?**

Dreimal oder mehr pro Woche, mehr als 30 Minuten	1 Punkt
Ein- bis zweimal pro Woche, mehr als 30 Minuten	2 Punkte
Maximal 1 x pro Woche, mehr als 30 Minuten	3 Punkte

8. **Rauchen Sie Zigaretten, Zigarren, Pfeife?**

Ich bin Nichtraucher (seit mehr als 12 Jahren)	1 Punkt
Ich rauche gelegentlich (nicht mehr als 2–3 x pro Tag)	2 Punkte
Regelmäßig (5 x und mehr pro Tag)	3 Punkte

9. **Wie viele Portionen Gemüse und Obst verzehren Sie täglich?**
   (Eine Portion entspricht einer Hand voll)

Ich esse 6–8 Portionen Gemüse und Obst täglich	1 Punkt
Ich esse 3–4 Portionen Gemüse und Obst täglich	2 Punkte
Ich esse 0–2 Portionen Gemüse und Obst täglich	3 Punkte

10. **Wie häufig und wie lange halten Sie sich pro Woche tagsüber im Freien auf?**

Dreimal oder mehr, jeweils mehr als eine halbe Stunde sowie im Winter ein Urlaub in der Sonne	1 Punkt
Ein bis zweimal, jeweils mehr als eine halbe Stunde Jedoch kein Urlaub in der Sonne im Winter	2 Punkte
Kein regelmäßiger Aufenthalt im Freien	3 Punkte

Gesamtpunktzahl: _______ Punkte

Interpretation der Ergebnisse

Die erhaltene Gesamtpunktzahl ist wie folgt einzuschätzen:

10 Punkte:	Optimal! Sehr niedriges Gesamtrisiko! (Falls Sie nicht geschummelt haben)
11 bis 20 Punkte:	Mäßig gesteigertes Gesamtrisiko
21 bis 30 Punkte:	Deutlich gesteigertes Gesamtrisiko

Die Gesamtpunktzahl gibt Ihnen somit einen Anhalt, wie groß Ihr Handlungsbedarf in Sachen Gesundheitsvorsorge ist. Da ein Bild mehr als 1.000 Worte sagt, habe ich einen Lebensbaum geschaffen, in dessen Krone Sie die einzelnen Ergebnisse eintragen und die Punkte dann miteinander verbinden können. (Siehe Abbildung 44 auf der nächsten Seite).

Die gezeichnete Kontur des Lebensbaumes entspricht Ihrem individuellen Gesundheitsrisiko. Das Risikoprofil lässt sich mit den besprochenen Maßnahmen zur Änderung des Lebensstils gezielt beeinflussen. Um dieses Ziel sicher zu erreichen, sollten Sie sich eine professionelle Unterstützung suchen. Dies kann auf vielfältige Weise erfolgen, da das Sprichwort zu Recht sagt:

„Viele Wege führen nach Rom!“

Meines Erachtens ist jedoch der ideale Gesundheitsberater Ihr behandelnder Arzt, wenn er sich denn für die Prävention interessiert. Falls ihm infolge einer langjährigen und ausschließlichen Tätigkeit als Kassenarzt dazu die einschlägigen Erfahrungen fehlen, so kann er sich diese bei einer der Organisationen beschaffen, die sich inzwischen intensiv mit der Prävention durch Ärzte befassen.

In einer solchen Organisation arbeite ich auch selbst mit: Dem „Europäischen Gesundheitsnetzwerk“ (eu-gn). Es hat sich zur Aufgabe gemacht, in Deutschland flächendeckend mithilfe der niedergelassenen Ärzte als Gesundheitsberater die Umsetzung der integralen Präventionsideen für die Menschen möglich zu machen.

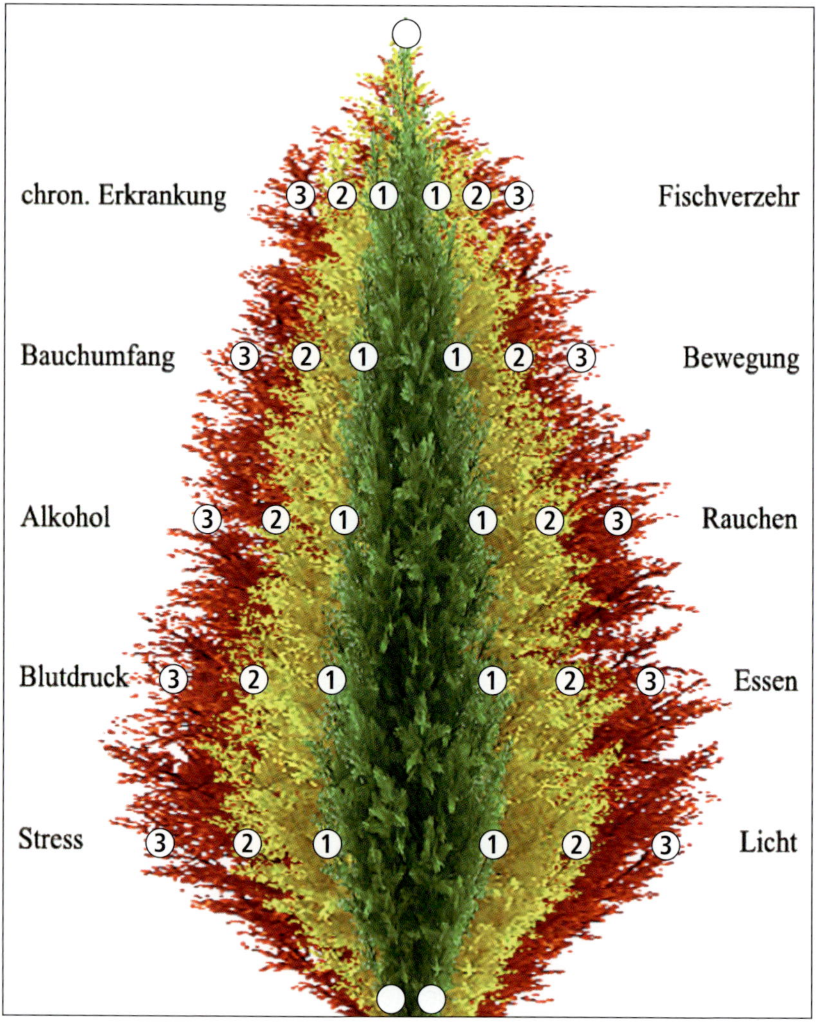

Abbildung 44:
Bei den einzelnen Risikofaktoren wird die Punktzahl 1 jeweils innen an der grünen Fläche, die Punktzahl 3 ganz außen an der roten und die Punktzahl 2 dazwischen eingetragen.
Je enger die Krone des individuellen Lebensbaumes der inneren grünen Idealkontur entspricht, umso geringer sind die persönlichen Risiken, eine vorhandene chronische Erkrankung zu fördern oder eine neue Erkrankung zu entwickeln.

Nähere Einzelheiten zu diesem Netzwerk finden Sie im Internet. Die Adresse habe ich mit weiteren Kontaktdaten ebenfalls am Ende des Buches in der Liste ausgewählter Internetadressen aufgeführt.

Ebenfalls einen ganzheitlichen Ansatz unter Einbeziehung der Ärzte hat das Netzwerk „swing and relaxx". Das Konzept basiert auf der rhythmischen Spiralkinetik nach Prof. Dr. Gerd Schnack und verbindet die vier wichtigsten Aspekte der Primärprävention Anspannung, Entspannung, Stressbekämpfung und Ernährungsstrategien zu einem alltagstauglichen Erlebnisprogramm. Wie der Name bereits andeutet, verbindet das Konzept Bewegung und Musik.

Die Kontaktdaten zu diesem Netzwerk finden Sie ebenfalls am Ende des Buches in der Liste ausgewählter Internetadressen.

Die Erwähnung dieser beiden Netzwerke dient nur als Beispiel und bedeutet nicht, dass nicht auch weitere gute Konzepte existieren. Zur Kompensation des Bewegungsmangels setzen beide Netzwerke erfolgreich Ersatzmaßnahmen ein. Das heißt, sie praktizieren bereits Verhältnisprävention! Dies gilt allerdings (noch) nicht für den Bereich der Ernährung wegen der hier noch bestehenden Vorbehalte (siehe Kapitel 31).

Einen ganz anderen Weg ist der Wissenschaftler Dr. Coy gegangen. Um seine am Deutschen Krebsforschungszentrum in Heidelberg erarbeiteten Erkenntnisse zur Vorbeugung und Behandlung von bösartigen Tumoren möglichst vielen Menschen zugänglich zu machen, hat er eine eigene Aktiengesellschaft, die Tavarlin AG gegründet.

Die Grundlagen seines Konzeptes habe ich bereits im Kapitel über die Zuckererkrankungen beschrieben, denn der Zuckerhaushalt der Krebszelle ist der Ansatzpunkt für diese Maßnahmen. Die Kontaktdaten der Tavarlin AG finden sich ebenfalls am Ende des Buches in der Liste der ausgewählten Internetseiten.

Wie bereits gesagt, führen viele Wege nach Rom. Um Ihnen – sei es als Betroffener oder als Arzt – den ersten, gelegentlich als schwierig empfundenen Schritt in eine sinnvolle und konsequente Gesundheitsvorsorge zu erleichtern, habe ich die beiden nachfolgenden Kapitel geschrieben.

29 Ärztlicher Rat für Betroffene

Falls Sie sich von meinen Ausführungen in diesem Buch betroffen oder angesprochen fühlen und sich vornehmen, tätig zu werden, begrüße ich dies außerordentlich! Genau um dies zu bewirken wurde das Buch geschrieben!

Aber bitte, fangen Sie jetzt nicht an, Triathlon zu betreiben oder irgendwelche Pillen zu kaufen und sich selbst zu behandeln! Das Kapitel der chronischen Erkrankung ist viel zu komplex und das Angebot an „Fitnessrezepten“ sowie „Gesundheitspillen“ schier unermesslich! Die Gesundheitsvorsorge bedarf einer dauerhaften und guten Beratung.

Genau darum sollten Sie Ihren Hausarzt oder einen anderen Arzt Ihres Vertrauens bitten. Geben Sie ihm dieses Buch zu lesen und weisen ihn besonders auf das nachfolgende Kapitel hin (Kapitel 30 „Von Kollege zu Kollege“). Falls er das Buch noch nicht kennt, kann er sich in Ruhe einlesen und die Konsequenzen mit Ihnen besprechen.

Falls er Ihnen das Buch wieder in die Hand drückt und dabei etwas murmelt wie: „Sehr interessant, sehr interessant, aber dafür haben wir in dieser Praxis keine Zeit.....“ und wieder zur Tagesordnung übergeht, sollten Sie sich einen anderen Arzt suchen, der bereit ist, sich die Zeit für Sie zu nehmen und sich mit den neuen Forschungsergebnissen in Ihrem Interesse auseinander zu setzen.

Aber bitte gehen Sie nicht davon aus, dass er dieses „gratis“ tut. Sie erwarten von ihm eine ärztliche Leistung, die außerhalb seines Aufgabenbereichs als Kassenarzt liegt. Ihre Krankenkasse heißt nicht zufälligerweise so, sondern sie ist in der Tat dazu da, im Falle einer ernsthaften Erkrankung die finanziellen Konsequenzen für Sie abzumildern. Sie ist keine „Gesundheitskasse“, auch wenn eine der großen gesetzlichen Krankenversicherungen mit dieser Bezeichnung Werbung macht.

In den Bereich der Werbung gehören leider auch die derzeit so beliebten „Präventionskurse“ nahezu aller **Kranken**kassen. Sie möchten sich mit diesen Aktionen gegenüber den Versicherten profilieren. Denn einen echten Wettbewerb, den das Gesundheitsministerium unsinniger Weise verordnet hat, können die Krankenkassen gar nicht bieten, da das eigentliche medizinische Leistungsspektrum für alle gesetzlichen Kassen festgeschrieben ist.

Die Wirkung eventuell auch guter Einzelaktionen, wie sie die Krankenkassen zur Zeit anbieten, verpufft jedoch nach kurzer Zeit, wenn sie nicht nachhaltig sind und überleiten in eine dauerhafte Änderung des Lebensstils. Dazu bedarf es allerdings der persönlichen kontinuierlichen Betreuung durch einen fachkundigen Berater, so wie wir dies in dem schon erwähnten „Europäischen Gesundheitsnetzwerk" auch praktizieren. Und damit sind wir wieder bei dem Arzt Ihres Vertrauens.

Er erhält zwar vom eu-gn bereits ein kleines gutachterliches Honorar, wenn er mit Ihnen Präventionsmaßnahmen durchführt. Leisten Sie sich doch zusätzlich den „Luxus", ihn als Ihren ständigen Gesundheitsberater einzuspannen. Dabei kann er Ihr individuelles Risiko erfassen, zukünftig eine chronische Krankheit zu entwickeln, mit Ihnen einen Plan zur Gesundheitsvorsorge machen, Ihnen Tipps geben, Sie kontrollieren und Ihnen Mut machen, den Plan auch umzusetzen. All das für bescheidene 30 Euro für ein Gespräch von 15 Minuten Dauer, entsprechend der offiziellen Gebührenordnung für Ärzte (GOÄ Ziffer 3 und 5 oder analog Ziffer 29).

Wenn nötig, kann er Ihnen auch ein hoch dosiertes Vitamin D-Präparat verschreiben. Frei verkäuflich sind derzeit nämlich nur die zu niedrig dosierten Präparate. Oder er vermittelt Ihnen ein Fitnesscenter, das unter sportmedizinischen Gesichtspunkten geführt wird. Oder er zeigt Ihnen einen Weg, fünf bis sechs Portionen Gemüse und Obst pro Tag zu schaffen oder.... oder ...oder!

Wichtig ist, dass er Sie dauerhaft in der Prävention begleitet. Die allgemeine Gesundheitsvorsorge ist wie Zähneputzen – 14 Tage im Jahr reichen nicht aus! Die Regelmäßigkeit und Beständigkeit sind wichtig. Dazu brauchen Sie einen Berater, dem Sie vertrauen – und der auch sonst alles von Ihnen weiß, was mit Gesundheit oder Krankheit zu tun hat!

Finden Sie auf Anhieb keinen Arzt in ihrer Umgebung, der bereit ist, Sie zu betreuen, können Sie sich zum Beispiel an das bereits erwähnte Europäische Gesundheitsnetz wenden, und nach einem Arzt in Ihrer Umgebung fragen, der sich für die Prävention interessiert und einsetzt.

Wir sind derzeit dabei, in ganz Deutschland mit zukunftsorientierten Ärzten und weiteren Gesundheitsexperten ein flächendeckendes Netzwerk aufzubauen, das der Bevölkerung bei der Umsetzung der Prävention helfen soll. Sie können auch persönlich Mitglied werden, von den beachtlichen Leistungen des Netzwerkes profitieren und es gleichzeitig durch einen kleinen Mitgliedsbeitrag pro Jahr finanziell unterstützen.

Nach jahrzehntelanger Tätigkeit in Krankenhaus und Praxis bin ich der Meinung, dass der „mündige Patient", der dankbar die Zusatzleistungen eines Heilpraktikers, Osteopathen oder Chiropraktikers aus der eigenen Tasche bezahlt, auch seinen „Kassenarzt" für Zusatzleistungen zusätzlich honorieren kann und soll, wenn diese Leistungen seiner Gesundheit nachhaltig dienen. Und genau dazu sind Vorsorgemaßnahmen hervorragend geeignet.

Ein privates Honorar von 30 Euro für ein 15-minütiges persönliches Gespräch, in ruhiger Atmosphäre ohne die übliche Hetze der kassenärztlichen Routine, macht den Ratsuchenden nicht arm und hinterlässt beim Arzt nicht nur einen Beitrag zum finanziellen Erhalt seiner Praxis, sondern auch das gute Gefühl, wieder einmal als Arzt und nicht am Fließband der Krankenkasse tätig gewesen zu sein.

Ihr Geld, das Sie für die Gesundheitsvorsorge ausgeben, ist wie die Einzahlung in eine Lebensversicherung. Je früher und umfangreicher Sie investieren, umso größer ist später die Rendite. (Kleiner Hinweis für Steuerperfektionisten: Die Auszahlung der Gesundheitsrendite erfolgt persönlich, lebenslang und ist garantiert steuerfrei!) Das Prinzip der größeren Wirkung frühzeitiger Präventionsmaßnahmen habe ich in Kapitel 25 erläutert.

Es liegt an Ihnen, wie häufig Sie sich diesen „Luxus" eines privaten ärztlichen Rates zur Gesundheitsvorsorge leisten wollen: einmal im Monat – einmal im Quartal – oder einmal im Jahr! Die wesentlichen Dinge in der

Gesundheitsvorsorge müssen Sie ohnehin selbst erledigen, das bedeutet, Sie müssen es tun! Diese Grundregel hat Goethe in klare Worte gefasst, die ich dem Buch bereits vorangestellt habe:

Es ist nicht genug, zu wissen,
man muss auch anwenden;
es ist nicht genug, zu wollen,
man muss auch tun.

Ihr Arzt kann Ihnen dabei dauerhaft zur Seite stehen und Sie nicht nur motivieren, sondern Sie u. a. auch vor unsinnigen oder teueren Experimenten mit Wundermitteln der Regenbogenpresse bewahren.

Den Grundstein dazu kann der „kollegiale Rat" legen, den ich auf der nächsten Seite niedergeschrieben habe.

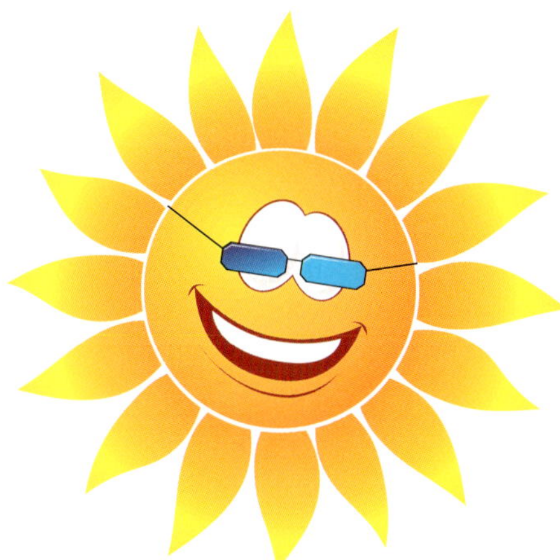

30 Von Kollege zu Kollege . . .

Sehr geehrte Frau Kollegin, sehr geehrter Herr Kollege,

Ihr Patient hat sich aufgrund des Buches, das Sie in den Händen halten, dazu entschlossen, aktive Gesundheitsvorsorge zu betreiben. Bitte helfen Sie ihm dabei! Er legt Ihnen nicht nur dieses Buch auf den Schreibtisch – wie ich ihm dies auf den vorhergehenden Seiten empfohlen habe – sondern auch sein gutes Geld! Dafür, dass Sie ihn in Sachen Gesundheitsvorsorge beraten – nach GOÄ mit 30 Euro für 15 Minuten! Und das so oft, wie er es braucht oder möchte.

Die Basis für diese Beratungstätigkeit bietet der ebenfalls in diesem Buch enthaltene Fragebogen zur Bestimmung des individuellen Gesundheitsrisikos. Einige Lösungsmöglichkeiten habe ich in diesem Buch aufgezeigt, andere werden Sie sich selbst erarbeiten oder suchen müssen.

Falls Sie Interesse haben, grundsätzlich auf dieser Basis mit Ihren Patienten in Ihrer Praxis Prävention zu betreiben, und noch nicht über genügend eigene Erfahrungen verfügen, setzen Sie sich doch einfach mit einem bestehenden Präventionsnetzwerk in Verbindung, zum Beispiel mit dem „Europäischen Gesundheitsnetz" (eu-gn). Mehr als 6.000 Kollegen und andere Gesundheitsexperten in Deutschland haben sich bereits für eu-gn entschieden – ein Netzwerk für Prävention pur und ohne administrativen Aufwand für Sie.

Das eu-gn Konzept ist in dieser Form zwar einzigartig in Deutschland, Sie können sich jedoch auch anderweitig orientieren oder als Einzelkämpfer arbeiten. Hauptsache, Sie entscheiden sich, zukünftig Prävention qualitätsorientiert in Ihrer Praxis umzusetzen!

Wir brauchen jede(n) Kollegin(en) in Deutschland – nicht, um die Gesundheitskatastrophe zu verhindern, da diese bereits eingetreten ist! Aber um zu retten, was zu retten ist – und vielleicht einen Neuanfang zu schaffen!

Viel Erfolg!

31

Ersatzmaßnahmen

Die Fakten

Die beschriebenen Defizite sind sozusagen amtlich festgestellt und die chronischen Erkrankungen als Folge aktenkundig. Bislang zeigen alle Aktionen der Verhaltensprävention zur Änderung des Lebensstils nur begrenzte Erfolge. Daher bietet sich die Verhältnisprävention mit Ersatzmaßnahmen zum Ausgleich der individuellen Defizite nicht nur im Bereich der Bewegung an.

Die Wirksamkeit solcher Maßnahmen ist wissenschaftlich belegt und sollte auch von den jeweiligen „Fachgesellschaften" allmählich akzeptiert und in die Praxis umgesetzt werden. Nur so ist eine baldige und weitgehende Reduzierung der Defizite möglich.

Die klaren Zusammenhänge bei der Entstehung und Beseitigung des Vitamin D-Mangels, dem eigentlichen Anlass dieses Buches, werden ihren Teil dazu beitragen, dem Konzept der Ersatzmaßnahmen als wirkungsvolle Verhältnisprävention eine solide Basis zu verschaffen.

Vitamin D kann somit in der Tat zum Schlüssel einer effektiven zukünftigen Prävention werden

Literatur: 4, 5, 6, 8, 11, 13, 18

Abschließend möchte ich noch grundsätzlich das Thema Ersatzmaßnahmen im Rahmen der Prävention zur Diskussion stellen. Diese Konsequenz ergibt sich zwangsläufig aus der intensiven Beschäftigung mit dem Thema Gesundheitsvorsorge und den Möglichkeiten zur Umsetzung in der täglichen Praxis. Auch hier soll die Darstellung der publizierten Fakten die Grundlage für eine fundierte persönliche Meinungsbildung des Lesers liefern.

Nahrungsergänzungsmittel waren für mich als etablierten Schulmediziner bis vor wenigen Jahren kein Thema! In der Familie wurde „gesund gekocht" und der Speiseplan durch Produkte aus dem eigenen Garten angereichert. Was will man mehr?! Fühlte ich mich doch ganz auf der Linie der Fachgesellschaften. Auch unser (damaliger) Agrarminister Seehofer bestätigte erst neulich noch anlässlich der Vorstellung der katastrophalen Zahlen der Deutschen Verzehrs-Studie im Mai 2008 in seiner bayerisch kernigen Art: „Man kann alles essen, was vom Acker kommt"!

Recht hat er, der (ehemalige) Minister – oder?

Schön wär's ja! 70 % aller Nahrungsmittel, die wir heute verzehren, sind industriell weiterverarbeitet und nicht mehr direkt vom Acker! Und das, was nach der Verarbeitung übrig bleibt, sieht zwar gut aus und ist lange haltbar, schmeckt in der Regel auch gut, aber ist in der gleichen Regel auch kalorienreich und arm an Vitaminen, Mineralien und sekundären Pflanzenstoffen! Über (potentiell giftige) Zusatzstoffe in vielen Produkten möchte ich an dieser Stelle gar nicht diskutieren.

Hinzu kommt, dass wir durch den „sesshaften" Lebensstil viel weniger Kalorien als früher benötigen, also mengenmäßig weniger essen (sollten). Eine insgesamt geringere Verzehrsmenge von Nahrungsmitteln mit zusätzlich noch geringerem Nährstoffgehalt führt automatisch zum Nährstoffdefizit! „Da beißt keine Maus keinen Faden nicht ab!"

Ich verstehe nicht, wie man einerseits Jahr für Jahr die amtlichen Statistiken mit den Defiziten in der Bewegung, in der Ernährung sowie in der Versorgung mit Vitamin D und den essenziellen Fettsäuren veröffentlichen kann (siehe auch vorangehende Kapitel), und andererseits so gut wie nichts unternimmt, um effektiv Abhilfe zu schaffen!

Hier soll nun keine Reklame für irgendein spezielles Nahrungsergänzungsmittel gemacht werden! Doch wenn mittlerweile die Bewegungsergänzung als Ersatzmaßnahme für den geänderten Lebensstil allgemein anerkannt ist, warum soll dies nicht auch für eine wissenschaftlich fundierte Ergänzung von „Vitalstoffen" und Vitamin D gelten?

Woraus resultiert die Ablehnung der Ergänzungsmaßnahmen als „Quacksalberei" durch die Schulmedizin?

Nun, auch dazu gibt die Literatur Auskunft. Goodwin stellt in seinem Artikel „Battling Quackery" einen historischen Vergleich an (1). Das Dogma, dass die Sonne um die Erde kreist, wurde zweimal infrage gestellt. Obwohl Kopernikus dies viel früher tat, wurde nicht er, sondern später Gallilei dafür geächtet. Die unterschiedliche Behandlung ergibt sich daraus, dass Kopernikus seine These innerhalb der „etablierten Kreise“ erörterte, während Galileo das gleiche Thema in „populistischer Weise“ im Volk verbreitete, statt es im „Elfenbeinturm“ mit den Kollegen zu diskutieren.

Ähnliches passierte vor einigen Jahren mit den Mikronährstoffen und Vitaminen, als Professor Linus Pauling seine gesundheitlichen Thesen zu Vitamin C „unters Volk brachte“. Damit rüttelte er als Chemiker an den Fundamenten der Medizin. Da nutzte ihm auch sein Nobelpreis nichts! Seitdem ist das Thema von der Schulmedizin geächtet. Natürlich gibt man zu, Vitamine zu benötigen, und Mangelerkrankungen gibt es hier auch.

Aber ein vertieftes Verständnis für die geschilderten komplexen Zusammenhänge des Stoffwechsels mit diesen Substanzen und den chronischen Erkrankungen fehlt bei den meisten Schulmedizinern. Wie eingangs bereits erwähnt, musste ich mir diesen Schuh bis vor wenigen Jahren ebenfalls anziehen.

Was hat mich nun bekehrt? Ganz einfach: die nüchterne, wissenschaftliche Auseinandersetzung mit den Fakten.

Im Gegensatz zu den „guten alten Zeiten“, wo ich zum Beispiel mehrere Jahre brauchte, um mir einen Überblick über die publizierte Literatur meines speziellen Habilitationsthemas zu verschaffen, kann ich heute dank Literaturdatenbanken innerhalb weniger Wochen „alles Wissen dieser Welt“ zusammentragen – zumindest zu einem definierten Thema.

Wie bereits in der Einleitung erwähnt, habe ich dies in den vergangenen Jahren intensiv mit allen Themen gemacht, die in irgendeiner Weise in Bezug zur Prävention stehen. Und ich möchte nochmals betonen: Je mehr ich gelesen habe, umso mehr habe ich mich geschämt, wie wenig ich bis dahin von diesen Dingen wusste.

Natürlich gibt es da auch die bereits zitierten negativen Ergebnisse etlicher Vitaminstudien. Aber in der Regel handelt es sich dabei um die Verabreichung einzelner Substanzen anstelle der erforderlichen breit angelegten Ersatzvornahme. Und diesen Veröffentlichungen steht eine Vielzahl von positiven Studien gegenüber. Und nicht nur von einem einzelnen Autor, sondern von verschiedenen Wissenschaftlern aus den unterschiedlichsten Institutionen – weltweit.

Die von mir bevorzugt benutzte medizinische Datenbank „pubmed“ zeigt alleine für das Stichwort „Antioxidanzien“ über 5.000 Einträge. Darunter sind zahlreiche Artikel von Nichtmedizinern wie Biologen oder Chemikern, die keiner „medizinischen Schule“ angehören, sondern Fachleute in ihrem naturwissenschaftlichen Gebiet sind, und ihre Auffassung auch außerhalb des wissenschaftlichen Elfenbeinturms vertreten.

So hat z. B. Bruce N. Ames, einer der profiliertesten Experten in dieser Materie (Chemiker!), bereits vor vielen Jahren ein Defizit an Antioxidanzien mit der Situation verglichen, ohne schützende Bleischürze vor einem eingeschalteten Röntgengerät zu stehen. Wer würde so etwas freiwillig tun? Aber mit den Defiziten arrangieren wir uns täglich! Und wundern uns, wenn wir später eine chronische Krankheit entwickeln.

Als ein weiteres Beispiel für fundierte Information von Experten haben zwei kanadische „Molekularmediziner“ im vergangenen Jahr ein Buch mit dem bezeichnenden Titel veröffentlicht: „Krebszellen mögen keine Himbeeren – Nahrungsmittel gegen Krebs“ (2). Hier werden detailliert die einzelnen Bestandteile der Nahrung mit ihren Auswirkungen auf die Krebsentstehung besprochen.

Doch kommen wir zurück zur „einschlägigen“ medizinischen Literatur und schauen uns an, was wir dort zum Thema „Einsatz von Nahrungsergänzung“ finden. Während in Deutschland je nach Altersgruppe erst 30–50 % der Bevölkerung ein Nahrungsergänzungsmittel einnehmen, sind dies – wie die Abbildung 45 zeigt, in Amerika inzwischen bis zu 70 % der Erwachsenen (3, 4).

Bei einer Umfrage, die die Harvard Universität im Jahr 2006 publizierte, gaben bezeichnenderweise sogar 81 % von 1.240 befragten Mitgliedern von Gesundheitsberufen in den USA (Ärzte, Krankenschwestern, Apotheker...) an, persönlich regelmäßig Nahrungsergänzungsmittel einzunehmen (5)!

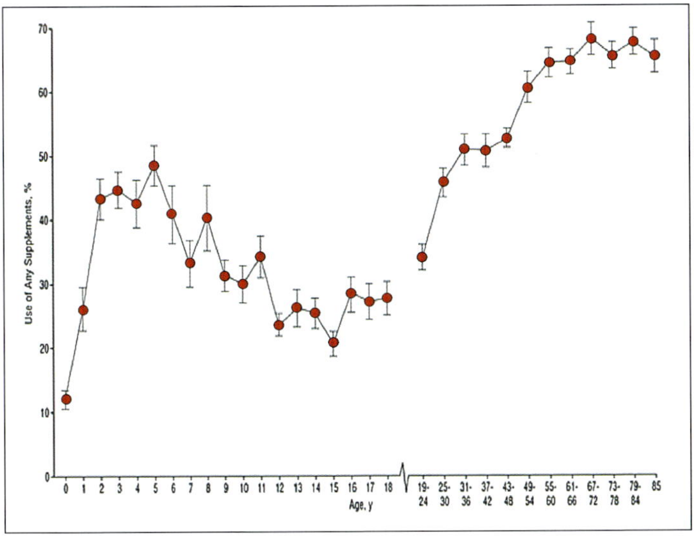

Abbildung 45: Häufigkeit der Verwendung von Nahrungsergänzungsmitteln in den USA in Abhängigkeit vom Alter (modifiziert nach 4).

Wir haben in Deutschland von den Amerikanern nicht nur die Fettsucht bereits übernommen, sondern können davon ausgehen, dass wir zukünftig auch den zunehmenden Einsatz von Nahrungsergänzungsmitteln übernehmen werden. Allein aus diesem Grund macht es keinen Sinn, dass wir Ärzte uns verächtlich von diesem Thema abwenden. Wenn zum Beispiel gerade bei älteren Menschen mehr als zwei Drittel solche Mittel benutzen, müssen wir Ärzte über die positiven und negativen Wirkungen gut informiert sein, um Schaden von unseren Patienten abzuwenden.

Ein weiterer Aspekt ist, dass, unabhängig von Einzelstudien zu den konkreten Effekten bestimmter Substanzen, praktisch alle (epidemiologischen) Übersichtsarbeiten zum Thema Nahrungsergänzung zum gleichen Ergebnis kommen: Die Nutzer von Nahrungsergänzungsmitteln gehen nicht etwa leichtfertig mit ihrer Gesundheit um, sondern das Gegenteil ist der Fall. Sie weisen sowohl einen gesundheitsbewussteren Lebensstil als auch eine bessere Gesundheit auf (6, 7).

Konsequenterweise ergibt sich genau aus dieser gesundheitsbewussteren Haltung heraus bei sorgfältiger Analyse der Defizite des eigenen Lebensstils die Notwendigkeit für eine Nahrungsergänzung – oder nicht! Wer diese nicht braucht, umso besser! Aber in den meisten Industriestaaten, einschließlich Deutschland, sind das nicht einmal 20 % der Bevölkerung, die den Vorgaben der wissenschaftlichen Gesellschaften entsprechen (8, 9).

Und was macht der Rest? Den Kopf einfach in den Sand stecken? Das kann nicht sein! Ich möchte in aller Deutlichkeit klarstellen, dass die zweitbeste praktikable Lösung, die im täglichen Leben auch nur einigermaßen zum angestrebten Ziel führt, besser ist, als die beste Lösung, deren Umsetzung sich als Wunschtraum erweist, wie z. B. die Aktion „5-am-Tag“, die seit Jahren mit großem finanziellem Aufwand betrieben wird und so gut wie nichts bewirkt hat.

Auch dazu ein praktisches Beispiel: Unsere allerseits verehrte Gesundheitsministerin hat einen Termin im Bundeskanzleramt. Angesichts der gelegentlich chaotischen Verkehrsverhältnisse in unserer Bundeshauptstadt hat sie ihren Fahrer eine Stunde vor dem Termin einbestellt. Dieser ruft wenige Minuten vor diesem Zeitpunkt an und entschuldigt sich, dass er wegen eines Auffahrunfalles nicht rechtzeitig erscheinen könne. Das Auto ist defekt! Er habe bereits mit der Fahrbereitschaft telefoniert, aber alle anderen Fahrzeuge seien schon im Einsatz!

Was macht unsere Ministerin? Wird sie den Fahrer bedrängen, er solle sich gefälligst pünktlich bei ihr einstellen? Oder in der Fahrbereitschaft Krach machen, warum ihr kein anderes Fahrzeug zur Verfügung gestellt wird? Nein, sie wird zum Telefon greifen und ein Taxi bestellen, um ihr Ziel, das Bundeskanzleramt, rechtzeitig zu erreichen. Dies nennt man eine Ersatzvornahme! Genauso und nicht anders müssen wir uns bei unseren Vorsorgemaßnahmen verhalten, um unser erklärtes Ziel zu erreichen, gesund zu bleiben!

An einem zweiten, alltäglicheren Beispiel wird deutlich, dass eine fehlende Ersatzvornahme auch Konsequenzen haben kann. Eine Hose mit einem etwas weiten Bund würde ohne Gürtel über die Hüften nach unten rutschen. Fehlt ein Gürtel, wird man problemlos als Ersatzvorname die Hose mithilfe einer Schnur festhalten können. Sieht vielleicht nicht so gut aus, erfüllt aber seinen Zweck. Tut man dies nicht, rutscht die Hose beim Laufen bis auf die Knie und dann fällt man auf die Nase! Die Beispiele lassen sich beliebig ergänzen.

Natürlich sollte idealerweise jeder zunächst versuchen, individuell seinen Lebensstil „artgerecht“ zu optimieren. Sodann noch verbleibende Defizite müssen jedoch gezielt mit Ersatzmaßnahmen (Supplementen) ausgeglichen werden, um das Ziel einer optimalen Versorgung des Körpers wenigstens einigermaßen sicher zu stellen. Andernfalls drohen als Konsequenz die vorstehend beschriebenen Erkrankungen.

Allerdings war es bislang schwierig, den direkten Zusammenhang zwischen Ursache und Wirkung bei den beschriebenen Defiziten aufzuzeigen. Dies hat sich nun mit den Forschungsergebnissen über Vitamin D grundlegend geändert. Es ist zu hoffen, dass die Wissenschaft bei den übrigen Defiziten dieses ebenso schafft. Erfolgversprechende Ansätze dazu gibt es bereits, zum Beispiel mit einem Pulverkonzentrat aus Obst und Gemüse (10–17),

Dass eine Nahrungsergänzung mit Omega-3-Fettsäuren auch unter ökonomischen Aspekten sinnvoll sein kann, wurde gerade in einer von mir angeregten Diplomarbeit am Lehrstuhl für Gesundheitsmanagement der Universität Erlangen Nürnberg festgestellt (18).

Ferner möchte ich an die zahlreichen Studien mit den positiven Effekten von Nahrungsergänzungsmitteln auf den Schwangerschaftsverlauf erinnern, die ich im Kapitel 24 bereits aufgelistet habe. Woran es somit noch fehlt, sind nicht die wissenschaftlichen Grundlagen, sondern vor allem die breite Akzeptanz dieser Ergebnisse durch die Vertreter der Fachgesellschaften.

Zur Abrundung der Argumentation sei noch ein historisches Beispiel erwähnt: der Jodmangel. Vor mehr als 40 Jahren haben bereits die wissenschaftlichen Fachgesellschaften die Forderung aufgestellt, wöchentlich mindestens zwei Portionen Seefisch zu verzehren. Nicht etwa, weil sie bereits seinerzeit etwas von den Omega-3-Fettsäuren wussten, vielmehr herrschte in Deutschland ein allgemeiner Jodmangel, der zu Kropfbildung führte. Und in Seefisch ist reichlich Jod enthalten.

Doch damals wie heute werden die meisten Menschen in Deutschland keine zwei Portionen Fisch essen. Dennoch wurde das Kropfproblem weitgehend gelöst: durch eine Ersatzvornahme! Es wurden jodiertes

Speisesalz und Jodtabletten als Ergänzungsmaßnahmen entwickelt. Das funktioniert bis heute! Aber solche positiven Beispiele werden offensichtlich nicht gesehen. Warum soll man sich neu orientieren, wenn man einmal eine feste Meinung hat?

Nun lässt sich einwenden, dass es sich bei dem Jodmangel um eine einzelne Substanz handelt, so dass das Problem leichter zu handhaben ist. Bei den Mikronährstoffen und den Fettsäuren ist das Problem der Ersatzvornahme erheblich komplexer und daher sicherlich schwieriger zu lösen. Aber es geht! Die wissenschaftlichen Ansätze dazu habe ich bereits dargestellt.

Alle diese Vorbehalte entfallen jedoch für die Beseitigung des Vitamin D-Defizits. Es handelt sich um eine einzelne, klar definierte Substanz. Die anfängliche Versorgungslage des Körpers kann durch eine Blutuntersuchung genauso exakt gemessen werden wie der Effekt kompensatorischer Maßnahmen. Künstlich hergestelltes Vitamin D wirkt identisch wie das körpereigene Hormon.

Auch der Kostenaspekt stellt kein Problem dar: Eine Jahresdosis künstliches Vitamin D kostet nicht einmal 20 Euro. Hier haben wir daher die Möglichkeit, kurzfristig und umfassend ein Teilproblem unseres nicht mehr artgerechten Lebensstils zu lösen! Die Erfahrungen, die wir dabei sammeln, werden uns helfen, die komplexeren Probleme in anderen Bereichen der Gesundheitsvorsorge ebenfalls zu lösen.

Die Summe dieser positiven Aspekte hat die Basis für den Buchtitel geliefert: Vitamin D – Das Sonnenhormon für unsere Gesundheit und der Schlüssel zur Prävention.

Dass sich dies alles nicht im Handumdrehen erreichen lässt, ist mir wohl bewusst. Das nachfolgende Zitat von W. Busch zeigt, dass die Verbreitung von neuen Erkenntnissen schon immer problematisch war.

Wer anderen etwas vorgedacht
wird jahrelang erst ausgelacht.
Begreift man die Entdeckung endlich,
so nennt sie jeder selbstverständlich.

32

Nachwort

Zum Abschluss möchte ich mir einige ergänzende und weiterführende Gedanken gestatten, um den wichtigen Blick über den Tellerrand nicht zu verpassen.

Dieses Buch wird nicht nur Zuspruch erfahren, sondern auch Kritik auslösen. Dies ist normal, da jeder über seine eigenen Erfahrungen und Einsichten verfügt. Aber auch neue Fakten sind Fakten! Es gilt daher, zunächst einmal die beschriebenen Defizite und die daraus resultierenden Konsequenzen überhaupt zur Kenntnis zu nehmen.

Dazu gehört auch, dass über die direkten Wirkungen des Sonnenhormons im Körper hinaus ein neues Verständnis für das Phänomen des „latenten Defizits“ geschaffen wird. Die Mengen diverser Substanzen, die der Körper zur Aufrechterhaltung eines optimalen Betriebszustandes und damit für seine Gesundheit benötigt, liegen offensichtlich deutlich höher als für die Vermeidung von akuten Krankheiten! Insofern werden die Referenztabellen, nicht nur für Vitamin D, zu überarbeiten sein!

Schaffen wir es, nach diesem ersten Schritt mit Vitamin D in die richtige Richtung, dieses Wissen auch für die anderen Faktoren des Defizitsyndroms umzusetzen, dann könnte es uns gelingen, die materiellen Ursachen nicht nur für die Vitamin D-Katastrophe, sondern damit zugleich auch für einen wesentlichen Teil der ungeheuerlichen Gesundheitskatastrophe nachhaltig zu beseitigen.

Meine Einschränkung auf einen Teilerfolg ergibt sich daraus, dass ich mich aufgrund meiner langjährigen Tätigkeit im medizinisch-molekularbiologischen Bereich zunächst um die „stofflichen“ Defizite unseres Lebensstils gekümmert habe. Aber ich bin mir sehr wohl bewusst, dass der Stoffwechsel und die Materie des Körpers nur die eine Seite der Medaille darstellen. Ein gesunder Körper kann nur zusammen mit einem gesunden Geist existieren:

Mens sano in corpore sano

Dabei ist es unerheblich, wie wir diesen Teil von uns bezeichnen: Geist, Seele oder Psyche! Es ist ferner unerheblich, woran wir glauben, woher dieser zweite Teil in uns stammt. Fakt ist, dass der Geist vorhanden und ganz wesentlich am materiellen gesundheitlichen Zustand unseres Körpers beteiligt ist. Nicht nur im passiven Sinn, dass der Geist durch einen kranken Körper negativ beeinflusst wird, sondern auch umgekehrt, dass ein negativer Geist einen Körper krank macht!

Erfreulicherweise sind die Naturwissenschaften dabei, dieses häufig als „Spiritismus“ belächelte Konzept mit soliden Fakten zu belegen. Daraus folgt jedoch die Forderung, entsprechende Vorsorgemaßnahmen für die „psychische Gesundheit“ in den Maßnahmenkatalog der Prävention nicht nur aufzunehmen, sondern auch konsequent umzusetzen. Davon sind wir jedoch meilenweit entfernt, noch weiter als von wirkungsvollen gesundheitlichen Maßnahmen für den Körper! Vielleicht wird dieses Thema eines Tages für mich ja zum Gegenstand eines weiteren Buches werden.

Andere Menschen sind da wohl weiter als ich. Als Beispiel möchte ich Dr. Adamek, einen Musikpsychologen an der Universität in Münster anführen. Er hat bereits ein solches Defizit im Bereich unseres Seelenlebens beschrieben: Unsere Gesellschaft hat das Singen verloren. Singen ist aber laut Lord Yehudi Menuhin, dem Schirmherrn der Stiftung „Il canto del mondo“, die Ursprache der Völker. Es gehört zum artgerechten Leben des Menschen.

Dr. Adamek wies erstmals empirisch nach, dass Menschen, die Singen, psychisch und physisch gesünder sind. Er zeigte, dass ein Mensch, der sein Singen nicht als alltägliches Verhalten pflegt, auch nicht seine vollen Lebenspotenziale entfalten kann.

Singen ist also sowohl ein Gesundheitserreger als auch ein allgemeines Lebenselixier. Singen aktiviert nachweislich die „innere Hausapotheke“, die körpereigene Produktion von Hormonen und Botenstoffen im Gehirn. Wer seine alltagstaugliche Fähigkeit zu singen nicht entfalten kann, hat also tatsächlich Nachteile im Leben.

Dr. Adamek beklagt jedoch nicht nur das Defizit, er hat auch bereits als Präventionsmaßnahme die Bewegung „Il canto del mondo“ ins Leben gerufen. Hier wird unter anderem unter dem Namen „Canto elementar" Kindergartenkindern von erfahrenen älteren Chorsängern, sogenannten Singpaten, wieder das eigene Singen nahe gebracht, für das im „modernen" Lebensstil unserer Kleinfamilien häufig kein Platz mehr ist.

Des Weiteren bietet Dr. Adamek für die Allgemeinheit und für Menschen aus helfenden und heilenden Berufen Weiterbildungen zur Förderung der Vital- und Selbstheilungskräfte durch Singen an. Die Kontaktadressen dieses zurzeit entstehenden Netzwerkes finden sich ebenfalls auf den ausgewählten Internetseiten im Anhang.

Solche Aktionen machen Mut, dass auch im Bereich der Psyche dringend erforderliche, praktikable Maßnahmen für eine ganzheitliche Gesundheitsvorsorge entwickelt und umgesetzt werden.

Ich hoffe, dass es mir im Zuge meiner Ausführungen in diesem Buch gelungen ist, die Bedeutung einer artgerechten Lebensweise für die körperliche Gesundheit des Menschen verständlich darzulegen und mögliche Maßnahmen zur Kompensation der Defizite im Zusammenhang zu erläutern. Dann kann das Sonnenhormon in der Tat dem Buchtitel gerecht werden und den Schlüssel zu einer effektiven Prävention bilden.

Sollte das Buch von vielen Menschen gelesen werden und dazu beitragen, ihnen einen weiteren Schritt in der Verantwortung für die eigene Gesundheit oder für die Gesundheit der ihnen anvertrauten Personen zu ermöglichen, hätte ich mein eigentliches Ziel erreicht.

Aber da ist noch ein zusätzlicher positiver Effekt, wenn möglichst viele Menschen dieses Buch kaufen und lesen: Der Erlös wandert nicht in meine Tasche, sondern in die von mir gegründete „Deutsche Stiftung für gesundheitliche Information und Prävention".

Der Zweck dieser gemeinnützigen Stiftung ist die Erarbeitung und Weiterverbreitung der Voraussetzungen für ein artgerechtes Leben der Menschen im 21. Jahrhundert. Die Herausgabe dieses Buches ist ein erster Beitrag dazu. (Kontaktdaten ebenfalls in der Liste im Anhang)

33 Glossar

Fachbegriff	Erläuterung
Adenom	gutartige Zellwucherung, gutartiger Tumor
anamnestische Erhebungen, Anamnese	Vorgeschichte
angiographiert, Angiographie	Darstellung von Blutgefäßen mittels Kontrastmittel
atopische Erkrankung	allergische Erkrankung
autokrines System	Spezielle Drüsenfunktion, die Zelle selbst betreffend
Biopsie, Nadelbiopsie	Gewebeentnahme zur z. B. mikroskopische Untersuchungen
Defizit	Mangel
Dekompensation	versagender Ausgleich, Zusammenbruch
Editorial	einleitender Artikel in einer Fachzeitschrift
elementare Bedeutung	grundlegende Bedeutung
endokrin	nach innen absondernd
endokrines System	alle Organe und Gewebe des Körpers, die Hormone produzieren
Endosonografie	Sonographie „von innen" (z. B. über den Darm)
epidemiologische Studien	Untersuchungen zur Häufigkeit von Erkrankungen

Fachbegriff	Erläuterung
epigenetische Belastung	Weitergabe von Eigenschaften auf die Nachkommen, die nicht auf Abweichungen des Erbgutes selbst zurück gehen, sondern auf eine vererbbare Änderung der Genregulation und Genexpression. Eng damit verknüpft sind physiologische Prozesse der Individualentwicklung
Evidenz-basierte Studie	Untersuchung unter besonderen Voraussetzungen, die die Korrektheit der Ergebnisse sicher stellen soll
experimentelle Studien	auf Experimenten (wiss. Versuchen) beruhende Studie
Fraktur	Knochenbruch
Genese	Ursache, Entstehung
genetische Faktoren	das Erbgut betreffende Faktoren
histologische Untersuchung	Untersuchung von Körpergewebe mit dem Mikroskop
humoral	die Körperflüssigkeiten betreffend
Hydroxylierung	Chemische Reaktion: Anhängen einer Wasser-Sauerstoff-Gruppierung an ein Molekül
Immunmodulation	Steuerung /Beeinflussung des Immunsystems
initiale Bestimmung	Anfangsbestimmung
Kohortendaten	statistische Daten einer bestimmten Gruppe
Koloskopie	endoskopische Untersuchung des Dickdarms

Fachbegriff	Erläuterung
Komorbidität	unterschiedlich diagnostizierbare und eigenständige Krankheitsbilder, die nebeneinander auftreten
Kompensationsfähigkeit	Ausgleichsfähigkeit
Konversion	Umwandlung, Umkehrung
Kooperation	Zusammenarbeit
lymphogene Metastasierung	durch Lymphgefäße weiter getragene, die Lymphgefäße betreffende Metastasierung
Morbidität	Krankheitsstand, Erkrankungsziffer
Mortalität	Sterblichkeitsziffer
mutiert	spontan im Erbgefüge geändert..
Ödem	Ansammlung von Wasser im Gewebe
okkultes Blut	Blut z.B. im Stuhl, das nicht sichtbar ist, chemisch jedoch nachweisbar ist
Onkologen	„Krebsärzte“
Osteomalazie	Knochenerweichung
oxidativer Stress	Belastung der Zelle durch oxidierende Substanzen oder sogenannte „freie Radikale“
Patientenkollektive	bestimmte Gruppe von Patienten
peripher	am Rande befindlich
Pigmenteinlagerung	Farbeinlagerungen
Polymorphismen	Vielgestaltigkeit, Verschiedengestaltigkeit

Fachbegriff	Erläuterung
postoperativ	nach einer Operation
präoperativ	vor einer Operation
Primärtumor	Ersttumor, Ausgangstumor
Prognose	Aussicht, wissenschaftl. Voraussage
progredienter Verlauf	zunehmend, fortschreitend
psychosozialer Stress	Belastung, die durch das soziale Umfeld entsteht
Rektoskopie	Darmspiegelung
Rezeptoren	reizaufnahmende Zellen eines Gewebes
Rezidiv	wiederholtes Auftreten, Rückfall
reziprok	Kehrwert, umgekehrt proportional
Sekundärprävention	„nachträgliche" Prävention, Vorbeugung des Rezidivs einer Krankheit
Signifikanz	Bedeutsamkeit
Sonnenexposition	der Sonne ausgesetzt sein
Steroidhormon	Hormone mit einer bestimmten ähnlichen chemischen Formel, die sich vom Cholesterin ableitet
Supplementation	Ergänzung
synergistischer Effekt	Zusammenwirken
synthetisiert bzw. Synthese	Zusammenfügung
Tumorgenese	Tumorherkunft, Tumorursache

34 Interessante Internetadressen/ Kontaktdaten

Nachstehend sind zunächst die im Buch erwähnten Institutionen zur Gesundheitsvorsorge und Prävention mit ihren Internetseiten und weitere Kontaktdaten aufgelistet.

Im zweiten Teil der Liste finden sich einige interessante (leider fast nur englische) Internetseiten zum Thema Vitamin D. Lediglich die Internetseite von Dr. von Helden, der die niedergelassenen Ärzte in unserem „Internationalen Arbeitskreis Vitamin D deutschsprachiger Wissenschaftler" vertritt, ist – zumindest zum Teil – in Deutsch.

Die Auflistung ist subjektiv und beispielhaft und erhebt keinerlei Anspruch auf Vollständigkeit!

Deutsche Stiftung für gesundheitliche Information und Prävention:
www.stiftung-gesundheits-information-prävention.de
Adresse:
c/o mip-spitz-gbr, Prof. Dr. Jörg Spitz,
Krauskopfallee 27,68129 Schlangenbad
Telefon: 06129/5029986;
E-Mail: prof.spitz@stiftung-gesundheits-information-prävention.de

Europäisches Gesundheitsnetzwerk e.V.: **www.eu-gn.eu**
Adresse:
Hessenring 5, 35630 Ehringshausen
Telefon: 06443/833086; E-Mail: bundeszentrale@eu-gn.eu

Netzwerk swing and relaxx: **www.swing-and-relaxx.de**
Schriftliche Anfragen: info@swing-and-relaxx.de
Wer (noch) keinen Zugang zum Internat hat, kann unter der Tel. 02533/935 97 98 persönlichen Kontakt mit der Deutschen Zentrale für Endverbraucher, Trainer und Präventions-Coaches aufnehmen.

Tavarlin AG, (Spezialdiät nach Dr. Coy): www.tavarlin.de
Adresse:
Heidelberger Landstr. 190, 64297 Darmstadt
Telefon: 06151-950 55-52; E-Mail: info@tavarlin.de

Internationales Netzwerk zur Förderung der Alltagskultur des Singens e. V: www.il-canto-del-mondo.de

Seminare und Ausbildung zum Thema Singen und Gesundheit im Alltag: www.karladamek.de

Fachinformationen zu Vitamin D:

www.pubmed.com Wissenschaftliche Datenbank für Recherchen

www.sunarc.org betreut von Dr. William Grant, USA, selbst Autor zahlreicher und wichtiger Artikel über die Bedeutung von Vitamin D

www.vitamindcouncil.com betreut von Dr. Cannell, USA, ebenfalls Autor wichtiger Arbeiten zu Vitamin D

www.vitaminDelta.de betreut von Dr. von Helden, Deutschland, der als niedergelassener Arzt das Vitamin D-Defizit in seiner täglichen Praxis intensiv erlebt und therapiert

Allgemeine Informationen zur Gesundheitsvorsorge

www.mip-spitz.de, betreut vom Autor dieses Buches als Start seiner Öffentlichkeitsarbeit in Sachen Prävention. Die Seite bleibt bestehen, bis eine umfangreichere, adäquate Internetseite für die **„Deutsche Stiftung für gesundheitliche Information und Prävention“** aufgebaut ist und diese Aufgabe übernehmen kann.

35 Literaturnachweis

Teil 1: Das Sonnenhormon

2. Ursachen und Häufigkeit chronischer Erkrankungen

1. Horton R. The neglected epidemic of chronic disease. Lancet 2005; 366 (9496):1514.
2. Holford P. The new optimum nutrition bible. Rev & updated. Berkeley Calif: Crossing Press; 2005.
3. Yusuf S, Hawken S, Ounpuu S, Dans T, Avezum A, Lanas F, McQueen M, Budaj A, Pais P, Varigos J, Lisheng L, INTERHEART Study Investigators. Effect of potentially modifiable risk factors associated with myocardial infarction in 52 countries (the INTERHEART study): case-control study. Lancet 2004; 364(9438):937–52.

4. Grundlagen des Vitamin D-Stoffwechsels

1. Goldblatt H, Soames KM. The Supplementary Value of Light Rays to a Diet Graded in its Content of Fat-Soluble Organic Factor. The Biochemical journal 1923; 17(4-5):622–9.
2. Holick MF SHDHSTCR. Isolation and identification of 1,25-dihydroxycholecalciferol. A metabolite of vitamin D active in intestine. Biochemistry 1971; 10(14):2799–804.
3. de Lawson, Fraser, Kodicek E, Morris HR, Williams DH. Identification of 1,25-dihydroxycholecalciferol, a new kidney hormone controlling calcium metabolism. Nature 1971; 230(5291):228.230.
4. Brumbaugh PF, Haussler MR. Nuclear and cytoplasmic binding components for vitamin D metabolites. Life sciences 1975; 16(3):353–62.
5. DeLuca HF, Darwish HM, Ross TK, Moss VE. Mechanism of action of 1,25-dihydroxyvitamin D on target gene expression. Journal of nutritional science and vitaminology 1992; 19-26.
6. Kauer H. Vitamin D in Immunologie und Onkologie – Eine Literaturstudie. [Dissertation]. München: LMU München; 09. 02. 2007.
7. Calvo MS, Whiting SJ. Public Health Strategies to Overcome Barriers to Optimal Vitamin D Status in Populations with Special Need. The Journal of nutrition 2006; 136(4):1135–9.

5. Die Versorgungslage

1. National Center for Biotechnology Information. PubMed Single Citation Matcher [homepage on the Internet]: U.S. National Library of Medicine; National Institutes of Health; 2008. Internet: http://www. ncbi.nlm.nih.gov/entrez/query/static/citmatch.html (updated 09 May 2008; accessed 14 Jul 2008).
2. Boüüaert C, Vanmeerbeek M, Burette P, Cavalier E, Seidel L, Blockx S, Albert A, Giet D. Vitamin D deficiency in elderly men living in urban areas, at home or in institutions. Presse médicale (Paris, France: 1983) 2008; 37(2 Pt 1):191–200.
3. Hyppönen E, Power C. Hypovitaminosis D in British adults at age 45 y: nationwide cohort study of dietary and lifestyle predictors. The American journal of clinical nutrition 2007; 85(3):860–8.
4. Woo J, Lam CW, Leung J, Lau WY, Lau E, Ling X, Xing X, Zhao XH, Skeaff CM, Bacon CJ, Rockell JE, Lambert A, Whiting SJ, Green TJ. Very high rates of vitamin D insufficiency in women of child-bearing age living in Beijing and Hong Kong. The British Journal of Nutrition 2008; 99(6):1330–4.
5. Islam MZ, Akhtaruzzaman M, Lamberg-Allardt C. Hypovitaminosis D is common in both veiled and nonveiled Bangladeshi women. Asia Pacific journal of clinical nutrition 2006; 15(1):81–7.
6. Hintzpeter B, Mensink GB, Thierfelder W, Müller MJ, Scheidt-Nave C. Vitamin D status and health correlates among German adults. European journal of clinical nutrition 2007.
7. Hintzpeter, B et al. Zitat 3: Eigenschaft des Vitamin D im Kindesalter. Proceedings of the German Nutrition Society 10 2007; 10:47.
8. Puri S, Marwahaa RK, Agarwala N, et al. Vitamin D status of apparently healthy schoolgirls from two different socioeconomic strata in Delhi: relation to nutrition and lifestyle. British Journal of Nutrition 2008; 99(4):876–82.
9. Ziegler EE, Hollis BW, Nelson SE, Jeter JM. Vitamin D deficiency in breastfed infants in Iowa. Pediatrics 2006;118(2):603–10.
10. Hintzpeter B, Scheidt-Nave C, Müller MJ, Schenk L, Mensink GB. Higher prevalence of vitamin D deficiency is associated with immigrant background among children and adolescents in Germany. J Nutr. 2008 Aug;138(8):1482-90.

6. Bösartige Tumore

1. Statistisches Bundesamt Wiesbaden. Startseite des Statistischen Bundesamt Deutschland [homepage on the Internet]. Internet: www.destatis.de (accessed 17 Jul 2008).
2. Garland FC, Garland CF, Gorham ED, Young JF. Geographic variation in breast cancer mortality in the United States: a hypothesis involving exposure to solar radiation. Preventive Medicine 1990; 19(6):614–22.

3. Grant WB, Garland CF. The role of vitamin D3 in preventing infections. Age and ageing 2008; 37(1):121–2.
4. Holt PR, Arber N, Halmos B, Forde K, Kissileff H, McGlynn KA, Moss SF, Kurihara N, Fan K, Yang K, Lipkin M. Colonic epithelial cell proliferation decreases with increasing levels of serum 25-hydroxy vitamin D. Cancer epidemiology, biomarkers & prevention: a publication of the American Association for Cancer Research, cosponsored by the American Society of Preventive Oncology 2002; 11(1):113–9.
5. van den Bemd GJ, Chang GT. Vitamin D and vitamin D analogs in cancer treatment. Current drug targets 2002;3(2):85–94.
6. Gorham ED, Garland FC, Garland CF. Sunlight and breast cancer incidence in the USSR. International journal of epidemiology 1990; 19(4):820–4.
7. Garland CF, Garland FC. Do sunlight and vitamin D reduce the likelihood of colon cancer? International journal of epidemiology 1980; 9(3):227–31.

7. Das Mammakarzinom

1. Lipkin M, Newmark HL. Vitamin D, Calcium and Prevention of Breast Cancer: A Review. Journal of the American College of Nutrition 1999;18(5 Suppl):392S-397S.
2. Robien K, Cutler GJ, Lazovich D. Vitamin D intake and breast cancer risk in postmenopausal women: the Iowa Women's Health Study. Cancer causes & control : CCC 2007; 18(7):775–82.
3. Lin J, Manson JE, Lee IM, Cook NR, Buring JE, Zhang SM. Intakes of calcium and vitamin D and breast cancer risk in women. Archives of internal medicine 2007; 167(10):1050–9.
4. Knight JA, Lesosky M, Barnett H, Raboud JM, Voigt R. Vitamin D and Reduced Risk of Breast Cancer: A Population-Based Case-Control Study. Cancer Epidemiology Biomarkers & Prevention 2007; 16(3):422–9.
5. John EM, Schwartz GG, Koo J, Wang W, Ingles SA. Sun Exposure, Vitamin D Receptor Gene Polymorphisms, and Breast Cancer Risk in a Multiethnic Population. American Journal of Epidemiology 2007; 166(12):1409–19.
6. Garland CF, Gorham ED, Mohr SB, Grant WB, Giovannucci EL, Lipkin M, Newmark H, Holick MF, Garland FC. Vitamin D and prevention of breast cancer: pooled analysis. The Journal of steroid biochemistry and molecular biology 2007; 103(3-5):708–11.
7. Abbas S, Linseisen J, Chang-Claude J. Dietary vitamin D and calcium intake and premenopausal breast cancer risk in a German case-control study. Nutrition and cancer 2007; 59(1):54–61.
8. Abbas S, Linseisen J, Slanger T, Kropp S, Mutschelknauss EJ, Flesch-Janys D,

Chang-Claude J. Serum 25-hydroxyvitamin D and risk of post-menopausal breast cancer--results of a large case-control study. Carcinogenesis 2008; 29(1):93–9.

9. Goodwin PJ, Ennis M, Pritchard KI, Koo J, Hood N, editors. Frequency of vitamin D (Vit D) deficiency at breast cancer (BC) diagnosis and association with risk of distant recurrence and death in a prospective cohort study of T1-3, N0-1, M0 BC; 2008.

8. Kolorektale Karzinome

1. Gorham ED, Garland CF, Garland FC, Grant WB, Mohr SB, Lipkin M, Newmark HL, Giovannucci E, Wei M, Holick MF. Optimal vitamin D status for colorectal cancer prevention: a quantitative meta analysis. American journal of preventive medicine 2007; 32(3):210–6.
2. Wu K, Feskanich D, Fuchs CS, Willett WC, Hollis BW, Giovannucci E. A nested case control study of plasma 25-hydroxyvitamin D concentrations and risk of colorectal cancer. Journal of the National Cancer Institute 2007; 99(14):1120–9.
3. Freedman DM, Looker AC, Chang SC, Graubard BI. Prospective study of serum vitamin D and cancer mortality in the United States. Journal of the National Cancer Institute 2007; 99(21):1594–602.
4. Ng K, Meyerhardt JA, Wu K, Feskanich D, Hollis BW, Fuchs CS. Circulating 25-hydroxyvitamin d levels and survival in patients with colorectal cancer. Journal of clinical oncology : official journal of the American Society of Clinical Oncology 2008; 26(18):2984–91.

9. Das Prostatakarzinom

1. Vieth R, Choo R, Deboer L, Danjoux C, Morton GC, Klotz L. Rise in prostate-specific antigen in men with untreated low-grade prostate cancer is slower during spring-summer. American journal of therapeutics 2006; 13(5):394–9.
2. Colli JL, Grant WB. Solar ultraviolet B radiation compared with prostate cancer incidence and mortality rates in United States. Urology 2008;71(3):531–5.
3. Li H, Stampfer MJ, Hollis, J Bruce W, et al. A Prospective Study of Plasma Vitamin D Metabolites, Vitamin D Receptor Polymorphisms, and Prostate Cancer. PLoS Medicine 2007;4(3):e103.
4. Onen IH, Ekmekci A, Eroglu M, Konac E, Yesil S, Biri H. Association of Genetic Polymorphisms in Vitamin D Receptor Gene and Susceptibility to Sporadic Prostate Cancer. Exp Biol Med (Maywood). 2008 Oct 10. [Epub ahead of print]
5. Ahn J, Peters U, Albanes D, et al. Serum vitamin D concentration and prostate cancer risk: a nested case-control study. Journal of the National Cancer Institute 2008; 100(11):796–804.

6. Cannell JJ et al. Cod Liver Oil, Vitamin A Toxicity, Frequent Respiratory Infections, and the Vitamin D Deficiency Epidemic. Annals of Otology, Rhinology & Laryngology 117(11):864–70.
7. Feskanich D, Singh V, Willett WC, Colditz GA. Vitamin A intake and hip fractures among postmenopausal women. JAMA. 2002; 287(1):47-54.
8. Freedman DM, Dosemeci M, McGlynn K. Sunlight and mortality from breast, ovarian, colon, prostate, and non-melanoma skin cancer: a composite death certificate based case-control study. Occup Environ Med. 2002; 59(4):257-62.
9. John EM, Dreon DM, Koo J, Schwartz GG. Residential sunlight exposure is associated with a decreased risk of prostate cancer. J Steroid Biochem Mol Biol. 2004; 89-90(1-5):549-52.
10. Luscombe CJ, Fryer AA, French ME, Liu S, Saxby MF, Jones PW, Strange RC. Exposure to ultraviolet radiation: association with susceptibility and age at presentation with prostate cancer. Lancet. 2001; 358(9282):641-2.

10. Ergänzende Daten zu bösartigen Tumoren

1. Giovannucci E, Liu Y, Rimm EB, Hollis BW, Fuchs CS, Stampfer MJ, Willett WC. Prospective Study of Predictors of Vitamin D Status and Cancer Incidence and Mortality in Men. Journal of the National Cancer Institute 2006; 98(7):451–9.
2. Lappe JM, Travers-Gustafson D, Davies KM, Recker RR, Heaney RP. Vitamin D and calcium supplementation reduces cancer risk: results of a randomized trial. The American journal of clinical nutrition 2007; 85(6):1586–91.
3. Pilz S, Dobnig H, Winklhofer-Roob B, et al. Low serum levels of 25-hydroxyvitamin D predict fatal cancer in patients referred to coronary angiography. Cancer epidemiology, biomarkers & prevention: a publication of the American Association for Cancer Research, cosponsored by the American Society of Preventive Oncology 2008; 17(5):1228–33.

11. Störungen des Immunsystems

1. Harder J, Gläser R, Schröder J. Review: Human antimicrobial proteins – effectors of innate immunity. Journal of Endotoxin Research 2007; 13(6):317–38.
2. Sonnenberg A, McCarty DJ, Jacobsen SJ. Geographic variation of inflammatory bowel disease within the United States. Gastroenterology 1991; 100(1):143–9.
3. Pappa HM, Grand RJ, Gordon CM. Report on the vitamin D status of adult and pediatric patients with inflammatory bowel disease and its significance for bone health and disease. Inflammatory bowel diseases 2006;12(12):1162–74.
4. Daniel C, Radeke HH, Sartory NA, Zahn N, Zuegel U, Steinmeyer A, Stein J. The new low calcemic vitamin D analog 22-ene-25-oxa-vitamin D prominent-

ly ameliorates T helper cell type 1-mediated colitis in mice. Journal of Pharmacology And Experimental Therapeutics 2006; 319(2):622–31.

5. Froicu M, Cantorna M. Vitamin D and the vitamin D receptor are critical for control of the innate immune response to colonic injury. BMC immunology 2007; 8:5.
6. Kong J, Zhang Z, Musch MW, Ning G, Sun J, Hart J, Bissonnette M, Li YC. Novel role of the vitamin D receptor in maintaining the integrity of the intestinal mucosal barrier. American journal of physiology. Gastrointestinal and liver physiology 2008; 294(1):G208-16.
7. Clarke JO, Mullin GE. A review of complementary and alternative approaches to immunomodulation. Nutrition in clinical practice : official publication of the American Society for Parenteral and Enteral Nutrition 2008; 23(1):49–62.
8. Cutolo M, Otsa K, Laas K, Yprus M, Lehtme R, Secchi ME, Sulli A, Paolino S, Seriolo B. Circannual vitamin d serum levels and disease activity in rheumatoid arthritis: Northern versus Southern Europe. Clinical and experimental rheumatology 2006; 24(6):702–4.
9. Tetlow LC, Woolley DE. The effects of 1 alpha,25-dihydroxyvitamin D(3) on matrix metalloproteinase and prostaglandin E(2) production by cells of the rheumatoid lesion. Arthritis research 1999; 1(1):63–70.
10. Tetlow LC, Woolley DE. Effects of 1 alpha,25dihydroxyvitaminD3 on matrix metalloproteinase expression by rheumatoid synovial cells and articular chondrocytes in vitro. Annals of the New York Academy of Sciences 1999; 30(878):615–8.
11. Merlino LA, Curtis J, Mikuls TR, Cerhan JR, Criswell LA, Saag KG, Iowa Women's Health Study. Vitamin D intake is inversely associated with rheumatoid arthritis: results from the Iowa Women's Health Study. Arthritis and rheumatism 2004; 50(1):72–7.
12. Cutolo M, Otsa K, Uprus M, Paolino S, Seriolo B. Vitamin D in rheumatoid arthritis. Autoimmunity reviews 2007; 7(1):59–64.
13. Thudi A, Yin S, Wandstrat AE, Li QZ, Olsen NJ. Vitamin D levels and disease status in Texas patients with systemic lupus erythematosus. The American journal of the medical sciences 2008; 335(2):99–104.
14. Cutolo M, Otsa K. Review: vitamin D, immunity and lupus. Lupus 2008; 17(1):6–10.
15. Nnoaham KE, Clarke A. Low serum vitamin D levels and tuberculosis: a systematic review and meta-analysis. International journal of epidemiology 2008; 37(1):113–9.
16. Adams JS, Liu PT, Chun R, Modlin RL, Hewison M. Vitamin D in Defense of the Human Immune Response. Annals of the New York Academy of Sciences 2007; 1117:94–105.

17. Cannell JJ, Vieth R, Umhau JC, Holick MF, Grant WB, Madronich S, Garland CF, Giovannucci E. Epidemic influenza and vitamin D. Epidemiology and infection 2006; 134(6):1129–40.
18. Laaksi I, Ruohola JP, Tuohimaa P, Auvinen A, Haataja R, Pihlajamäki H, Ylikomi T. An association of serum vitamin D concentrations < 40 nmol/L with acute respiratory tract infection in young Finnish men. American Journal of Clinical Nutrition 2007; 86(3):714–7.
19. Grant WB, Garland CF. The role of vitamin D3 in preventing infections. Age and ageing 2008; 37(1):121–2.
20. Elies W, Bestehorn M, Thate-Waschke IM. Häufigkeit und Therapie der Sinusitis. Epidemiologische Studie bei Haus- und HNO-Ärzten in Deutschland. Chemotherapie Journal 2007; 16(5):167.
21. Grant WB. Hypothesis-Ultraviolet-B Irradiance and Vitamin D Reduce the Risk of Viral Infections and thus Their Sequelae, Including Autoimmune Diseases and some Cancers. Photochemistry and Photobiology 2008; 84(2):356–65.

12. Neurologische Erkrankungen

1. Stoppe G, Bramesfeld A, Schwartz F. Volkskrankheit Depression? Bestandsaufnahme und Perspektiven. Berlin, Heidelberg: Springer-Verlag Berlin Heidelberg; 2006.
2. Lieberman HR, Kanarek RB, Prasad C. Nutritional neuroscience. Boca Raton: Taylor & Francis; 2005.
3. Holford P. Optimale Ernährung für die Psyche: Hädecke; 2005.
4. Holford P. The new optimum nutrition bible. Rev & updated. Berkeley Calif: Crossing Press; 2005.
5. Bayol SA, Farrington SJ, Stickland NC. A maternal „junk food" diet in pregnancy and lactation promotes an exacerbated taste for „junk food" and a greater propensity for obesity in rat offspring. British Journal of Nutrition 2007; 98(4):843–51.
6. Stumpf WE, Privette TH. The steroid hormone of sunlight soltriol (vitamin D) as a seasonal regulator of biological activities and photoperiodic rhythms. The Journal of steroid biochemistry and molecular biology 1991; 39(2):283–9.
7 Nataf S, Garcion E, Darcy F, Chabannes D, Muller JY, Brachet P. 1,25 Dihydroxyvitamin D3 exerts regional effects in the central nervous system during experimental allergic encephalomyelitis. Journal of neuropathology and experimental neurology 1996; 55(8):904–14.
8. Bemiss CJ, Mahon BD, Henry A, Weaver V, Cantorna MT. Interleukin-2 is one of the targets of 1,25-dihydroxyvitamin D3 in the immune system. Archives of biochemistry and biophysics 2002; 402:249–54.

9. Garcion E, Sindji L, Nataf S, Brachet P, Darcy F, Montero-Menei CN. Treatment of experimental autoimmune encephalomyelitis in rat by 1,25-dihydroxyvitamin D3 leads to early effects within the central nervous system. Acta neuropathologica 2003; 105(5):438–48.

10. Shinpo K, Kikuchi S, Sasaki H, Moriwaka F, Tashiro K. Effect of 1,25-dihydroxyvitamin D(3) on cultured mesencephalic dopaminergic neurons to the combined toxicity caused by L-buthionine sulfoximine and 1-methyl-4-phenylpyridine. Journal of Neuroscience Research 200; 62:374–82.

11. Tetich M, LeÊkiewicz M, Budziszewska B, Basta-Kaim A, Kutner A, Laso W. The third multidisciplinary conference on drug research, Pi∏a 2002. Effects of 1alpha,25-dihydroxyvitamin D3 and some putative steroid neuroprotective agents on the hydrogen peroxide-induced damage in neuroblastoma-glioma hybrid NG108-15 cells. Acta poloniae pharmaceutica 2003; 60(5):351–5.

12. Kauer H. Vitamin D in Immunologie und Onkologie – Eine Literaturstudie. [Dissertation]. München: LMU München; 09.02.2007.

13. Acheson ED, Bachrach CA. The distribution of multiple sclerosis in U. S. veterans by birthplace. American journal of hygiene 1960; 72:88–99.

14. Kurtzke JF. On the fine structure of the distribution of multiple sclerosis. Acta Neurol Scand. Acta neurologica Scandinavica 1967; 43(3):257–82.

15. Agranoff BW, Goldberg D. Diet and the geographical distribution of multiple sclerosis. Lancet 1974; 2(7888):1061–6.

16. Munger KL, Levin LI, Hollis BW, Howard NS, Ascherio A. Serum 25-hydroxyvitamin D levels and risk of multiple sclerosis. JAMA, The Journal of the American Medical Association 2006; 296(23):2832–8.

17. Islam T, Gauderman WJ, Cozen W, Mack TM. Childhood sun exposure influences risk of multiple sclerosis in monozygotic twins. Neurology 2007; 69(4):381–8.

18. van der Mei IA, Ponsonby AL, Dwyer T, Blizzard L, Taylor BV, Kilpatrick T, Butzkueven H, McMichael AJ. Vitamin D levels in people with multiple sclerosis and community controls in Tasmania, Australia. Journal of neurology 2007; 254(5):581–90.

19. Kampman M, Wilsgaard T, Mellgren S. Outdoor activities and diet in childhood and adolescence relate to MS risk above the Arctic Circle. Journal of neurology 2007; 254(4):471–7.

20. Smolders J, Damoiseaux J, Menheere P, Hupperts R. Vitamin D as an immune modulator in multiple sclerosis, a review. Journal of neuroimmunology 2008; 194(1-2):7–17.

21. Niino M, Fukazawa T, Kikuch S, Sasaki H. Therapeutic potential of vitamin d for multiple sclerosis. Current medicinal chemistry 2008; 15(5):499–505.

22. Kimball SM, Ursell MR, O'Connor P, Vieth R. Safety of vitamin D3 in adults with multiple sclerosis. American Journal of Clinical Nutrition 2007; 86(3):645–51.
23. McGrath J. Hypothesis: is low prenatal vitamin D a risk-modifying factor for schizophrenia? Schizophrenia Research 1999; 40(3):173-177(5).
24. McGrath J, Saari K, Hakko H, Jokelainen J, Jones P, Järvelin MR, Chant D, Isohanni M. Vitamin D supplementation during the first year of life and risk of schizophrenia: a Finnish birth cohort study. Schizophrenia Research 2004; 67(2-3):237–45.
25. O'Loan J, Eyles DW, Kesby J, Ko P, McGrath JJ, Burne TH. Vitamin D deficiency during various stages of pregnancy in the rat; its impact on development and behaviour in adult offspring. Psychoneuroendocrinology 2007; 32(3):227–34.
26. Cui X, McGrath JJ, Burne TH, Mackay-Sim A, Eyles DW. Maternal vitamin D depletion alters neurogenesis in the developing rat brain. International journal of developmental neuroscience : the official journal of the International Society for Developmental Neuroscience 2007; 25(4):227–32.
27. Rosen L, Knudson KH, Fancher P. Prevalence of seasonal affective disorder among U.S. Army soldiers in Alaska. Military medicine 2002; 167(7):581–4.
28. Mersch PP, Middendorp HM, Bouhuys AL, Beersma DG, van den Hoofdakker RH. The prevalence of seasonal affective disorder in The Netherlands: a prospective and retrospective study of seasonal mood variation in the general population. Biological Psychiatry 1999; 45(8):1013–22.
29. Mersch PP, Middendorp HM, Bouhuys AL, Beersma DG, van den Hoofdakker RH. Seasonal affective disorder and latitude: a review of the literature. Journal of affective disorders 1999; 53(1):35–48.
30. Vieth R, Kimball S, Hu A, Walfish PG. Randomized comparison of the effects of the vitamin D3 adequate intake versus 100 mcg (4000 IU) per day on biochemical responses and the wellbeing of patients. Nutrition Journal 2004; 3:8.
31. Schneider B, Weber B, Frensch A, Stein J, Fritz J. Vitamin D in schizophrenia, major depression and alcoholism. Journal of neural transmission (Vienna, Austria : 1996) 2000; 107(7):839–42.

13. Zuckererkrankungen (Diabetes mellitus Typ 1 und Typ 2)

1. Weiland SK, Rapp K, Klenk J, Keil U. Zunahme der Lebenserwartung: Größenordnung, Determinanten und Perspektiven Increase of life expectancy in Germany: magnitude, determinants and perspectives. Deutsches Ärzteblatt 2006; 103(16):A-1072 / B-905 / C-874.
2. Soltesz G, Patterson CC, Dahlquist G, EURODIAB Study Group. Worldwide childhood type 1 diabetes incidence--what can we learn from epidemiology? Pediatric diabetes 2007; 8(6):6–14.

3. Danne T. Diabetes bei Kindern und Jugendlichen. Deutsche Gesundheitsbericht Diabetes 2008. p. 108–14.
4. Giulietti A, Gysemans C, Stoffels K, van Etten E, Decallonne B, Overbergh L, Bouillon R, Mathieu C. Vitamin D deficiency in early life accelerates Type 1 diabetes in non-obese diabetic mice. Diabetologia 2004; 47(3):451–62.
5. Hyppönen E, Läärä E, Reunanen A, Järvelin MR, Virtanen SM. Intake of vitamin D and risk of type 1 diabetes: a birth-cohort study. Lancet 2001; 358(9292): 1500–3.
6. Zipitis CS, Akobeng AK. Vitamin D Supplementation in Early Childhood and Risk of Type 1 Diabetes: a Systematic Review and Meta-analysis. Archives of Disease in Childhood - Fetal and Neonatal Edition 2008; 93(6):512–7.
7. Standl E. Fahrplan für Konzeptentwicklung eines Nationalen Aktionsplans bis 2010. Deutsche Gesundheitsbericht Diabetes 2008. p. 5–6.
8. Palomer X, González-Clemente JM, Blanco-Vaca F, Mauricio D. Role of vitamin D in the pathogenesis of type 2 diabetes mellitus. Diabetes, obesity & metabolism 2008; 10(2):185–97.
9. Alemzadeh R, Kichler J, Babar G, Calhoun M. Hypovitaminosis D in obese children and adolescents: relationship with adiposity, insulin sensitivity, ethnicity, and season. Metabolism: clinical and experimental 2008; 57(2):183–91.
10. Suzuki A, Kotake M, Ono Y, Kato T, Oda N, Hayakawa N, Hashimoto S, Itoh M. Hypovitaminosis D in type 2 diabetes mellitus: Association with microvascular complications and type of treatment. Endocrine journal 2006; 53(4):503–10.
11. Martins D, Wolf M, Pan D, Zadshir A, Tareen N, Thadhani R, Felsenfeld A, Levine B, Mehrotra R, Norris K. Prevalence of cardiovascular risk factors and the serum levels of 25-hydroxyvitamin D in the United States: data from the Third National Health and Nutrition Examination Survey. Archives of internal medicine 2007; 167(11):1159–65.
12. Pittas AG, Lau J, Hu FB, Dawson-Hughes B. The role of vitamin D and calcium in type 2 diabetes. A systematic review and meta-analysis. The Journal of clinical endocrinology and metabolism 2007; 92(6):2017–29.
13. Hintzpeter B, Mensink GB, Thierfelder W, Müller MJ, Scheidt-Nave C. Vitamin D status and health correlates among German adults. European journal of clinical nutrition 2007.
14. Sugden JA, Davies JI, Witham MD, Morris AD, Struthers AD. Vitamin D improves endothelial function in patients with Type 2 diabetes mellitus and low vitamin D levels. Diabetic medicine: a journal of the British Diabetic Association 2008; 25(3):320–5.
15. Ceschi M, Gutzwiller F, Moch H, Eichholzer M, Probst-Hensch NM. Epidemiology and pathophysiology of obesity as cause of cancer. Swiss Med Wkly. 2007; 137(3-4):50-6.

16. Langbein S, Zerilli M, Zur Hausen A, Staiger W, Rensch-Boschert K, Lukan N, Popa J, Ternullo MP, Steidler A, Weiss C, Grobholz R, Willeke F, Alken P, Stassi G, Schubert P, Coy JF. Expression of transketolase TKTL1 predicts colon and urothelial cancer patient survival: Warburg effect reinterpreted. Br J Cancer. 2006; 94(4):578-85.

17 Völker HU, Hagemann C, Coy J, Wittig R, Sommer S, Stojic J, Haubitz I, Vince GH, Kämmerer U, Monoranu CM. Expression of transketolase-like 1 and activation of Akt in grade IV glioblastomas compared with grades II and III astrocytic gliomas. Am J Clin Pathol. 2008; 130(1):50-7.

18. Wittig R and Coy JF. The role of glucose metabolism and glucose-associated signaling in cancer. Perspectives in Medical Chemistry 2007; 1:64-82.

14. Erkrankungen des Herzens und der Gefäße

1. Michos ED, Melamed ML. Vitamin D and cardiovascular disease risk. Current opinion in clinical nutrition and metabolic care 2008;11(1):7–12.
2. Gillor A, Groneck P, Kaiser J, Schmitz-Stolbrink A. Congestive heart failure in rickets caused by vitamin D deficiency. Monatsschrift Kinderheilkunde: Organ der Deutschen Gesellschaft für Kinderheilkunde 1989;13(2):108–10.
3. Brunvand L, Hågå P, Tangsrud SE, Haug E. Congestive heart failure caused by vitamin D deficiency? Acta paediatrica (Oslo, Norway : 1992) 1995;84(1):106–8.
4. Wang TJ, Pencina MJ, Booth SL, et al. Vitamin D Deficiency and Risk of Cardiovascular Disease. Circulation 2008; 117(4):503–11.
5. Forman JP, Giovannucci E, Holmes MD, Bischoff-Ferrari HA, Tworoger SS, Willett WC, Curhan GC. Plasma 25-Hydroxyvitamin D Levels and Risk of Incident Hypertension. Hypertension 2007; 49(5):1063–9.
6. Wang L, Manson JE, Buring JE, Lee IM, Sesso HD. Dietary intake of dairy products, calcium, and vitamin D and the risk of hypertension in middle-aged and older women. Hypertension 2008; 51(4):1073–9.
7. Judd SE, Nanes MS, Ziegler TR, Wilson PW, Tangpricha V. Optimal vitamin D status attenuates the age-associated increase in systolic blood pressure in white Americans: results from the third National Health and Nutrition Examination Survey. The American journal of clinical nutrition 2008; 87(1):136–41.
8. Pfeifer M, Begerow B, Minne HW, Nachtigall D, Hansen C. Effects of a Short-Term Vitamin D3 and Calcium Supplementation on Blood Pressure and Parathyroid Hormone Levels in Elderly Women. The Journal of Clinical Endocrinology & Metabolism 2001; 86(4):1633–7.
9. Sugden JA, Davies JI, Witham MD, Morris AD, Struthers AD. Vitamin D improves endothelial function in patients with Type 2 diabetes mellitus and low vit-

amin D levels. Diabetic medicine: a journal of the British Diabetic Association 2008; 25(3):320–5.

10. Carlin AM, Rao DS, Yager KM, Genaw JA, Parikh NJ, Szymanski W. Effect of gastric bypass surgery on vitamin D nutritional status. Surgery for obesity and related diseases: official journal of the American Society for Bariatric Surgery 2006; 2(6):638–42.
11. Carlin AM, Yager KM, Rao DS. Vitamin D depletion impairs hypertension resolution after Roux-en-Y gastric bypass. American journal of surgery 2008; 195(3):349–52.
12. Torre-Amione G. Immune activation in chronic heart failure. The American journal of cardiology 2005; 95(11A):3C-8C.
13. Loppnow H, Werdan K, Buerke M. Invited review: Vascular cells contribute to atherosclerosis by cytokine- and innate-immunity-related inflammatory mechanisms. Innate Immunity 2008; 14(2):63–87.
14. Barlic J, Murphy PM. Chemokine regulation of atherosclerosis. Journal of leukocyte biology 2007; 82(2):226–36.
15. Robertson AK, Hansson GK. T cells in atherogenesis: for better or for worse? Arteriosclerosis, thrombosis, and vascular biology 2006; 26(11):2421–32.
16. Li N. Platelet-lymphocyte cross-talk. Journal of leukocyte biology 2008; 83(5):1069–78.
17. Melamed ML, Muntner P, Michos ED, Uribarri J, Weber C, Sharma J, Raggi P. Serum 25-hydroxyvitamin D levels and the prevalence of peripheral arterial disease: results from NHANES 2001 to 2004. Arteriosclerosis, thrombosis, and vascular biology 2008; 28(6):1179–85.
18. Fahrleitner-Pammer A, Obernosterer A, Pilger E, Dobnig H, Dimai HP, Leb G, Kudlacek S, Obermayer-Pietsch BM. Hypovitaminosis D, impaired bone turnover and low bone mass are common in patients with peripheral arterial disease. Osteoporosis international: a journal established as result of cooperation between the European Foundation for Osteoporosis and the National Osteoporosis Foundation of the USA 2005; 16(3):319–24.
19. Giovannucci E, Liu Y, Hollis BW, Rimm EB. 25-hydroxyvitamin D and risk of myocardial infarction in men: a prospective study. Archives of internal medicine 2008; 168(11):1174–80.
20. Dobnig H, Pilz S, Scharnagl H, et al. Independent Association of Low Serum 25-Hydroxyvitamin D and 1,25-Dihydroxyvitamin D Levels With All-Cause and Cardiovascular Mortality. Archives of internal medicine 2008; 168(12):1340–9.
21. Zittermann A, Fischer J, Schleithoff SS, Tenderich G, Fuchs U, Koerfer R. Patients with congestive heart failure and healthy controls differ in vitamin D-associated lifestyle factors. International journal for vitamin and nutrition research 2007; 77(4):280–8.

22. Zittermann A, Schleithoff SS, Tenderich G, Berthold HK, Körfer R, Stehle P. Low vitamin D status: a contributing factor in the pathogenesis of congestive heart failure? Journal of the American College of Cardiology 2003; 41(1):105–12.
23. Zittermann A, Schleithoff SS, Götting C, et al. Poor outcome in end-stage heart failure patients with low circulating calcitriol levels. European journal of heart failure 2008; 10(3):321–7.
24. Martins D, Wolf M, Pan D, Zadshir A, Tareen N, Thadhani R, Felsenfeld A, Levine B, Mehrotra R, Norris K. Prevalence of cardiovascular risk factors and the serum levels of 25-hydroxyvitamin D in the United States: data from the Third National Health and Nutrition Examination Survey. Archives of internal medicine 2007; 167(11):1159–65.
25. Hsia J, Heiss G, Ren H, Allison M, Dolan NC, Greenland P, Heckbert SR, Johnson KC, Manson JE, Sidney S, Trevisan M, Women's Health Initiative Investigators. Calcium/vitamin D supplementation and cardiovascular eve. Circulation 2007; 115(7):846–54.
26. Schleithoff SS, Zittermann A, Tenderich G, Berthold HK, Stehle P, Koerfer R. Vitamin D supplementation improves cytokine profiles in patients with congestive heart failure: a double-blind, randomized, placebo-controlled trial. American Journal of Clinical Nutrition 2006; 83(5):754–9.
27 Witte KKA, Nikitin NP, Parker AC, et al. The effect of micronutrient supplementation on quality-of-life and left ventricular function in elderly patients with chronic heart failure. European Heart Journal 2005; 26(21):2238–44.
28. Lorgeril M de, Salen P, Defaye P. Importance of nutrition in chronic heart failure patients. European Heart Journal 2005; 26(21):2215–7.

15. Die Doppelrolle von Vitamin D bei der Osteoporose

1. Nguyen ND, Ahlborg HG, Center JR, Eisman JA, Nguyen TV. Residual Lifetime Risk of Fractures in Women and Men. Journal of bone and mineral research : the official journal of the American Society for Bone and Mineral Research 2007; 22(6):781–8.
2. Bischoff-Ferrari HA. Fracture epidemiology in the elderly. In: Duque G, Kiel DP, editors. Osteoporosis in Older Persons. Pathophysiology and therapeutic approach. London: Springer. p. 97.
3. Bischoff-Ferrari HA, Can U, Staehelin HB, Platz A, Henschkowski J, Michel BA, Dawson-Hughes B, Theiler R. Severe vitamin D deficiency in Swiss hip fracture patients. Bone 2008; 42(3):597–602.
4. Magaziner J, Hawkes W, Hebel JR, Zimmerman SI, Fox KM, Dolan M, Felsenthal G, Kenzora J. Recovery from hip fracture in eight areas of function. The journals of gerontology. Series A, Biological sciences and medical sciences 2000; 55(9):M498-507.

5. Tinetti ME, Williams CS. Falls, injuries due to falls, and the risk of admission to a nursing home. The New England journal of medicine 1997;337(18):1279–84.
6. Cummings SR, Kelsey JL, Nevitt MC, O'Dowd KJ'. Epidemiology of osteoporosis and osteoporotic fractures. Epidemiologic reviews 1985; 7:178–208.
7. Birge SJ, Morrow-Howell N, Proctor EK. Hip fracture. Clinics in geriatric medicine 1994; 10(4):589–609.
8. Cummings SR, Rubin SM, Black D. The future of hip fractures in the United States. Numbers, costs, and potential effects of postmenopausal estrogen. Clinical orthopaedics and related research 1990; 252:163–6.
9. Cummings SR, Nevitt MC, Browner WS, Stone K, Fox KM, Ensrud KE, Cauley J, Black D, Vogt TM. Risk factors for hip fracture in white women. Study of Osteoporotic Fractures Research Group. The New England journal of medicine 1995; 332(12):767–73.
10. Stevens JA, Ryan G, Kresnow M. Fatalities and Injuries From Falls Among Older Adults—United States, 1993-2003 and 2001-2005. Morbidity & Mortality Weekly Report 2006; 55(45):1221–4.
11. Tinetti ME, Speechley M, Ginter SF. Risk factors for falls among elderly persons living in the community. The New England journal of medicine 1988; 319(26):1701–7.
12. Tinetti ME, Williams CS. The effect of falls and fall injuries on functioning in community-dwelling older persons. The journals of gerontology. Series A, Biological sciences and medical sciences 1998; 53(2):M112-9.
13. Bischoff-Ferrari HA, Dietrich T, Orav EJ, Dawson-Hughes B. Positive association between 25-hydroxy vitamin d levels and bone mineral density: a population-based study of younger and older adults. The American journal of medicine 2004; 116(9):634–9.
14. Dawson-Hughes B, Harris SS, Krall EA, Dallal GE. Effect of calcium and vitamin D supplementation on bone density in men and women 65 years of age or older. The New England journal of medicine 1997; 337(10):670–6.
15. Chapuy MC, Arlot ME, Duboeuf F, Brun J, Crouzet B, Arnaud S, Delmas PD, Meunier PJ. Vitamin D3 and calcium to prevent hip fractures in the elderly women 1992; 327(23):1637–42.
16. Trivedi DP, Doll R, Khaw KT. Effect of four monthly oral vitamin D3 (cholecalciferol) supplementation on fractures and mortality in men and women living in the community: randomised double blind controlled trial. Bmj 2003; 326(7387):469.
17. Bischoff-Ferrari HA, Willett WC, Wong JB, Giovannucci E, Dietrich T, Dawson-Hughes B. Fracture prevention with vitamin D supplementation: a meta-analysis of randomized controlled trials. JAMA : The journal of the American Medical Association 2005; 293(18):2257–64.

18. Bischoff-Ferrari HA, Dietrich T, Orav EJ, Hu FB, Zhang Y, Karlson EW, Dawson-Hughes B. Higher 25-hydroxyvitamin D concentrations are associated with better lower-extremity function in both active and inactive persons aged >=60 y. The American journal of clinical nutrition 2004; 80(2):752–8.

19. Sørensen OH, Lund B, Saltin B, Lund B, Andersen RB, Hjorth L, Melsen F, Mosekilde L. Myopathy in bone loss of ageing: improvement by treatment with 1 alpha-hydroxycholecalciferol and calcium. Clinical science (London, England : 1979) 1979; 56(2):157–61.

20. Pfeifer M, Begerow B, Minne HW, Abrams C, Nachtigall D, Hansen C. Effects of a short-term vitamin D and calcium supplementation on body sway and secondary hyperparathyroidism in elderly women. Journal of bone and mineral research: the official journal of the American Society for Bone and Mineral Research 2000; 15(6):1113–8.

21. Bischoff HA, Stähelin HB, Dick W, Akos R, Knecht M, Salis C, Nebiker M, Theiler R, Pfeifer M, Begerow B, Lew RA, Conzelmann M. Effects of vitamin D and calcium supplementation on falls: a randomized controlled trial. Journal of bone and mineral research : the official journal of the American Society for Bone and Mineral Research 2003; 18(2):343–51.

22. Boland R. Role of vitamin D in skeletal muscle function. Endocrine reviews 1986; 7(4):434–48.

23. Bischoff-Ferrari HA, Dawson-Hughes B, Willett WC, Staehelin HB, Bazemore MG, Zee RY, Wong JB. Effect of vitamin D on falls: a meta-analysis. JAMA : The journal of the American Medical Association 2004; 291(16):1999–2006.

24. Graafmans WC, Ooms ME, Hofstee HM, Bezemer PD, Bouter LM, Lips P. Falls in the elderly: a prospective study of risk factors and risk profiles. American Journal of Epidemiology 1996; 143(11):1129–36.

25. Bischoff-Ferrari HA, Orav EJ, Dawson-Hughes B. Effect of cholecalciferol plus calcium on falling in ambulatory older men and women: a 3-year randomized controlled trial. Archives of internal medicine 2006; 166(4):424–30.

26. Broe KE, Chen TC, Weinberg J, Bischoff-Ferrari HA, Holick MF, Kiel DP. A higher dose of vitamin d reduces the risk of falls in nursing home residents: a randomized, multiple-dose study. Journal of the American Geriatrics Society 2007; 55(3):234–9.

27. Prince RL, Austin N, Devine A, Dick IM, Bruce D, Zhu K. Effects of ergocalciferol added to calcium on the risk of falls in elderly high-risk women. Archives of internal medicine 2008; 168(1):103–8.

28. McKenna MJ, Freaney R. Secondary hyperparathyroidism in the elderly: means to defining hypovitaminosis D. Osteoporosis international: a journal established as result of cooperation between the European Foundation for Osteoporosis and the National Osteoporosis Foundation of the USA 1998; 8(2):S3-6.

29. Theiler R, Stähelin HB, Tyndall A, Binder K, Somorjai G, Bischoff HA. Calcidiol, calcitriol and parathyroid hormone serum concentrations in institutionalized and ambulatory elderly in Switzerland. International journal for vitamin and nutrition research 1999; 96(2):96–105.
30. DVO. Evidenz-basierte Konsensus-Leitlinien zur Osteoporose 2006: Dachverband Deutschsprachiger Wissenschaftlicher Gesellschaften für Osteologie (DVO); 2006. Internet: http://www.lutherhaus-essen.de/osteo/leitlinien-dvo/archiv/archiv06/index.php?aufklappen=QXJjaGl2IERWTy1MZWl0bGlua (accessed 16 Jul 2008).
31. IOF. The International Osteoporosis Foundation [homepage on the Internet]. Schweiz: The International Osteoporosis Foundation (IOF). Internet: http://www.iofbomehealth.org (accessed 16 Jul 2008).
32. Holick MF. Environmental factors that influence the cutaneous production of vitamin D. American Journal of Clinical Nutrition 1995; 61(3):638S-645S.

16. Die Haut – unser Sonnensegel

1. Nürnberg B, Schadendorf D, Gärtner B, Pföhler C, Herrmann W, Tilgen W, Reichrath J. Progression of malignant melanoma is associated with reduced 25-hydroxyvitamin D serum levels. Experimental Dermatology 2008; 17(7):627.
2. Moan J, Porojnicu AC, Dahlback A. Ultraviolet radiation and malignant melanoma. Advances in experimental medicine and biology 2008; 624:104–16.
3. Sorenson M. S O L A R P O W E R for Optimal Health! Sunlight and vitamin D may save your health and your life! Sorenson M, editor; 2006.
4. Moan J, Dahlback A. The relationship between skin cancers, solar radiation and ozone depletion. British journal of cancer 1992; 65(6):916–21.
5. Holick MF, Jenkins M. Schützendes Sonnenlicht. Die heilsamen Kräfte der Sonne. Stuttgart: Haug; 2005.
6. Lappe JM, Davies KM, Travers-Gustafson D, Heaney RP. Vitamin D status in a rural postmenopausal female population. Journal of the American College of Nutrition 2006; 25(5):395–402.
7. Dharmarajan TS, Akula M, Kuppachi S, Norkus EP. Vitamin D deficiency in community older adults with falls of gait imbalance: an under-recognized problem in the inner city. Journal of nutrition for the elderly 2005; 25(1):7–19.
8. Harris SS. Vitamin D and African Americans. The Journal of nutrition 2006; 136(4):1126–9.
9. Holick MF, Chen TC. Vitamin D deficiency: a worldwide problem with health consequences. American Journal of Clinical Nutrition 2008; 87(4):1080S-1086S.
10. Hyppönen E, Power C. Hypovitaminosis D in British adults at age 45 y: nation-

wide cohort study of dietary and lifestyle predictors. The American journal of clinical nutrition 2007; 85(3):860–8.

11. Saadi HF, Nagelkerke N, Benedict S, Qazaq HS, Zilahi E, Mohamadiyeh MK, Al-Suhaili AI. Predictors and relationships of serum 25 hydroxyvitamin D concentration with bone turnover markers, bone mineral density, and vitamin D receptor genotype in Emirati women. Bone 2006; 39(5):1136–43.
12. Grant WB, Garland CF, Holick MF. Comparisons of estimated economic burdens due to insufficient solar ultraviolet irradiance and vitamin D and excess solar UV irradiance for the United States. Photochemistry and Photobiology 2005; 81(6):1276–86.
13. Porojnicu AC, Lagunova Z, Robsahm TE, Berg JP, Dahlback A, Moan J. Changes in risk of death from breast cancer with season and latitude: sun exposure and breast cancer survival in Norway. Breast cancer research and treatment 2007; 102(3):323–8.
14. Schauber J, Dorschner RA, Coda AB, Büchau AS, Liu PT, Kiken D, Helfrich YR, Kang S, Elalieh HZ, Steinmeyer A, Zügel U, Bikle DD, Modlin RL, Gallo RL. Injury enhances TLR2 function and antimicrobial peptide expression through a vitamin D-dependent mechanism. The Journal of clinical investigation 2007; 117(3):803–11.
15. Okita H, Ohtsuka T, Yamakage A, Yamazaki S. Polymorphism of the vitamin D(3) receptor in patients with psoriasis. Archives of dermatological research 2002; 294(4):159–62.
16. Liberman UA, Eil C, Marx SJ. Clinical features of hereditary resistance to 1,25-dihydroxyvitamin D (hereditary hypocalcemic vitamin D resistant rickets type II). Advances in experimental medicine and biology 1986; 196:391–406.
17. Lehmann B, Querings K, Reichrath J. Vitamin D and skin: new aspects for dermatology. Experimental Dermatology 2004; 13(4):11–5.
18. Sakagami H, Satoh K, Makino Y, Kojima T, Takeda M. Effect of alpha-tocopherol on cytotoxicity induced by UV irradiation and antioxidants. Anticancer Research 1997; 17(3C):2079–82.
19. Erden IM, Kahraman A, Köken T. Beneficial effects of quercetin on oxidative stress induced by ultraviolet A. Clinical and Experimental Dermatology 2001; 26(6):536–9.
20. Demir U, Demir T, Ilhan N. The protective effect of alpha-lipoic acid against oxidative damage in rabbit conjunctiva and cornea exposed to ultraviolet radiation. Ophthalmologica 2005; 219(1):49–53.

17. Der Haken an der Geschichte

1. Kimball SM, Ursell MR, O'Connor P, Vieth R. Safety of vitamin D3 in adults with multiple sclerosis. American Journal of Clinical Nutrition 2007; 86(3):645–51.

2. Chambellan-Tison C, Horen B, Plat-Wilson G, Moulin P, Claudet I. Severe hypercalcemia due to vitamin D intoxication. Archives de pédiatrie: organe officiel de la Sociéte française de pédiatrie 2007; 14(11):1328–32.
3. Chatterjee M, Speiser PW. Pamidronate treatment of hypercalcemia caused by vitamin D toxicity. Journal of pediatric endocrinology & metabolism: JPEM 2007; 20(11):1241–8.
4. Lee DC, Lee GY. The use of pamidronate for hypercalcemia secondary to acute vitamin D intoxication. Journal of toxicology. Clinical toxicology 1998; 36(7):719–21.
5. Cannell JJ, Hollis BW, Zasloff M, Heaney RP. Diagnosis and treatment of vitamin D deficiency. Expert Opinion on Pharmacotherapy 2008; 9(1):107–18.
6. Zittermann A, Koerfer R. Protective and toxic effects of vitamin D on vascular calcification: Clinical implications. Molecular aspects of medicine 2008.
7. Zittermann A, Schleithoff SS, Götting C, et al. Poor outcome in end-stage heart failure patients with low circulating calcitriol levels. European journal of heart failure 2008; 10(3):321–7.
8. Hathcock JN, Shao A, Vieth R, Heaney R. Risk assessment for vitamin D. The American journal of clinical nutrition 2007; 85(1):6–18.
9. Marshall TG. Vitamin D discovery outpaces FDA decision making. BioEssays: news and reviews in molecular, cellular and developmental biology 2008; 30(2):173–82.

18. Wie viel Vitamin D braucht der Mensch?

1. Bischoff-Ferrari HA, Giovannucci E, Willett WC, Dietrich T, Dawson-Hughes B. Estimation of optimal serum concentrations of 25-hydroxyvitamin D for multiple health outcomes. The American journal of clinical nutrition 2006; 84(1):18–28.
2. Hollis BW. Circulating 25-hydroxyvitamin D levels indicative of vitamin D sufficiency: implications for establishing a new effective dietary intake recommendation for vitamin D. The Journal of nutrition 2005; 135(2):317–22.
3. Grant WB, Holick MF. Benefits and requirements of vitamin D for optimal health: a review. Altern Med Rev. 2005 Jun;10(2):94-111. Alternative medicine review: a journal of clinical therapeutic 2005; 10(2):94–111.
4. Deutsche Gesellschaft für Ernährung (DGE), editor. Referenzwerte für die Nährstoffzufuhr. 1. Aufl., 2., korrigierter Nachdr. Frankfurt am Main: Umschau Braus; 2001.
5. Vieth R, Bischoff-Ferrari H, Boucher BJ, Dawson-Hughes B, Garland CF, Heaney RP, Holick MF, Hollis BW, Lamberg-Allardt C, McGrath JJ, Norman AW, Scragg R, Whiting SJ, Willett WC, Zittermann A. The urgent need to recom-

mend an intake of vitamin D that is effective. The American journal of clinical nutrition 2007; 85(3):649–50.

6. Reichrath J. The challenge resulting from positive and negative effects of sunlight: How much solar UV exposure is appropriate to balance between risks of vitamin D deficiency and skin cancer? Progress in Biophysics and Molecular Biology 2006; 92(1):9–16.
7. Cranney A, Horsley T, O'Donnell S, Weiler H, Puil L, Ooi D, Atkinson S, Ward L, Moher D, Hanley D, Fang M, Yazdi F, Garritty C, Sampson M, Barrowman N, Tsertsvadze A, Mamaladze V. Effectiveness and safety of vitamin D in relation to bone health. Evidence report/technology assessment 2007; 158:1–235.
8. Hathcock JN, Shao A, Vieth R, Heaney R. Risk assessment for vitamin D. The American journal of clinical nutrition 2007; 85(1):6–18.
9. Vieth R. Critique of the Considerations for Establishing the Tolerable Upper Intake Level for Vitamin D: Critical Need for Revision Upwards. The Journal of nutrition 2006; 136(4):1117–22.
10. Heaney RP. Barriers to optimizing vitamin D3 intake for the elderly. The Journal of nutrition 2006; 136(4):1123–5.
11. Holick MF, Jenkins M. Schützendes Sonnenlicht. Die heilsamen Kräfte der Sonne. Stuttgart: Haug; 2005.
12. Heaney RP, Davies KM, Chen TC, Holick MF, Barger-Lux MJ. Human serum 25-hydroxycholecalciferol response to extended oral dosing with cholecalciferol. The American journal of clinical nutrition 2003; 77(1):204–10.
13. Aloia JF, Patel M, Dimaano R, Li-Ng M, Talwar SA, Mikhail M, Pollack S, Yeh JK. Vitamin D intake to attain a desired serum 25-hydroxyvitamin D concentration. The British Journal of Nutrition 2008; 87(6):1952–8.
14. Cannell JJ†, Hollis BW, Zasloff M, Heaney RP. Diagnosis and treatment of vitamin D deficiency. Expert Opinion on Pharmacotherapy 2008; 9(1):107–18.
15. Hollis BW, Wagner CL. Vitamin D requirements during lactation: high-dose maternal supplementation as therapy to prevent hypovitaminosis D for both the mother and the nursing infant. The American journal of clinical nutrition 2004; 80(6):1752S-1758S.
16. Cannell JJ et al. Cod Liver Oil, Vitamin A Toxicity, Frequent Respiratory Infections, and the Vitamin D Deficiency Epidemic. Annals of Otology, Rhinology & Laryngology 117(11):864-70.

Teil 2 – Das Defizitsyndrom

20. Körperliche Aktivität

1. Tomasits J, Haber P. Leistungsphysiologie. Grundlagen für Trainer, Physiotherapeuten und Masseure. Dritte, neu bearbeitete Auflage. Vienna: Springer-Verlag/Wien; 2008.
2. Berliner Zeitung. Umfrage: Heilberufe sind besonders gut angesehen. Berlin: BerlinOnline.de; 2008. Internet: http://www.berlinonline.de/themen/jobs-und-karriere/berufe/heilberufe/ (accessed 16 Jul 2008).
3. Rütten A, Abu-Omar K, Lampert T, Ziese T. Körperliche Aktivität. Berlin: Robert Koch-Institut; 2005.
4. Dirks AJ, Leeuwenburgh C. Der Einfluss von Alter und Training auf die Apoptose im Skelettmuskel. Deutsche Zeitschrift für Sportmedizin (DGSP) 2005; 56(3):62–7.
5. Fiatarone MA, O'Neill EF, Ryan ND, Clements KM, Solares GR, Nelson ME, Roberts SB, Kehayias JJ, Lipsitz LA, Evans WJ. Exercise Training and Nutritional Supplementation for Physical Frailty in Very Elderly People. The New England journal of medicine 1994; 330(25):1769–75.
6. Laaksonen MS, Kalliokoski KK, Luotolahti M, Kemppainen J, Teräs M, Kyröläinen H, Nuutila P, Knuuti J. Myocardial perfusion during exercise in endurance-trained and untrained humans. American journal of physiology. Regulatory, integrative and comparative physiology 2007; 293(2):R837-4.
7. Ketelhut RG. Körperliche Aktivität zur Behandlung des arteriellen Hochdrucks. Deutsches Ärzteblatt 2004; 101(50):A 3426–3432.
8. LaFontaine T. Physical Activity: The Epidemic of Obesity and Overweight Among Youth: Trends, Consequences, and Interventions. American Journal of Lifestyle Medicine 2008; 2(1):30–6.
9. Reinhardt R. Studie der Uni Ulm bestätigt: „Laufen macht schlau". Universität Ulm; 18.04.2008.
10. Rippe JM, Angelopoulos TJ, Zukley L. The Rationale for Intervention to Reduce the Risk of Coronary Heart Disease. American Journal of Lifestyle Medicine 2007; 1(1):10–9.
11. Stattin P, Björ O, Ferrari P, Lukanova A, Lenner P, Lindahl B, Hallmans G, Kaaks R. Prospective Study of Hyperglycemia and Cancer Risk. Diabetes Care [Publish Ahead of Print] 2007; 30(3):561–7.
12. Sui X, LaMonte MJ, Laditka JN, Hardin JW, Chase N, Hooker SP, Blair SN. Cardiorespiratory fitness and adiposity as mortality predictors in older adults. JAMA : The journal of the American Medical Association 2007; 298(21):2507–16.

13. Vogel MNA. Einflüsse von Ausdauertraining auf die Expression von Hitzeschockproteinen und induzierbarer NO-Synthase. Eine Analyse auf mRNA-Ebene [Inaugural-Dissertation]. Tübigen: Eberhard Karls Universität; 2005.
14. Andersson A, Nälsén C, Tengblad S, Vessby B. Fatty acid composition of skeletal muscle reflects dietary fat composition in humans. The American journal of clinical nutrition 2002; 76(6):1222–9.
15. Kruk J, Aboul-Enein HY. Physical activity in the prevention of cancer. Asian Pacific journal of cancer prevention : APJCP 2006; 7(1):11–21.
16. Lee IM. Physical activity and cancer prevention--data from epidemiologic studies. Medicine and science in sports and exercise 2003; 35(11):1823–7.
17. Haskell WL, Lee IM, Pate RR, Powell KE, Blair SN, Franklin BA, Macera CA, Heath GW, Thompson PD, Bauman A, American College of Sports Medicine, American Heart Association. Physical Activity and Public Health: Updated Recommendation for Adults From the American College of Sports Medicine and the American Heart Association. Circulation 2007; 116(9):1081–93.
18. Colgan M. The new nutrition. Ernährung und Fitness im neuen Jahrtausend ; ihr persönlicher Leitfaden zu optimaler Gesundheit. Dt. Ausg. Köln: Reglin; 2002.

21. Vitamine und sekundäre Pflanzenstoffe

1. Huss HM, Oberritter H. 5 am Tag. Mannheim: Deutsche Krebsgesellschaft e.V.; 2008. Internet: http://www.5amtag.de/index1.php (accessed 16 Jul 2008).
2. www.5aday.org. 5 a day: Fruits & Veggies–More Matters™; 2007. Internet: www.5aday.org (accessed 16 Jul 2008).
3. Mensink GBM, Heseker H, Stahl A, Richter A. EsKiMo: Trinkverhalten von Kindern und Jugendlichen in Deutschland. Der aktuelle Lebensmittelverzehr von Kindern und Jugendlichen in Deutschland. Ergebnisse aus EsKiMo – Teil 2. Ernährungs Umschau 2008; 55:28–36.
4. Mensink, GBM, Kleiser C. KIGGS-Studie, Gesundheitsschutz. Ernährungsverhalten von Kindern und Jugendlichen. Bundesgesundheitsblatt - Gesundheitsforschung - Gesundheitsschutz 2006; 49(12):1228–9.
5. Brönstrup A. Folat und Folsäure. Ernährungs Umschau 2007;9:538–44.
6. Sanchez A, Norman GJ, Sallis JF, Calfas KJ, Cella J, Patrick K. Patterns and Correlates of Physical Activity and Nutrition Behaviors in Adolescents. American journal of preventive medicine 2007; 32(1):124-3.
7. Schmidt E, Bieger WP. Leitfaden Mikronährstoffe. Orthomolekulare Prävention und Therapie. 1. Aufl. München: Elsevier Urban & Fischer; 2004.
8. Jacobi G, Baake N. Kursbuch Anti-Aging. 108 Tabellen. Stuttgart: Thieme; 2005.

9. Kasper H. Ernährungsmedizin und Diätetik. Mit 100 Tabellen. 10., neubearb. Aufl. München: Elsevier Urban & Fischer; 2004.

10. Leitzmann C. Ernährung in Prävention und Therapie. Ein Lehrbuch ; 165 Tabellen. 2., überarb. Aufl., unveränd. Nachdr. Stuttgart: Hippokrates; 2005.

11. Watzl B, Leitzmann C. Bioaktive Substanzen in Lebensmitteln. 2., überarb. und erw. Aufl. Stuttgart: Hippokrates-Verl; 1999.

12. Pellegrini N, Serafini M, Colombi B, Del Rio D, Salvatore S, Bianchi M, Brighenti F. Total Antioxidant Capacity of Plant Foods, Beverages and Oils Consumed in Italy Assessed by Three Different In Vitro Assays. The American Society for Nutritional Sciences 2003; 133(9):2812–9.

13. Serafini M, Ghiselli A, Ferro-Luzzi A. In vivo antioxidant effect of green and black tea in man. European journal of clinical nutrition 1996; 50(1):28–32.

14. Yang B, Xia XY, Huang YF, Xu XF. Research progress in epigenetics of sperm. Zhonghua nan ke xue = National journal of andrology 2007 Dec; 13(12):;13(12):1125–9.

15. Cordain L, Eaton SB, Sebastian A, Mann N, Lindeberg S, Watkins BA, O'Keefe JH, Brand-Miller J. Origins and evolution of the Western diet: health implications for the 21st century. The American journal of clinical nutrition 2005; 81(2):341–54.

16. Nantz MP, Rowe CA, Nieves C Jr, Percival SS. Immunity and antioxidant capacity in humans is enhanced by consumption of a dried, encapsulated fruit and vegetable juice concentrate. The Journal of nutrition 2006; 136(10):2606–10.

17. Labrecque J, Bodet C, Chandad F, Grenier D. Effects of a high-molecular-weight cranberry fraction on growth, biofilm formation and adherence of Porphyromonas gingivalis. The Journal of antimicrobial chemotherapy 2006; 58(2):439–43.

18. Eberhardt MV, Lee CY, Liu RH. Nutrition: Antioxidant activity of fresh apples. Nature 2000; 405:903–4.

19. Drankhan K, Carter J, Madl R, Klopfenstein C, Padula F, Lu Y, Warren T, Schmitz N, Takemoto DJ. Antitumor activity of wheats with high orthophenolic content. Nutrition and cancer 2003; 47(2):188–94.

20. Gill CI, Haldar S, Boyd LA, Bennett R, Whiteford J, Butler M, Pearson JR, Bradbury I, Rowland IR. Watercress supplementation in diet reduces lymphocyte DNA damage and alters blood antioxidant status in healthy adults. The American journal of clinical nutrition 2007; 85(2):504-1.

21. Neto CC. Cranberry and Its Phytochemicals: A Review of In Vitro Anticancer Studies. The Journal of nutrition 2007; 137(1):186S-193S.

22. Erdman JW Jr, Balentine D, Arab L, Beecher G, Dwyer JT, Folts J, Harnly J, Hollman P, Keen CL, Mazza G, Messina M, Scalbert A, Vita J, Williamson G, Bur-

rowes J. Flavonoids and Heart Health: Proceedings of the ILSI North America Flavonoids Workshop, May 31–June 1, 2005, Washington, DC. The Journal of nutrition 2007; 137(2):718S-737S.

23. Stangl V, Lorenz M, Ludwig A, Grimbo N, Guether C, Sanad W, Ziemer S, Martus P, Baumann G, Stangl K. The Flavonoid Phloretin Suppresses Stimulated Expression of Endothelial Adhesion Molecules and Reduces Activation of Human Platelets. The Journal of nutrition 2005; 135(2):172–8.
24. Voutilainen S, Nurmi T, Mursu J, Rissanen TH. Carotenoids and cardiovascular health. The American journal of clinical nutrition 2006;83(6):1265–71.
25. Morris MC, Evans DA, Tangney CC, Bienias JL, Wilson RS. Associations of vegetable and fruit consumption with age-related cognitive change. Neurology 2006; 67(8):1370–6.
26. Galli RL, Bielinski DF, Szprengiel A, Shukitt-Hale B, Joseph JA. Blueberry supplemented diet reverses age-related decline in hippocampal HSP70 neuroprotection. Neurobiology of aging 2006; 27(2):344–50.
27. Scarmeas N, Stern Y, Mayeux R, Luchsinger JA. Mediterranean diet, Alzheimer disease, and vascular mediation. Archives of neurology 2006; 63(12):1709–17.
28. Crews WD Jr, Harrison DW, Griffin ML, Addison K, Yount AM, Giovenco MA, Hazell J. A double-blinded, placebo-controlled, randomized trial of the neuropsychologic efficacy of cranberry juice in a sample of cognitively intact older adults: pilot study findings. Journal of alternative and complementary medicine (New York, N.Y.) 2005; 11(2):305–9.
29. van de Weyer, Courtney. Changing Diets, Changing Minds: how food affects mental wellbeing and behaviour. Food & Mental Health 2006:128pp.
30. He FJ, Nowson CA, MacGregor GA. Fruit and vegetable consumption and stroke: meta-analysis of cohort studies. Lancet 2006; 367(9507):320–6.

22. Nahrungsfette in neuem Licht

1. Chilton FH, Tucker L. Inflammation nation. The first clinically proven eating plan to end our nation's secret epidemic. New York: Fireside; 2005.
2. Federico A, Morgillo F, Tuccillo C, Ciardiello F, Loguercio C. Chronic inflammation and oxidative stress in human carcinogenesis. International journal of cancer. Journal international du cancer 2007; 121(11):2381–6.
3. Finch CE, Morgan TE. Systemic inflammation, infection, ApoE alleles, and Alzheimer disease: a position paper. Current Alzheimer research 2007; 4(3):185–9.
4. Balletshofer BM, Haap M, Rittig K, Stock J, Lehn-Stefan A, Häring HU. Early carotid atherosclerosis in overweight non-diabetic individuals is associated with subclinical chronic inflammation independent of underlying insulin resistance. Hormone and metabolic research 2005; 37(5):331–5.

5. Phinney SD. Fatty acids, inflammation, and the metabolic syndrome. The American journal of clinical nutrition 2005; 82(6):1151–2.
6. Hamm M, Neuberger D. Omega-3 aktiv. Gesundheit aus dem Meer . Wertvoll in jedem Lebensabschnitt. Die besten Quellen der Omega-3-Fettsäuren EPA und DHA. und warum sie vielen Menschen helfen: Schlütersche; 2008.
7. Simopoulus AP, Robinson J. Die Omega-Diät. Der neue Weg zu Gesundheit und Wohlbefinden: Droemer/Knaur; 1999.
8. Calder PC. n-3 Polyunsaturated fatty acids, inflammation, and inflammatory diseases. The American journal of clinical nutrition 2006; 83(6):1505S-1519S.
9. Andersson A, Nälsén C, Tengblad S, Vessby B. Fatty acid composition of skeletal muscle reflects dietary fat composition in humans. The American journal of clinical nutrition 2002; 76(6):1222–9.
10. Egert S, Somoza V, Kannenberg F, Fobker M, Krome K, Erbersdobler HF, Wahrburg U. Influence of three rapeseed oil-rich diets, fortified with alpha-linolenic acid, eicosapentaenoic acid or docosahexaenoic acid on the composition and oxidizability of low-density lipoproteins: results of a controlled study in healthy volunteers. European journal of clinical nutrition 2007; 61(3):314–25.
11. Soriguer F, Rojo-Martínez G, de Fonseca FR, García-Escobar E, García Fuentes E, Olveira G. Obesity and the metabolic syndrome in Mediterranean countries: A hypothesis related to olive oil. Molecular nutrition & food research 2007; 51(10):1260–7.
12. Johnson GH, Keast DR, Kris-Etherton PM. Dietary modeling shows that the substitution of canola oil for fats commonly used in the United States would increase compliance with dietary recommendations for fatty acids. Journal of the American Dietetic Association 2007; 107(10):1726–34.
13. Larsson SC, Kumlin M, Ingelman-Sundberg M, Wolk A. Dietary long-chain n-3 fatty acids for the prevention of cancer: a review of potential mechanisms. The American journal of clinical nutrition 2004; 79(6):935–45.
14. Ellis KA, Innocent G, Grove-White D, Cripps P, McLean WG, Howard CV, Mihm M. Comparing the Fatty Acid Composition of Organic and Conventional Milk. Journal of dairy science 2006; 86(6):1938–50.
15. Hauswirth CB, Scheeder MR, Beer JH. High omega-3 fatty acid content in alpine cheese: the basis for an alpine paradox. Circulation 2004; 109(1):103–7.
16. Laaksonen DE, Nyyssönen K, Niskanen L, Rissanen TH, Salonen JT. Prediction of Cardiovascular Mortality in Middle-aged Men by Dietary and Serum Linoleic and Polyunsaturated Fatty Acids. Archives of internal medicine 2005; 165(2):193–9.
17. Johnson EJ, Schaefer EJ. Potential role of dietary n-3 fatty acids in the prevention of dementia and macular degeneration. The American journal of clinical nutrition 2006; 83(6):1494S-1498S.

18. Visioli, F Rise, P Plasmati, E Pazzucconi F Sirtori, CR, Galli C. Very low intakes of n-3 fatty acids incorporated into bovine milk reduce plasma triacylglycerol and increase HDL-cholesterol concentrations in healthy subjects. Pharmacological Research 2000; 41(5):571–6.
19. Oh R. Practical applications of fish oil (Omega-3 fatty acids) in primary care. The Journal of the American Board of Family Practice / American Board of Family Practice 2005; 18(1):28–36.
20. Zhang J, Hebert JR, Muldoon MF. Dietary Fat Intake Is Associated with Psychosocial and Cognitive Functioning of School-Aged Children in the United States. The Journal of nutrition 2005; 135(8):1967–73.
21. Vanek C, Connor WE. Do n-3 fatty acids prevent osteoporosis? The American journal of clinical nutrition 2007; 85(3):647–8.
22. Woods RK, Raven JM, Walters EH, Abramson MJ, Thien FC. Fatty acid levels and risk of asthma in young adults. Thorax 2004; 59(2):105-10.
23. Berquin IM, Min Y, Wu R, Wu J, Perry D, Cline JM, Thomas MJ, Thornburg T, Kulik G, Smith A, Edwards IJ, D'Agostino R, Zhang H, Wu H, Kang JX, Chen YQ. Modulation of prostate cancer genetic risk by omega-3 and omega-6 fatty acids. The Journal of clinical investigation 2007; 117(7):1866–75.

23. Das tödliche Quartett des Defizitsyndroms

1. Bjelakovic G, Nikolova D, Gluud LL, Simonetti RG, Gluud C. Antioxidant supplements for prevention of mortality in healthy participants and patients with various diseases. Cochrane database of systematic reviews (Online) 2008. (2):CD007176.
2. Slatore CG, Littman AJ, Au DH, Satia JA, White E. Long-term use of supplemental multivitamins, vitamin C, vitamin E, and folate does not reduce the risk of lung cancer. American journal of respiratory and critical care medicine 2008; 177(5):524-30.
3. Greenwald P, Anderson D, Nelson SA, Taylor PR. Clinical trials of vitamin and mineral supplements for cancer prevention. American Journal of Clinical Nutrition 2007; 85(1):314S-317S.
4. Lawson KA, Wright ME, Subar A, Mouw T, Hollenbeck A, Schatzkin A, Leitzmann MF. Multivitamin Use and Risk of Prostate Cancer in the National Institutes of Health – AARP Diet and Health Study. Journal of the National Cancer Institute 2007; 99(10):754–64.
5. McCormick DB. The dubious use of vitamin-mineral supplements in relation to cardiovascular disease. American Journal of Clinical Nutrition 2008; 84(4):680–1.

6. Miller ER 3rd, Pastor-Barriuso R, Dalal D, Riemersma RA, Appel LJ, Guallar E. Meta-Analysis: High-Dosage Vitamin E Supplementation May Increase All-Cause Mortality. Annals of internal medicine 2005; 142(1):37–46.
7. Das UN. Folic acid and polyunsaturated fatty acids improve cognitive function and prevent depression, dementia, and Alzheimer's disease--but how and why? Prostaglandins, leukotrienes, and essential fatty acids 2008; 78(1):11–9.
8. Terry KK, Lebel WS, Riccardi KA, Grasser WA, Thompson DD, Paralkar VM. Effects of gestational age on prostaglandin EP receptor expression and functional involvement during in vitro contraction of the guinea pig uterus. Prostaglandins, Leukotrienes and Essential Fatty Acids 2008; 78(1):2–10.
9. Ames BN. Low micronutrient intake may accelerate the degenerative diseases of aging through allocation of scarce micronutrients by triage. The Proceedings of the National Academy of Sciences (PNAS) 2006; 103(47):17589–94.

24. Die Schwangerschaft

1. Tamura T, Picciano MF. Folate and human reproduction1–3. American Journal of Clinical Nutrition 2006; 83(5):993–1016.
2. Voigt M, Straube S, Fusch C, Heineck G, Olbertz D, Schneider KTM. Erhöhung der Frühgeborenenrate durch Rauchen in der Schwangerschaft und daraus resultierende Kosten für die Perinatalmedizin in Deutschland. Zeitschrift für Geburtshilfe und Neonatolgie 2007; 211(5):204–10.
3. Peterson BS, Vohr B, Staib LH, Cannistraci CJ, Dolberg A, Schneider KC, Katz KH, Westerveld M, Sparrow S, Anderson AW, Duncan CC, Makuch RW, Gore JC, Ment LR. Regional brain volume abnormalities and long-term cognitive outcome in preterm infants. JAMA : The journal of the American Medical Association 2000; 284(15):1939–47.
4. Constable RT, Ment LR, Vohr BR, Kesler SR, Fulbright RK, Lacadie C, Delancy S, Katz KH, Schneider KC, Schafer RJ, Makuch RW, Reiss AR. Prematurely born children demonstrate white matter microstructural differences at 12 years of age, relative to term control subjects: an investigation of group and gender effects. Pediatrics 2008; 121(2):306–16.
5. Kesler SR, Reiss AL, Vohr B, Watson C, Schneider KC, Katz KH, Maller-Kesselman J, Silbereis J, Constable RT, Makuch RW, Ment LR. Brain volume reductions within multiple cognitive systems in male preterm children at age twelve. The Journal of pediatrics 2008; 152(4):513-20, 520.e1.
6. Bodnar LM L, Tang G, Ness RB, Harger G, Roberts JM. Periconceptional multivitamin use reduces the risk of preeclampsia. American Journal of Epidemiology 2006; 164(5):470-407.
7. Nilsen RM, Vollset SE, Rasmussen SA, Ueland PM, Daltveit AK. Folic acid and

multivitamin supplement use and risk of placental abruption: a population-based registry study. American Journal of Epidemiology 2008; 167(7):867–74.

8. Goh YI, Bollano E, Einarson TR, Koren G. Prenatal multivitamin supplementation and rates of congenital anomalies: a meta-analysis. Journal of obstetric Gynecolgy Canada 2006; 28(8):680–9.
9. Goh YI, Bollano E, Einarson TR, Koren G. Prenatal Multivitamin Supplementation and Rates of Pediatric Cancers: A Meta-Analysis. Clinical Pharmacology & Therapeutics 2007; 81(5):685–91.
10. EARNEST. The Early Nutrition Programming Project website. Internet: http://www.metabolic-programming.org/.
11. Koletzko B, Cetin I, Brenna JT, et al. Dietary fat intakes for pregnant and lactating women. The British Journal of Nutrition 2007; 98(5):873–7.
12. Dunstan JA, Simmer K, Dixon G, Prescott SL. Cognitive assessment of children at age 2(1/2) years after maternal fish oil supplementation in pregnancy: a randomised controlled trial. Archives of Disease in Childhood - Fetal and Neonatal Edition 2008; 93(1):F45-50.
13. Burdge GC, Hanson MA, Slater-Jefferies JL, Lillycrop KA. Epigenetic regulation of transcription: A mechanism for inducing variations in phenotype (fetal programming) by differences in nutrition during early life? The British Journal of Nutrition 2007; 97(6):1036–46.
14. Gluckman PD, Lillycrop KA, Vickers MH, Pleasants AB, Phillips ES, Beedle AS, Burdge GC, Hanson MA. Metabolic plasticity during mammalian development is directionally dependent on early nutritional status. Proceedings of the National Academy of Sciences of the United States of America 2007; 104(31):12796–800.
15. Waterland RA, Michels KB. Epigenetic epidemiology of the developmental origins hypothesis. Annual review of nutrition 2007; 27:363–88.
16. Sinclair KD, Lea RG, Rees WD, Young LE. The developmental origins of health and disease: current theories and epigenetic mechanisms. Society of Reproduction and Fertility supplement 2007; 62:425–43.
17. Bodnar LM, Simhan HN, Powers RW, Frank MP, Cooperstein E, Roberts JM. High prevalence of vitamin D insufficiency in black and white pregnant women residing in the northern United States and their neonates. The Journal of nutrition 2007; 137(2):447–52.
18. Bodnar LM, Catov JM, Simhan HN, Holick MF, Powers RW, Roberts JM. Maternal Vitamin D Deficiency Increases the Risk of Preeclampsia. The Journal of clinical endocrinology and metabolism 2007; 93(9):3517–22.
19. Bodnar LM, Catov JM, Roberts JM. Racial/ethnic differences in the monthly variation of preeclampsia incidence. American journal of obstetrics and gynecology 2007; 196(4):324.e1-5.

20. Cooper C, Javaid K, Westlake S, Harvey N, Dennison E. Developmental origins of osteoporotic fracture: the role of maternal vitamin D insufficiency. The Journal of nutrition 2005; 135(11):2728S-2734S.
21. Yorifuji T. Vitamin D Deficiency May Be To Blame For Soft Bones In Baby's Skull. Endocrine Society. 28 Mar 2008.
22. Hollis BW, Wagner CL. Vitamin D deficiency during pregnancy: an ongoing epidemic. The American journal of clinical nutrition 2006; 84(2):273.
23. Schlaud M, Atzpodien K, Thierfelder W. Allergische Erkrankungen. Ergebnisse aus dem Kinder- und Jugendgesundheitssurvey (KiGGS). Bundesgesundheitsblatt - Gesundheitsforschung - Gesundheitsschutz 2007; 50(5-6):701–10.
24. Thierfelder W, Dortschy R, Hintzpeter B, Kahl H, Scheidt-Nave C. Biochemische Messparameter im Kinder- und Jugendgesundheitssurvey (KiGGS). Bundesgesundheitsblatt - Gesundheitsforschung - Gesundheitsschutz 2007; 50(5-6):757–70.
25. Dabelea D, Mayer-Davis EJ, Lamichhane AP, et al. Association of Intrauterine Exposure to Maternal Diabetes and Obesity with Type 2 Diabetes in Youth: The SEARCH Case-Control Study. Diabetes Care 2008; 0:dc07-2417v1-0.
26. http://www.ncbi.nlm.nih.gov/sites/entrez

25. Akzeleration – Das Beschleunigungsphänomen

1. Ludwig DS. Childhood Obesity – The Shape of Things to Come. The New England journal of medicine 2007; 357(23):2325–7.
2. Gluckman PD, Hanson MA, Cooper C, Thornburg KL. Effect of In Utero and Early-Life Conditions on Adult Health and Disease. The New England journal of medicine 2008; 359(1):61–73.
3. Reamon-Buettner SM, Borlak J. A new paradigm in toxicology and teratology: altering gene activity in the absence of DNA sequence variation. Reproductive toxicology (Elmsford, N.Y.) 2007; 24(1):20–30.
4. Feinberg AP. Epigenetics at the epicenter of modern medicine. JAMA : The journal of the American Medical Association 2008; 299(11):1345–50.
5. Tang WY, Ho SM. Epigenetic reprogramming and imprinting in origins of disease. Reviews in endocrine & metabolic disorders 2007; 8(8):173–82.
6. Bibbins-Domingo K, Coxson P, Pletcher MJ, Lightwood J, Goldman L. Adolescent overweight and future adult coronary heart disease. The New England journal of medicine 2007; 357(23):2371–9.
7. Baker JL, Olsen LW, Sørensen TI. Childhood body-mass index and the risk of coronary heart disease in adulthood. The New England journal of medicine 2007; 357(23):2329–37.

8. Lawrence JM, Contreras R, Chen W, Sacks DA. Trends in the Prevalence of Preexisting Diabetes and Gestational Diabetes Mellitus Among a Racially/Ethnically Diverse Population of Pregnant Women, 1999–2005. Diabetes Care 2008; 31(5):899–904.
9. Hillier TA, Pedula KL, Schmidt MM, Mullen JA, Charles MA, Pettitt DJ. Childhood Obesity and Metabolic Imprinting. Diabetes Care 2007;30(9):2287–92.
10. Yang B, Xia XY, Huang YF, Xu XF. Research progress in epigenetics of sperm. Zhonghua nan ke xue = National journal of andrology 2007 Dec; 13(12):;13(12):1125–9.
11. Wu TF, Chu DS. Epigenetic processes implemented during spermatogenesis distinguish the paternal pronucleus in the embryo. Reproductive biomedicine online 2008; 16(1):13–22.
12. Rousseaux S, Faure AK, Thévenon J, Escoffier E, Lestrat C, Govin J, Hennebicq S, Sèle B, Caron C, Khochbin S. Epigenetics of the sperm cell. Gynécologie, obstétrique & fertilité 2006; 34(9):831–5.
13. Rousseaux S, Reynoird N, Escoffier E, Thevenon J, Caron C, Khochbin S. Epigenetic reprogramming of the male genome during gametogenesis and in the zygote. Reproductive biomedicine online 2008; 16(4):492–503.
14. Pressemitteilung zur Pressekonferenz des IGSF. Gesundheitsversorgung der Zukunft jetzt gestalten. Berlin; 28. 09. 2007.
15. Beske F. Rahmenbedingungen für ärztliches Handeln – die Politik entscheidet. Journal der Kassenärztlichen Vereinigung Mecklenburg-Vorpommern (KVMV). Dezember 2007: 4–5.
16. Merikangas KR, Ames M, Cui L, Stang PE, Ustun TB, Von Korff M, Kessler RC. The impact of comorbidity of mental and physical conditions on role disability in the US adult household population. Archives of general psychiatry 2007; 64(10):1180–8.
17. Olshansky SJ, Passaro DJ, Hershow RC, Layden J, Carnes BA, Brody J, Hayflick L, Butler RN, Allison DB, Ludwig DS. A potential decline in life expectancy in the United States in the 21st century. The New England journal of medicine 2005; 352(11):1138–45.
18. Beaglehole R, Ebrahim S, Reddy S, Voûte J, Leeder S, Chronic Disease Action Group. Prevention of chronic diseases: a call to action. Lancet 2007; 370(9605):2152–7.

31. Ersatzmaßnahmen

1. Goodwin JS, Tangum. Battling Quackery – Attitudes about Micronutrient Supplements in American Academic Medicine. Archives of internal medicine 1998; 158(20):2187–91.
2. Béliveau R. Krebszellen mögen keine Himbeeren. München: Kösel; 2007.
3. Klippstein-Grobusch K, Kroke A, Voß S, Boeing H. Einfluß von Lebensstilfaktoren auf die Verwendung von Supplementen in der Brandenburger Ernährungs- und Krebsstudie (Influence of lifestyle factors on the use of supplements in the EPIC-Potsdam study). Zeitschrift für Ernährungswissenschaft 1998; 37(1):38–46.
4. Picciano MF, Dwyer JT, Radimer KL, et al. Dietary supplement use among infants, children, and adolescents in the United States, 1999-2002. Archives of pediatrics & adolescent medicine 2007; 161(10):978–85.
5. Gardiner P, Woods C, Kemper KJ. Dietary supplement use among health care professionals enrolled in an online curriculum on herbs and dietary supplements. BMC Complementary and Alternative Medicine 2006; 6:21.
6. Beitz R, Mensink GB, Erbersdobler HF, Hintzpeter B, Fischer B. Do users of dietary supplements differ from nonusers in their food consumption? European journal of epidemiology 2004; 19(4):335–41.
7. Block G, Jensen CD, Norkus Edward P, Dalvi TB, Wong LG, McManus JF, Hudes ML. Usage patterns, health, and nutritional status of long-term multiple dietary supplement users: a cross-sectional study. Nutrition Journal 2007; 6:30.
8. Casagrande SS, Wang Y, Anderson C, Gary TL. Have Americans increased their fruit and vegetable intake? The trends between 1988 and 2002. American journal of preventive medicine 2007; 32(4):257–63.
9. Striegel-Moore RH, Thompson DR, Affenito SG, et al. Fruit and vegetable intake: Few adolescent girls meet national guidelines. Preventive Medicine 2006; 42(3):223–8.
10. Houston MC, Cooil B, Olafsson BJ, Raggi P. Juice Powder Concentrate and Systemic Blood Pressure, Progression of Coronary Artery Calcium and Antioxidant Status in Hypertensive Subjects: A Pilot Study. Evidence-based complementary and alternative medicine: eCAM 2007; 4(4):455–62.
11. Plotnick GD, Corretti MC, Vogel RA, Hesslink R Jr, Wise JA. Effect of Supplemental Phytonutrients on Impairment of the Flow-Mediated Brachial Artery Vasoactivity After a Single High-Fat Meal. Journal of the American College of Cardiology 2003; 41(10).

12. Nantz MP, Rowe CA, Nieves C Jr, Percival SS. Immunity and antioxidant capacity in humans is enhanced by consumption of a dried, encapsulated fruit and vegetable juice concentrate. The Journal of nutrition 2006; 136(10):2606–10.
13. Lamprecht M, Oettl K, Schwaberger G, Hofmann P, Greilberger JF. Several Indicators of Oxidative Stress, Immunity, and Illness Improved in Trained Men Consuming an Encapsulated Juice Powder Concentrate for 28 Weeks. The Journal of nutrition 2007; 137(12):2737–41.
14. Marchioli R, Marfisi RM, Borrelli G, et al. Efficacy of n-3 polyunsaturated fatty acids according to clinical characteristics of patients with recent myocardial infarction: insights from the GISSI-Prevenzione trial. Journal of cardiovascular medicine (Hagerstown, Md.) 2007; 8(1):S34-7.
15. Verboom CN, Critical Analysis of GISSI-Prevenzione Trial. Highly purified omega-3 polyunsaturated fatty acids are effective as adjunct therapy for secondary prevention of myocardial infarction. Herz 2006; 31(3):49–59.
16. Marchioli R, Schweiger C, Tavazzi L, Valagussa F. Efficacy of n-3 polyunsaturated fatty acids after myocardial infarction: results of GISSI-Prevenzione trial. Gruppo Italiano per lo Studio della Sopravvivenza nell'Infarto Miocardico. Lipids 2001; 36: S119-26.
17. Marchioli R, Barzi F, Bomba E, et al. Early protection against sudden death by n-3 polyunsaturated fatty acids after myocardial infarction: time-course analysis of the results of the Gruppo Italiano per lo Studio della Sopravvivenza nell'Infarto Miocardico (GISSI)-Prevenzione. Circulation 2002; 105(16):1897–903.
18. Dentler A. Gesundheitsökonomische Aspekte einer Nahrungsergänzung mit Omega-3-Fettsäuren zur Prävention. Diplomarbeit am Lehrstuhl für Gesundheitsmanagement der Friedrich-Alexander-Universität Erlangen Nürnberg, 21. 10. 2008

36

Bezug dieses Buches und Preisgestaltung

Das Buch kann über den Buchhandel, den Versandhandel (zum Beispiel Amazon) oder direkt beim Herausgeber bezogen werden.

Festgesetzter Ladenpreis für den Letztabnehmer:

bei Inlandssendungen	Euro 19,50 je Buch
bei Auslandssendungen	Euro 21,50 je Buch

(inkl. Versandkosten und MWST innerhalb Deutschlands und der EU)

Abgabepreis für den Handel (bei Abnahme eines Exemplars):

bei Inlandssendungen	Euro 14,50 je Buch
bei Auslandssendungen	Euro 16,50 je Buch

(inkl. Versandkosten und MWST innerhalb Deutschlands und der EU)

Bei Abnahme von 10 oder mehr Exemplaren durch denselben Letztabnehmer

bei Inlandssendungen	Euro 12,50 je Buch
bei Auslandssendungen	Euro 14,50 je Buch

(inkl. Versandkosten und MWST innerhalb Deutschlands und der EU)

Hinweis: Bitte beachten Sie, dass bei einem Weiterverkauf der Bücher der festgesetzte Ladenpreis für Letztabnehmer von 19,50 Euro verlangt werden muss (§ 3 Buchpreisbindungsgesetz).

Direktbezug beim Herausgeber:
Postversand nur gegen Vorauszahlung an den Herausgeber
mip-spitz-gbr, Krauskopfallee 27, 65388 Schlangenbad
per Verrechnungsscheck oder Überweisung auf die
Konto-Nr.: 101 243 117 der Nassauischen Sparkasse (BLZ 510 500 15)

ACHTUNG: Vollständige deutliche Absenderangabe auf dem Einzahlungsschein ist unbedingt erforderlich! – Wenn bei Bestellungen über das Bankkonto die Adresse fehlt, ist ein Versand nicht möglich und die Rückführung des nicht verwendbaren Geldes kostenpflichtig!!

Daher bitte die Anschrift immer zusätzlich mitteilen per Postkarte oder E-Mail: sekretariat@mip-spitz.de.

Beim Direktbezug beim Herausgeber sind die Versandkosten innerhalb Deutschlands und der EU im Preis enthalten.

Mit Erscheinen einer Neuauflage endet die Buchpreisbindung der vorhergehenden Auflage.